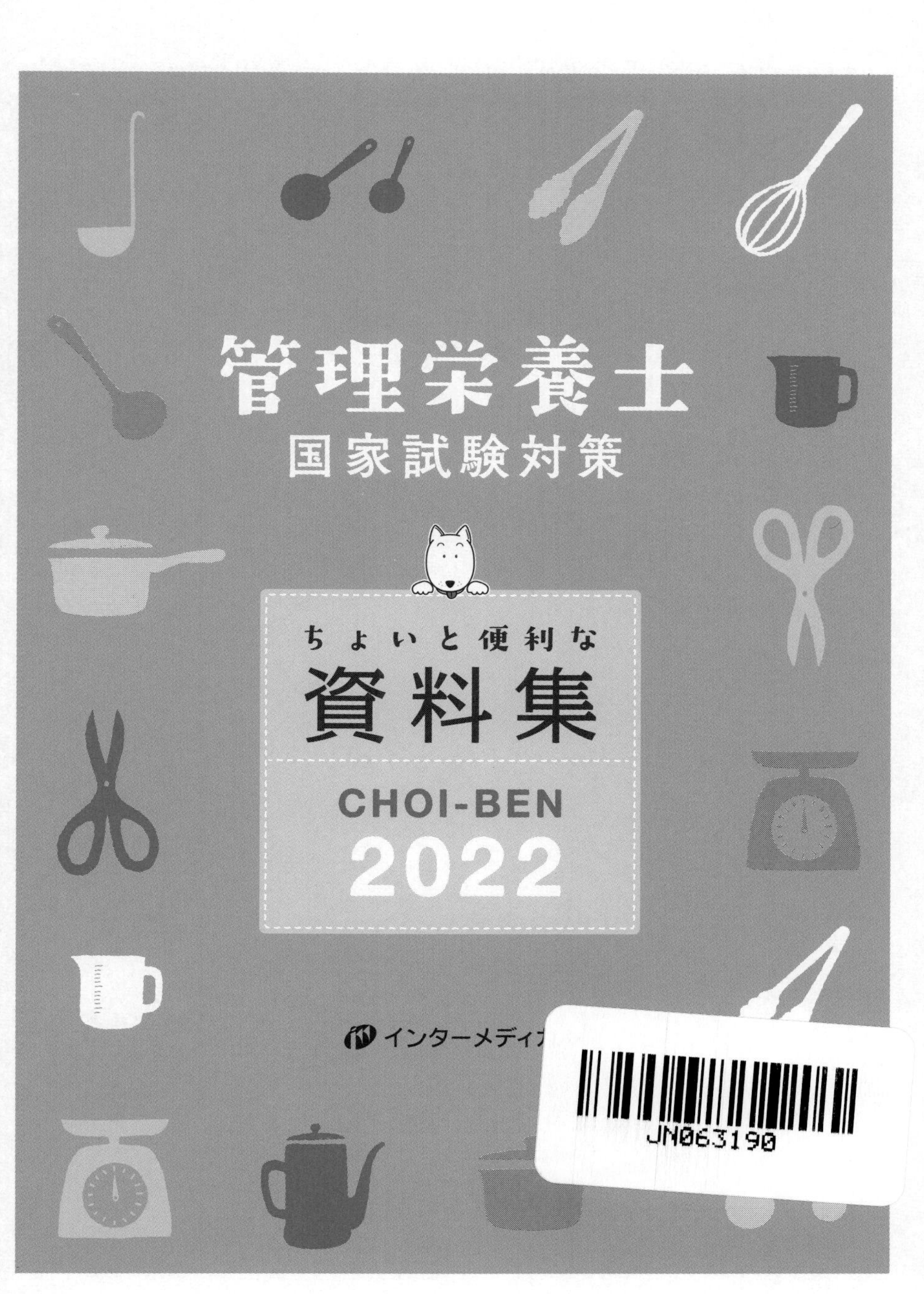
管理栄養士
国家試験対策
ちょいと便利な
資料集
CHOI-BEN
2022
インターメディカ

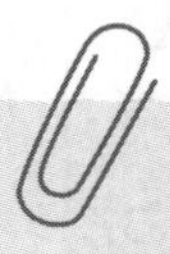

はじめに

「健康日本21（第二次）」が施行されてから５年以上が経ち、国民の健康増進を形成する基本要素として、栄養・食生活はますます重視されています。栄養・食生活に関する生活習慣の改善に大きな役割を果たすのが、管理栄養士・栄養士です。加えて食品の安全や食品表示について、正しい情報をわかりやすく伝える食のスペシャリストとして、また、国民が自ら「食」のあり方を学ぶ、食育推進の担い手としても注目されています。さらに、「特定健康診査・特定保健指導」においては、管理栄養士による栄養指導が生活習慣病の有効な予防策として期待されています。

管理栄養士国家試験では、「管理栄養士の基本的知識・技能」に重点が置かれています。行政資料を通して健康・栄養問題に関する動向や、それらに対応した法律・制度や政策を把握する必要性は、ますます高まることが予想されます。同時に、統計データや調査結果から問題を発見し解決策を考えるものなど、実践する上で必要な思考・判断力が求められるようになってきています。

本書は、これからの管理栄養士・栄養士に求められる役割に重点を置き、近年に公表された行政資料や統計データ、基礎的知識のなかから、国家試験対策や実践の場で役立つものをピックアップし、コンパクトにまとめた資料集です。

「健康日本21（第二次）」、「日本人の食事摂取基準（2020年版）」、「日本食品標準成分表2020年版（八訂）」はもちろん、食品表示制度の概要や食品表示基準についてもまとめています。「国民健康・栄養調査」は、変化が把握できるよう直近２年分を掲載。人口・保健・栄養関連の統計では、ひと目でわかるグラフや表を集めました。また、主要な疾病の診断基準や食事療法についても掲載し、診療報酬では令和２年度改定での変更点、介護報酬では令和3年度での変更点を明示しました。

本書を傍らに置いていただき、国家試験対策から実践の場まで幅広くご活用いただければ幸いです。

2021年７月

管理栄養士国家試験対策「かんもし」編集室

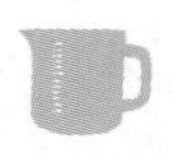

もくじ

知っておこう！　管理栄養士国家試験 ………… vii

第1章　健康づくり

- UP 1　健康日本21（第二次）………… 2 ☆☆☆ 社・公
- 2　特定健康診査・特定保健指導 ………… 12 ☆☆☆ 社・公
- 3　食生活指針 ………… 16 ☆☆ 公
- 4　食事バランスガイド ………… 18 ☆☆ 公
- new 5　妊娠前からはじめる妊産婦のための食生活指針 ………… 22 ☆ 応
- 6　健康づくりのための身体活動基準2013 ………… 25
- 7　健康づくりのための身体活動指針（アクティブガイド）………… 28 ☆ 社・応
- 8　健康づくりのための睡眠指針2014 ………… 30 ☆ 社

第2章　栄養指導

- 1　日本人の食事摂取基準（2020年版）………… 34 ☆☆☆ 応・公・給
- 2　学校給食摂取基準 ………… 98 公・給
- new 3　日本食品標準成分表2020年版（八訂）………… 102 ☆☆ 食
- 4　授乳・離乳の支援ガイド（2019年改定版）………… 114 ☆☆☆ 応
- 5　肥満症の診断基準と食事療法 ………… 122 ☆☆ 臨
- 6　糖尿病の診断基準と食事療法 ………… 128 ☆☆☆ 臨
- 7　脂質異常症の診断基準と食事療法 ………… 135 ☆☆☆ 社・臨・公
- 8　高血圧の診断基準と食事療法 ………… 139 ☆☆☆ 社・臨・公
- 9　腎疾患の診断基準と食事療法 ………… 143 ☆☆☆ 臨

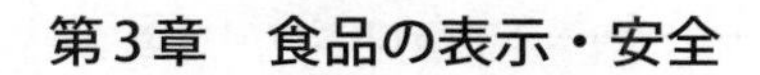

第3章　食品の表示・安全

1　食品表示の法体系
　1　食品表示制度一元化の経緯 ………… 150
　2　食品表示法 ………… 151 ☆☆ 食
　3　食品表示基準 ………… 154 ☆☆ 食
2　食品表示の種類（食品表示基準）
　1　食品別の表示 ………… 159 ☆☆☆ 食
　2　健康や栄養に関する表示 ………… 168 ☆☆☆ 食
　3　安全性に関する表示 ………… 184 ☆☆ 食
3　食品の安全性に関する基準
　1　残留農薬等基準 ………… 189 ☆ 食
　2　放射性物質の基準 ………… 191 食

第4章　健康・栄養関連統計調査

UP 1　人口・保健統計 ………… 194 ☆☆☆ 社
new 2　令和元年度食料需給表 ………… 205 ☆☆ 食・公
new 3　令和元年国民健康・栄養調査 ………… 210 ☆☆☆ 社・公
4　平成30年国民健康・栄養調査 ………… 240 ☆☆☆ 社・公

第5章　制度と法律

1　栄養関連の診療報酬 ………… 266 ☆☆☆ 臨・給
2　介護保険制度 ………… 285 ☆☆ 社・臨・公・給
UP 3　栄養ケア関連の介護報酬 ………… 292 ☆☆ 臨・給
4　栄養士法（抄） ………… 300 ☆☆ 社・公
UP 5　健康増進法（抄） ………… 303 ☆☆☆ 社・公

6 食育基本法（抄）……312 ☆ 公
7 学校給食法（抄）……315 ☆ 公·給
UP 8 食品衛生法（抄）……317 ☆☆ 食
9 食品表示法（抄）……323 ☆☆ 食
10 食品安全基本法（抄）……325 食
11 大量調理施設衛生管理マニュアル……326 ☆☆☆ 給

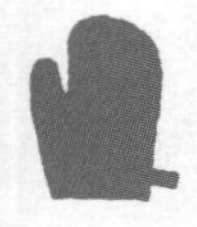
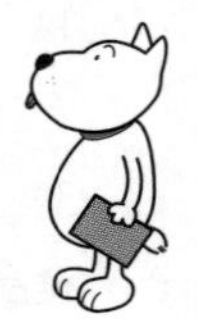

さくいん……340

本書の目次項目には、過去10年分（2012～2021年）の管理栄養士国家試験で出題された頻度に応じて☆をつけています。
また、管理栄養士国家試験で出題された内容は、本文中で色文字にしています。

☆☆☆ 毎年出題!!
☆☆ ほぼ毎年出題
☆ 2～3年に1回出題
new 新規の項目
UP 改定された項目

社 社会・環境と健康
食 食べ物と健康
応 応用栄養学
臨 臨床栄養学
公 公衆栄養学
給 給食経営管理論

知っておこう！ 管理栄養士国家試験

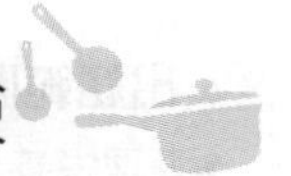

管理栄養士国家試験についての詳細は、右のQRコードからアクセスできる「かんもし」サイトに掲載しているが、ここでは管理栄養士国家試験の概要を簡単に紹介する。

受験資格

●管理栄養士養成施設（修業４年）を卒業し、栄養士免許を取得した者（卒業見込みも含む）、もしくは栄養士養成施設（修業２〜４年）を卒業し、栄養士免許を取得した者で、１〜３年以上栄養の指導に従事した者

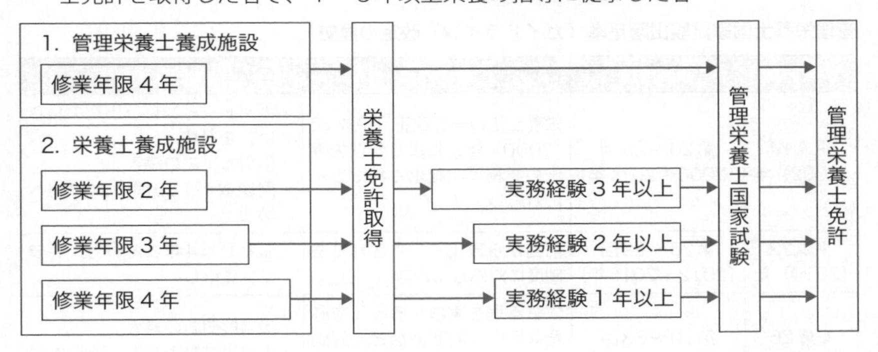

試験日程

●試験は毎年３月第１日曜日（または２月最終日曜日）に行われる。

●午前は10時00分〜12時25分の２時間25分で97問を解答する。

●午後は13時40分〜16時20分の２時間40分で103問を解答する。

管理栄養士国家試験の問題構成

日程		科目	問題番号	問題数	
午前	10時00分〜12時25分（２時間25分）	１．社会・環境と健康	1〜 16	16問	97問
		２．人体の構造と機能及び疾病の成り立ち	17〜 42	26問	
		３．食べ物と健康	43〜 67	25問	
		４．基礎栄養学	68〜 81	14問	
		５．応用栄養学	82〜 97	16問	
午後	13時40分〜16時20分（２時間40分）	６．栄養教育論	98〜110	13問	103問
		７．臨床栄養学	111〜136	26問	
		８．公衆栄養学	137〜152	16問	
		９．給食経営管理論	153〜170	18問	
		10．応用力試験	171〜200	30問	

出題範囲・出題順

ガイドライン

●管理栄養士養成施設での講義カリキュラムや教科書は、「管理栄養士・栄養士養成のための栄養学教育モデル・コア・カリキュラム」に基づいているが、管理栄養士国家試験は概ね４年ごとに改定される「管理栄養士国家試験出題基準（ガイドライン）」に基づいて出題される。

●管理栄養士国家試験は、基礎科目を問う170問と具体的な事例で理解・判断を問う応用力試験30問の合計200問で構成される。

●問題は基本的に「管理栄養士国家試験出題基準（ガイドライン）」に記載された項目順に出題される。

管理栄養士国家試験出題基準（ガイドライン）改定の歴史

改定時期	該当国試	改定内容	具体的な変更点
平成14（2002）年	第20～25回（2006～2011年）	栄養士法の一部改正〔平成12（2000）年〕により管理栄養士の業務が明確化されたことに対応し	・ガイドラインに「出題のねらい」を追加 ・応用力試験の導入 ・問題数が150問→200問へ増加
平成22（2010）年	第26～29回（2012～2015年）	前回から改正・公表された法制度に対応した内容へ	・おおむね4年ごとのガイドライン見直し
平成26（2014）年	第30～33回（2016～2019年）	栄養管理を実践するうえで必要な思考・判断力などを評価するために応用力試験を充実させた	・最適解問題の導入 ・応用力試験10問→20問へ増加
平成30（2018）年	第34回～（2020年～）	地域包括ケアシステムや多職種連携の中で、生活の視点も踏まえた栄養ケア・マネジメントや地域診断を基に、論理的思考を通じて、最適解としての栄養管理を提案できるよう、その在り方を問う問題を充実させた	・科目ごとの出題数の見直し ・応用力試験20問→30問へ増加

厚生労働省「平成30年度管理栄養士国家試験出題基準（ガイドライン）改定検討会　資料」および「管理栄養士国家試験出題基準（ガイドライン）改定検討会　報告書〔平成31（2019）年3月29日〕」より作成

出題形式

●第34回（2020年）管理栄養士国家試験から、「２つ選べ」のような五肢択二問題が廃止され、「最も適当なのはどれか」という“適当解”が新たに導入されるなど、出題形式の変化がみられている。

管理栄養士国家試験における出題形式の推移

実施回	実施時期	出題形式			合計
		五肢択一	五肢択二	四肢択一	
第30回	平成28（2016）年	145	33	22	200
第31回	平成29（2017）年	143	25	32	200
第32回	平成30（2018）年	159	14	27	200
第33回	平成31・令和元（2019）年	166	8	26	200
第34回	令和２（2020）年	166	0	34	200
第35回	令和３（2021）年	167	0	33	200

管理栄養士国家試験における出題形式の変化

～第33回（2019年）
絶対解
・正しいのはどれか。
１つ選べ。or ２つ選べ。
・誤っているのはどれか。
１つ選べ。
※組合せ問題含む
法律・基準を扱う
問題以外
適切解
・最も適切なのはどれか。
１つ選べ。
第34回（2020年）～
絶対解
・正しいのはどれか。１つ選べ。
・誤っているのはどれか。１つ選べ。
※組合せ問題含む
法律・基準を扱う問題
適当解
・最も適当なのはどれか。１つ選べ。
※組合せ問題含む
明らかな誤りの選択肢を含む問題
適切解
・最も適切なのはどれか。１つ選べ。
どの選択肢も妥当性がある問題

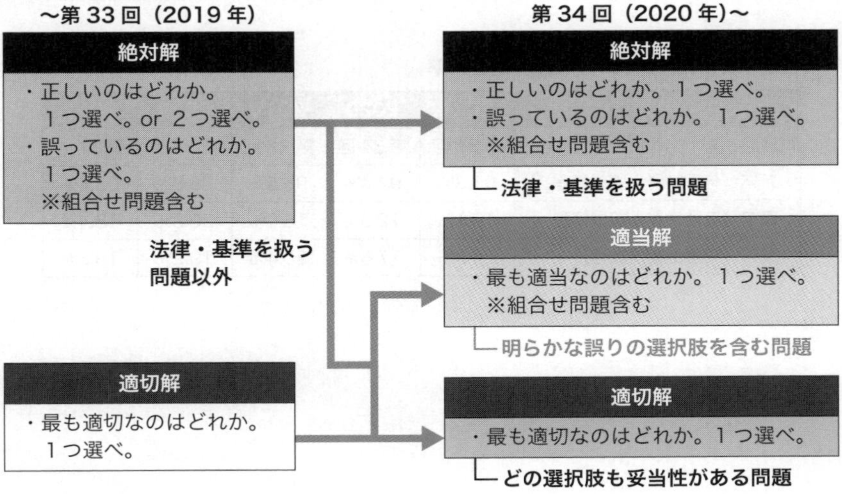

合格基準・発表

- 合格者は毎年３月下旬に厚生労働省ホームページにて発表され、合格者には厚生労働省から合格証書が郵送される。
- 合否の基準は絶対評価で、およそ60%の得点率（120点以上）で合格となる。
- 受験者数はおよそ16,000人。近年の合格率はおよそ60%で推移している。
- 管理栄養士養成課程（新卒）の合格率はおよそ90%で推移している。

管理栄養士国家試験の年次別合格者数

年度	2021	2020	2019	2018	2017
試験回	第35回	第34回	第33回	第32回	第31回
受験者数	16,019	15,943	17,864	17,222	19,472
新卒（管理栄養士養成課程）	9,643	9,527	9,574	9,321	9,425
既卒（管理栄養士養成課程）	1,270	1,168	1,508	1,553	1,918
既卒（栄養士養成課程）	5,106	5,248	6,782	6,348	8,129
合格者数	10,292	9,874	10,796	10,472	10,622
合格率	64.2%	61.9%	60.4%	60.8%	54.6%

管理栄養士国家試験の学校区分別合格率

年度	2021	2020	2019	2018	2017
試験回	第35回	第34回	第33回	第32回	第31回
新卒（管理栄養士養成課程）	91.3%	92.4%	95.5%	95.8%	92.4%
既卒（管理栄養士養成課程）	19.1%	12.0%	18.0%	20.8%	18.4%
既卒（栄養士養成課程）	24.3%	17.8%	20.4%	19.2%	19.3%

効果的な学習法

- PDCAサイクル理論は、勉強でも効果を発揮するため、下記のようなPDCAサイクルに基づいて学習にとりくむとよい。
  ※PDCAサイクルは「P（計画）」からはじめなくても問題はない。むしろ、まずはC（検証）から実践してみよう。
- **P（計画）：学習目標を設定する**…図の③
- **D（実施）：学習行動を実施する＝現在の自分の実力を試す（アウトプット）&実力を伸ばすために知識を入れる（インプット）**…図の④
- **C（検証）：実力の評価し・学習法を検証する（アウトプット評価）**…図の①・⑤・⑥
- **A（改善）：評価を踏まえ、実行内容を継続するか改善するかを判断する**…図の②

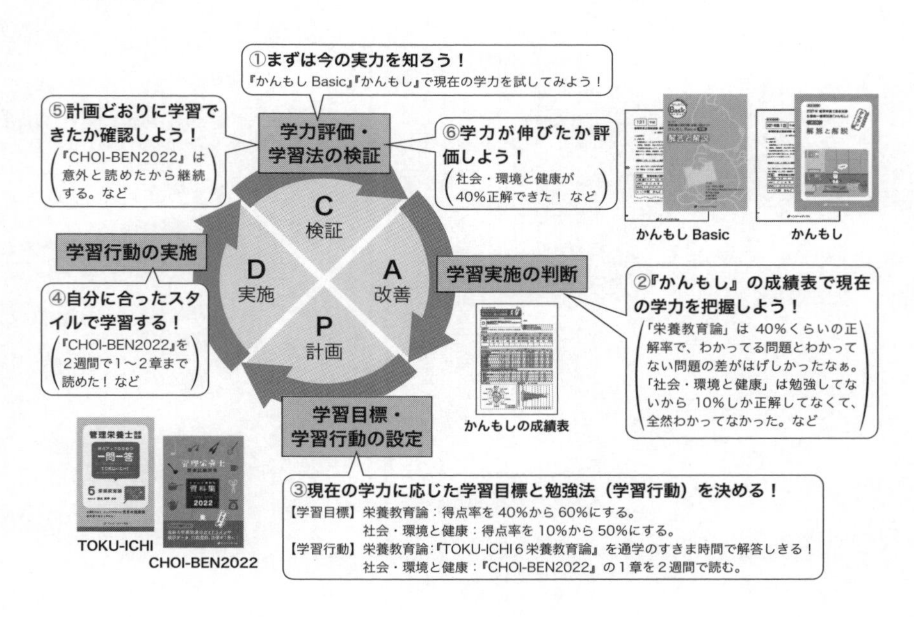

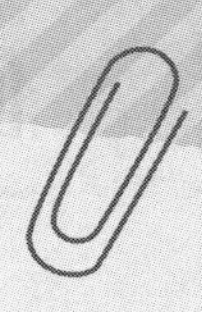

第1章
健康づくり

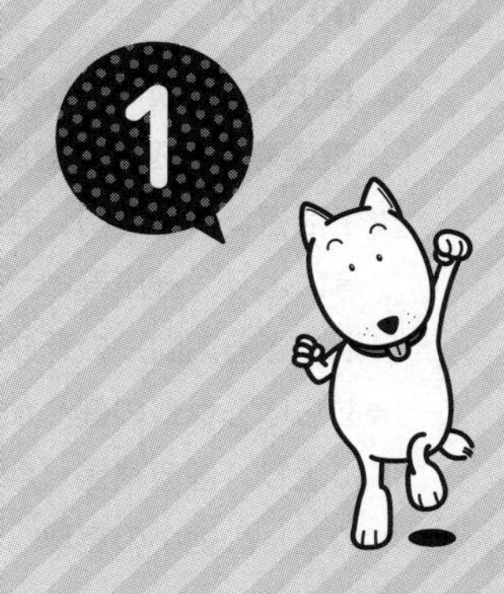

1 健康日本21（第二次）

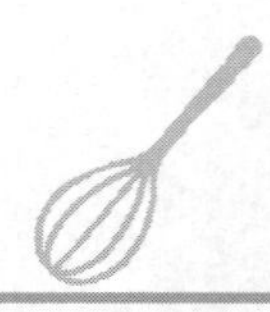

「二十一世紀における第二次国民健康づくり運動〔健康日本21（第二次)〕」は、平成24（2012）年7月に策定された。生活習慣病の発症予防やこころの健康など5分野53項目の目標が設定されており、健康寿命の延伸と健康格差の縮小などが盛り込まれている。

平成29（2017）年に開始5年が経過したことから、平成30（2018）年9月に中間評価が発表された。

1 趣旨

健康日本21（第二次）は、21世紀のわが国において少子高齢化や疾病構造の変化が進むなかで、生活習慣および社会環境の改善を通じて、子どもから高齢者まですべての国民が共に支え合いながら希望や生きがいをもち、ライフステージ（乳幼児期、青壮年期、高齢期等の人の生涯における各段階のこと）に応じて、健やかで心豊かに生活できる活力ある社会を実現し、その結果、社会保障制度が持続可能なものとなるよう、国民の健康の増進の総合的な推進を図るための基本的な事項を示している（**図1-1**）。平成25（2013）～令和4（2022）年度までの10年にわたる取組みである。

2 構成

国民の健康の増進の推進に関する基本的な方向

1．健康寿命の延伸と健康格差の縮小

- 生活習慣病の予防、社会生活を営むために必要な機能の維持および向上等により、健康寿命（健康上の問題で日常生活が制限されることなく生活できる期間）の延伸の実現。
- あらゆる世代の健やかな暮らしを支える良好な社会環境を構築することにより、健康格差（地域や社会経済状況の違いによる集団間の健康状態の差）の縮小の実現。

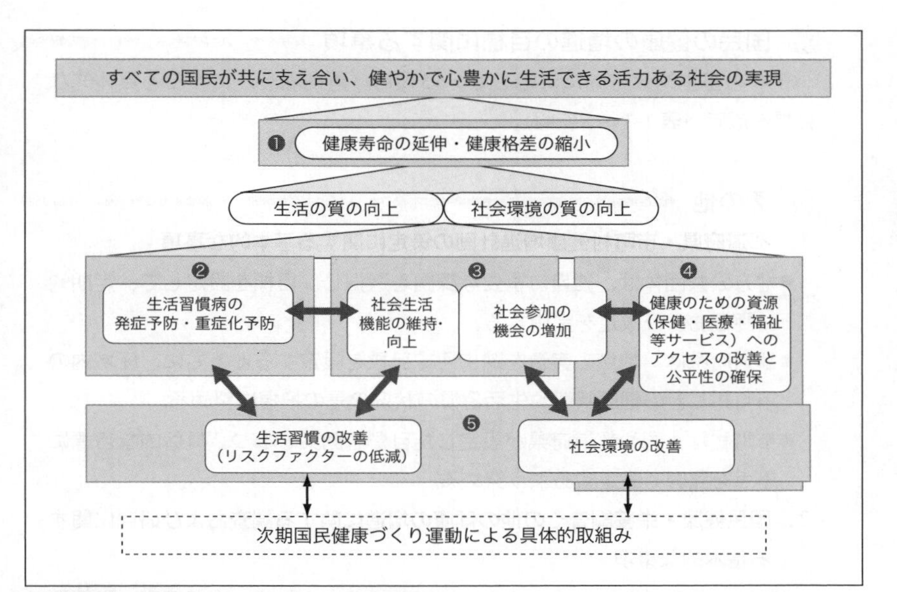

図 1-1　**健康日本21（第二次）の概念図**

2．生活習慣病の発症予防と重症化予防の徹底〔NCD（非感染性疾患）の予防〕

●がん、循環器疾患、糖尿病およびCOPD（慢性閉塞性肺疾患）に対処するため、一次予防のほか、重症化予防に重点を置いた対策を推進。

3．社会生活を営むために必要な機能の維持および向上

●ライフステージに応じた、心身機能の維持および向上と「こころの健康づくり」、子どもの頃からの健康な生活習慣づくりの取組み。

4．健康を支え、守るための社会環境の整備

●国民が主体的に行う健康づくりの取組みを総合的に支援する環境を整備。

●社会全体が相互に支え合いながら、国民の健康を守る環境を整備。

5．栄養・食生活、身体活動・運動、休養、飲酒、喫煙および歯・口腔の健康に関する生活習慣および社会環境の改善

●１～４までを実現するため、各生活習慣等の改善を含む健康づくりに向けて、対象集団ごとの特性やニーズ、健康課題等を把握。

●現在の青壮年期の世代への生活習慣の改善に向けた働きかけを重点的に行い、地域や職場等を通じて国民に対し健康増進への働きかけを推進。

国民の健康の増進の目標に関する事項

5つの基本的な方向に対応して、53項目（再掲除く）にわたる具体的な目標を設定（**表1-1～5**参照）。

その他

1．都道府県・市町村健康増進計画の策定に関する基本的な事項

- 地方公共団体は、独自に重要な課題を選択し、目標を設定して、定期的に評価および改定を実施する。
- 都道府県は、地域の実情を踏まえて目標を設定するとともに、区域内の市町村ごとの健康状態や生活習慣の状況の差の把握に努める。
- 市町村は、国や都道府県が設定した目標を勘案しつつ、具体的な目標に重点を置いて設定するよう努める。

2．国民健康・栄養調査その他の健康の増進に関する調査および研究に関する基本的な事項

- 国は、健康増進推進のための目標等を評価するため、国民健康・栄養調査等を実施し、生活習慣や社会環境の改善に関する調査研究も推進する。
- 国、地方公共団体等は、社会環境や生活習慣と生活習慣病との関連等に関する研究を推進し、的確かつ十分な情報の提供を行う。

3．健康増進事業実施者間における連携および協力に関する基本的な事項

- 各保健事業者は、質の高い保健サービスの提供のため、各健康診断等の徹底を図るとともに、保健事業者相互の連携の促進を図る。

4．食生活、運動、休養、飲酒、喫煙、歯の健康の保持その他の生活習慣に関する正しい知識の普及に関する事項

- 情報提供は、健康増進の取組みに結び付きやすいよう、さらに社会環境が生活習慣に及ぼす影響の重要性について認識を高めるよう工夫する。情報提供に当たっては、マスメディア等多様な経路を活用するとともに、複数の方法を組み合わせて対象集団に応じた働きかけを行う。
- 国民運動の一層の推進を図るため9月を健康増進普及月間とし、当該取組みの効果向上を目的に、併せて食生活改善普及運動を実施する。

5．その他国民の健康の増進の推進に関する重要事項

- 地域の健康課題の解決のため、各機関および団体等の取組みを補完し合うなど職種間で連携を図り、効果的な取組みを図ることが望ましい。

●健康づくりに関する活動に取り組む企業等は、当該取組みを一層推進させるための自発的取組みを行うとともに、情報発信を行う必要がある。健康増進の取組みの推進に当たっては、厚生労働行政分野における健康増進に関する対策のほか、関係行政機関等が十分に連携する必要がある。

●国および地方公共団体は、健康増進に関する施策を推進するための管理栄養士等の確保および資質の向上などに努める。

3 目標と中間評価

●中間評価は、平成30（2018）年9月に報告された。目標の設定から5年経過した中間段階で改善効果を評価し、今後の課題を明らかにすることを目的としている。表中の中間評価は、策定時の値と中間評価を行ったときの直近値を比較したものである。

表 1-1　健康寿命の延伸と健康格差の縮小の実現に関する目標

項目	対象	目標	中間評価	現状値（平成28年）
①健康寿命の延伸（日常生活に制限のない期間の平均の延伸）〔平成34年度〕	男性	平均寿命の増加分を上回る健康寿命の増加	改善	72.14年
	女性			74.79年
②健康格差の縮小（日常生活に制限のない期間の平均の都道府県格差の縮小）〔平成34年度〕	男性	都道府県格差の縮小	改善	2.00年
	女性			2.70年

表 1-2　主要な生活習慣病の発症予防と重症化予防の徹底に関する目標

(1) がん

項目	対象		目標	中間評価	現状値（令和元年）
①75歳未満のがんの年齢調整死亡率の減少（10万人当たり）〔平成27年〕	75歳未満		73.9	改善*	70.0%
②がん検診の受診率の向上〔平成28年〕	胃がん	男性	50%（胃がん、肺がん、大腸がんは当面40%）	改善*	48.0%
		女性			37.1%
	肺がん	男性			53.4%
		女性			45.6%
	大腸がん	男性			47.8%
		女性			40.9%
	子宮頸がん	女性			43.7%
	乳がん	女性			47.4%

＊：策定時よりは改善しているものの、中間評価時のままでは最終評価までに目標到達が危ぶまれるもの

(2) 循環器疾患

<table>
<tr><th>項目</th><th>補足（指標等）</th><th colspan="2">対象</th><th>目標</th><th>中間評価</th><th>現状値（令和元年）</th></tr>
<tr><td colspan="2" rowspan="4">①脳血管疾患・虚血性心疾患の年齢調整死亡率の減少（10万人当たり）〔平成34年度〕</td><td rowspan="2">脳血管疾患</td><td>男性</td><td>41.6</td><td rowspan="4">改善</td><td>33.2</td></tr>
<tr><td>女性</td><td>24.7</td><td>18.0</td></tr>
<tr><td rowspan="2">虚血性心疾患</td><td>男性</td><td>31.8</td><td>27.8</td></tr>
<tr><td>女性</td><td>13.7</td><td>9.8</td></tr>
<tr><td colspan="2" rowspan="2">②高血圧の改善（収縮期血圧の平均値の低下）〔平成34年度〕</td><td rowspan="2">40歳～89歳</td><td>男性</td><td>134 mmHg</td><td rowspan="2">改善</td><td>134 mmHg</td></tr>
<tr><td>女性</td><td>129 mmHg</td><td>129 mmHg</td></tr>
<tr><td rowspan="4">③脂質異常症の減少〔平成34年度〕</td><td rowspan="2">総コレステロール240 mg/dL以上の者の割合</td><td rowspan="2">40歳～79歳</td><td>男性</td><td>10%</td><td rowspan="4">不変</td><td>14.2%</td></tr>
<tr><td>女性</td><td>17%</td><td>25.0%</td></tr>
<tr><td rowspan="2">LDLコレステロール160 mg/dL以上の者の割合</td><td rowspan="2">40歳～79歳</td><td>男性</td><td>6.2%</td><td>9.8%</td></tr>
<tr><td>女性</td><td>8.8%</td><td>13.1%</td></tr>
<tr><td colspan="2">④メタボリックシンドロームの該当者及び予備群の減少〔平成27年度〕</td><td colspan="2">40歳～74歳</td><td>平成20年度と比べて25%減少</td><td>不変</td><td>約1,485万人（平成30年度）</td></tr>
<tr><td rowspan="2">⑤特定健康診査・特定保健指導の実施率の向上〔平成29年度〕</td><td>特定健康診査の実施率</td><td colspan="2">40歳～74歳</td><td>70%以上</td><td rowspan="2">改善*</td><td>54.7%（平成30年度）</td></tr>
<tr><td>特定保健指導の実施率</td><td colspan="2">40歳～74歳</td><td>45%以上</td><td>23.2%（平成30年度）</td></tr>
</table>

＊：策定時よりは改善しているものの、中間評価時のままでは最終評価までに目標到達が危ぶまれるもの

(3) 糖尿病

<table>
<tr><th>項目</th><th>補足（指標等）</th><th>対象</th><th>目標</th><th>中間評価</th><th>現状値（令和元年）</th></tr>
<tr><td colspan="2">①合併症（糖尿病腎症による年間新規透析導入患者数）の減少〔平成34年度〕</td><td></td><td>15,000人</td><td>不変</td><td>16,019人</td></tr>
<tr><td colspan="2">②治療継続者の割合の増加〔平成34年度〕</td><td>20歳以上</td><td>75%</td><td>不変</td><td>65.7%</td></tr>
<tr><td colspan="2">③血糖コントロール指標におけるコントロール不良者の割合の減少（HbA1cがJDS値8.0%（NGSP値8.4%）以上の者の割合の減少）〔平成34年度〕</td><td>40歳～74歳</td><td>1.0%</td><td>改善</td><td>0.94%（平成29年）</td></tr>
<tr><td colspan="2">④糖尿病有病者の増加の抑制〔平成34年度〕</td><td>20歳以上</td><td>1,000万人</td><td>不変</td><td>1,000万人（平成28年）</td></tr>
<tr><td colspan="2">⑤メタボリックシンドロームの該当者及び予備群の減少（再掲）〔平成27年度〕</td><td>40歳～74歳</td><td>平成20年度と比べて25%減少</td><td>不変</td><td>約1,485万人</td></tr>
<tr><td rowspan="2">⑥特定健康診査・特定保健指導の実施率の向上（再掲）〔平成29年度〕</td><td>特定健康診査の実施率</td><td>40歳～74歳</td><td>70%以上</td><td rowspan="2">改善*</td><td>54.7%</td></tr>
<tr><td>特定保健指導の実施率</td><td>40歳～74歳</td><td>45%以上</td><td>23.2%</td></tr>
</table>

＊：策定時よりは改善しているものの、中間評価時のままでは最終評価までに目標到達が危ぶまれるもの

(4) COPD

項目	対象	中間評価	目標	現状値（令和元年）
①COPDの認知度の向上〔平成34年度〕	20歳以上	不変	80%	27.8%

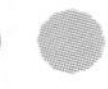

表1-3　社会生活を営むために必要な機能の維持・向上に関する目標

(1) こころの健康

項目	対象	目標	中間評価	現状値（令和元年）
①自殺者の減少（人口10万人当たり）〔平成28年〕	全年齢	19.4	改善	15.7
②気分障害・不安障害に相当する心理的苦痛を感じている者の割合の減少〔平成34年〕	20歳以上	9.4%	不変	10.3%
③メンタルヘルスに関する措置を受けられる職場の割合の増加〔平成32年〕		100%	改善*	59.2%（平成30年）
④小児人口10万人当たりの小児科医・児童精神科医師の割合の増加〔平成26年〕	小児科医	増加傾向へ	改善	113.8
	児童精神科医			12.9（平成28年）

＊：策定時よりは改善しているものの、中間評価時のままでは最終評価までに目標到達が危ぶまれるもの

(2) 次世代の健康

項目	補足（指標等）	対象		目標	中間評価	現状値（最新年）
①健康な生活習慣（栄養・食生活、運動）を有する子どもの割合の増加					改善*	
ア　朝・昼・夕の三食を必ず食べることに気をつけて食事をしている子どもの割合の増加〔平成34年度〕		小学５年生		100%に近づける		（暫定値）89.5%（平成26年）
イ　運動やスポーツを習慣的にしている子どもの割合の増加〔平成34年度〕	（参考値）週に３日以上	小学5年生	男子	増加傾向へ		59.2%（平成25年）
			女子			33.6%（平成25年）
	１週間の総運動時間が60分未満の子どもの割合	小学5年生	男子	減少傾向へ		7.6%（令和元年度）
			女子			13.0%（令和元年度）
②適正体重の子どもの増加					不変	
ア　全出生数中の低出生体重児の割合の減少〔平成26年〕				減少傾向へ		9.4%（令和元年）
イ　肥満傾向にある子どもの割合の減少〔平成26年〕	小学５年生の中等度・高度肥満傾向児の割合	小学5年生	男子	減少傾向へ		5.12%（令和元年度）
			女子			3.63%（令和元年度）

＊：策定時よりは改善しているものの、中間評価時のままでは最終評価までに目標到達が危ぶまれるもの

(3) 高齢者の健康

項目	補足（指標等）	対象		目標	中間評価	現状値（最新年）
①介護保険サービス利用者の増加の抑制〔平成37年度〕				657万人	不変	554万人（平成30年度）
②認知機能低下ハイリスク高齢者の把握率の向上〔平成34年度〕				10%	—	3.7%（平成26年）
③ロコモティブシンドローム（運動器症候群）を認知している国民の割合の増加〔平成34年度〕				80%	改善	（参考値）44.8%（令和元年）
④低栄養傾向（BMI 20以下）の高齢者の割合の増加の抑制〔平成34年度〕		65歳以上		22%	改善	16.8%（令和元年）
⑤足腰に痛みのある高齢者の割合の減少（1,000人当たり）〔平成34年度〕		男性		200人	改善*	206人（令和元年）
		女性		260人		255人（令和元年）
⑥高齢者の社会参加の促進（就業又は何らかの地域活動をしている高齢者の割合の増加）〔平成34年度〕	（参考値）何らかの地域活動をしている高齢者の割合	60歳以上	男性	80%	不変	60.2%（平成25年）
			女性			62.2%（平成25年）
	高齢者の社会参加の状況	60歳以上	男性	80%		62.4%（平成28年）
			女性			55.0%（平成28年）

—：評価困難
＊：策定時よりは改善しているものの、中間評価時のままでは最終評価までに目標到達が危ぶまれるもの

表1-4 健康を支え、守るための社会環境の整備に関する目標

項目	補足（指標等）	対象	目標	中間評価	現状値（最新年）
①地域のつながりの強化（居住地域でお互いに助け合っていると思う国民の割合の増加）〔平成34年度〕	（参考値）自分と地域のつながりが強い方だと思う割合	20歳以上	65%	改善	（参考値）45.7%（平成19年）
	自分と地域のつながりが強い方だと思う割合		65%		54.2%（令和元年）
②健康づくりを目的とした活動に主体的に関わっている国民の割合の増加〔平成34年度〕	（参考値）健康や医療サービスに関係したボランティア活動をしている割合	20歳以上	25%	不変	（参考値）3.0%（平成18年）
	健康づくりに関係したボランティア活動への参加の状況	20歳以上	35%		27.8%（平成28年）
③健康づくりに関する活動に取り組み、自発的に情報発信を行う企業登録数の増加〔平成34年度〕			7,000団体	改善	5,476団体（令和元年）
④健康づくりに関して身近で専門的な支援・相談が受けられる民間団体の活動拠点数の増加〔平成34年度〕	（参考値）民間団体から報告のあった活動拠点数		15,000	改善	（参考値）13,404（平成27年）
⑤健康格差対策に取り組む自治体の増加（課題となる健康格差の実態を把握し、健康づくりが不利な集団への対策を実施している都道府県の数）〔平成34年度〕			47	改善	41（令和元年）

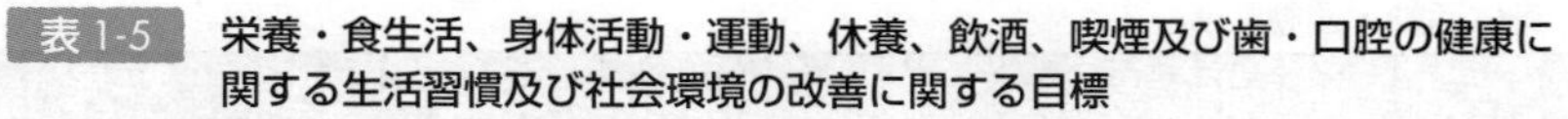

表1-5　栄養・食生活、身体活動・運動、休養、飲酒、喫煙及び歯・口腔の健康に関する生活習慣及び社会環境の改善に関する目標

（1）栄養・食生活

項目	補足（指標等）	対象		目標	中間評価	現状値（令和元年）
①適正体重を維持している者の増加（肥満（BMI25以上）、やせ（BMI18.5未満）の減少）〔平成34年度〕	肥満者の割合	20歳～60歳代	男性	28%	不変	35.1%
		40歳～60歳代	女性	19%		22.5%
	やせの者の割合	20歳代	女性	20%		20.7%
②適切な量と質の食事をとる者の増加〔平成34年度〕					不変	
ア　主食・主菜・副菜を組み合わせた食事が1日2回以上の日がほぼ毎日の者の割合の増加		20歳以上		80%		56.1%
イ　食塩摂取量の減少		20歳以上		8 g		10.1 g
ウ　野菜と果物の摂取量の増加	野菜摂取量の平均値	20歳以上		350 g		281 g
	果物摂取量100 g未満の者の割合	20歳以上		30%		61.6%
③共食の増加（食事を1人で食べる子どもの割合の減少）〔平成34年度〕		朝食 小学5年生		減少傾向へ	不変	（暫定値）11.3%（平成26年）
		朝食 中学2年生				（暫定値）31.9%（平成26年）
		夕食 小学5年生				（暫定値）1.9%（平成26年）
		夕食 中学2年生				（暫定値）7.1%（平成26年）
④食品中の食塩や脂肪の低減に取り組む食品企業及び飲食店の登録数の増加〔平成34年度〕	(a)　食品企業登録数			100社	改善	103社（平成29年）
	(b)　飲食店登録数			30,000店舗		24,441店舗
⑤利用者に応じた食事の計画、調理及び栄養の評価、改善を実施している特定給食施設の割合の増加〔平成34年度〕	（参考値）管理栄養士・栄養士を配置している施設の割合	特定給食施設		80%	改善*	（参考値）74.7%

*：策定時よりは改善しているものの、中間評価時のままでは最終評価までに目標到達が危ぶまれるもの

(2) 身体活動・運動

項目	対象		目標	中間評価	現状値（令和元年）
①日常生活における歩数の増加〔平成34年度〕	20歳〜64歳	男性	9,000歩	不変	7,864歩
		女性	8,500歩		6,685歩
	65歳以上	男性	7,000歩		5,396歩
		女性	6,000歩		4,656歩
②運動習慣者の割合の増加〔平成34年度〕	20歳〜64歳	男性	36%	不変	23.5%
		女性	33%		16.9%
	65歳以上	男性	58%		41.9%
		女性	48%		33.9%
③住民が運動しやすいまちづくり・環境整備に取り組む自治体数の増加〔平成34年度〕			47	改善	34

(3) 休養

項目	対象	目標	中間評価	現状値（最新年）
①睡眠による休養を十分とれていない者の割合の減少〔平成34年〕	20歳以上	15%	不変	21.7%（平成30年）
②週労働時間60時間以上の雇用者の割合の減少〔平成32年〕	15歳以上	5.0%	改善*	6.5%（令和元年）

＊：策定時よりは改善しているものの、中間評価時のままでは最終評価までに目標到達が危ぶまれるもの

(4) 飲酒

項目	対象		目標	中間評価	現状値（平成29年）
①生活習慣病のリスクを高める量を飲酒している者（1日当たりの純アルコール摂取量が男性40g以上、女性20g以上の者）の割合の減少〔平成34年度〕	20歳以上	男性	13%	不変	14.9%（令和元年）
		女性	6.4%		9.1%（令和元年）
②未成年者の飲酒をなくす〔平成34年度〕	中学3年生	男子	0%	改善	3.8%
		女子			2.4%
	高校3年生	男子			10.7%
		女子			8.1%
③妊娠中の飲酒をなくす〔平成26年〕			0%	改善*	4.3%（平成25年）

＊：策定時よりは改善しているものの、中間評価時のままでは最終評価までに目標到達が危ぶまれるもの

(5) 喫煙

項目	補足（指標等）	対象		目標	中間評価	現状値（令和元年）
①成人の喫煙率の減少（喫煙をやめたい者がやめる）〔平成34年度〕		20歳以上		12%	改善*	16.7%
②未成年者の喫煙をなくす〔平成34年度〕		中学1年生	男子	0%	改善	0.5%（平成29年）
			女子			0.5%（平成29年）
		高校3年生	男子			3.1%（平成29年）
			女子			1.3%（平成29年）
③妊娠中の喫煙をなくす〔平成26年〕				0%	改善*	3.8%（平成25年）
④受動喫煙（家庭・職場・飲食店・行政機関・医療機関）の機会を有する者の割合の減少〔平成34年度〕	(a) 行政機関	20歳以上		0%	改善*	4.1%
	(b) 医療機関			0%		2.9%
	(c) 職場			受動喫煙の無い職場の実現（平成32年）		71.8%（平成28年）
	(d) 家庭			3%		6.9%
	(e) 飲食店			15%		29.6%

＊：策定時よりは改善しているものの、中間評価時のままでは最終評価までに目標到達が危ぶまれるもの

(6) 歯・口腔の健康

項目	対象	目標	中間評価	現状値（平成28年）
①口腔機能の維持・向上（60歳代における咀嚼良好者の割合の増加）〔平成34年度〕	60歳代	80%	不変	71.5%（令和元年）
②歯の喪失防止〔平成34年度〕			改善	
ア　80歳で20歯以上の自分の歯を有する者の割合の増加	80歳（75～84歳）	50%		51.2%
イ　60歳で24歯以上の自分の歯を有する者の割合の増加	60歳（55～64歳）	70%		74.4%
ウ　40歳で喪失歯のない者の割合の増加	40歳（35～44歳）	75%		73.4%
③歯周病を有する者の割合の減少〔平成34年度〕			悪化	
ア　20歳代における歯肉に炎症所見を有する者の割合の減少	20歳代	25%		21.1%（平成30年）
イ　40歳代における進行した歯周炎を有する者の割合の減少	40歳代	25%		44.7%
ウ　60歳代における進行した歯周炎を有する者の割合の減少	60歳代	45%		62.0%
④乳幼児・学齢期のう蝕のない者の増加〔平成34年度〕			改善	
ア　3歳児でう蝕がない者の割合が80%以上である都道府県の増加		23		44（平成30年）
イ　12歳児の一人平均う歯数が1.0歯未満である都道府県の増加		28		37（令和元年度）
⑤過去1年間に歯科検診を受診した者の割合の増加	20歳以上	65%	改善	52.9%

2 特定健康診査・特定保健指導

保健指導は、医師法、栄養士法、健康増進法などを根拠に実施されている。健康増進法第４条にある“健康増進事業実施者は、健康教育、健康相談その他国民の健康の増進のために必要な事業を積極的に推進するよう努めなければならない”との規定により、保険者は健診・保健指導を含めた保健事業にも積極的に取組むことが求められている。

特定健康診査・特定保健指導は、こうした保健事業のうち、生活習慣病の予防を目的に、「高齢者の医療の確保に関する法律」によって示された新たな基本指針に基づいて実施されている。医療保険者にはメタボリックシンドロームの早期発見を目的とした特定健康診査と、その結果メタボリックシンドローム、またはその予備群と判定された人に対する特定保健指導の実施が義務づけられている（**図1-2**）。

- 対象は、40～74歳の医療保険加入者・被扶養者である。
- 「健康日本21（第二次）」における目標として、特定健康診査・特定保健指導の実施率の向上があげられている。
- 特定健康診査・特定保健指導は保険者側が目的を明確にして計画を立案し、一定の基準を満たせば外部機関に委託できる。

1 特定健康診査・特定保健指導の基本的な考え方

特定健康診査

糖尿病や脳・心血管疾患などの生活習慣病、とりわけメタボリックシンドロームの該当者・予備群を減少させることを目的としており、保健指導が必要な者を的確に抽出するための検査項目を健診項目とする（**表1-6**）。

なお、対象集団の特性（地域や職場の特性）等を踏まえ、ほかの検査項目・質問項目も必要に応じて追加できる。

	かつての健診・保健指導		現在の健診・保健指導
健診・保健指導の関係	健診に付加した保健指導		内臓脂肪の蓄積に着目した生活習慣病予防のための保健指導を必要とする者を抽出する健診
特徴	プロセス（過程）重視の保健指導	最新の科学的知識と、課題抽出のための分析	結果を出す保健指導
目的	個別疾患の早期発見・早期治療		内臓脂肪の蓄積に着目した早期介入・行動変容 リスクの重複がある対象者に対し、医師、保健師、管理栄養士等が早期に介入し、生活習慣の改善につながる保健指導を行う
内容	健診結果の伝達、理想的な生活習慣に係る一般的な情報提供		自己選択と行動変容 対象者が代謝等の身体のメカニズムと生活習慣との関係を理解し、生活習慣の改善を自らが選択し、行動変容につなげる
保健指導の対象者	健診結果で「要指導」と指摘された者		健診受診者全員に対し情報提供、必要度に応じ、階層化された保健指導を提供 リスクに基づく優先順位をつけ、保健指導の必要性に応じて「動機付け支援」、「積極的支援」を行う
方法	主に健診結果に基づく保健指導 画一的な保健指導	行動変容を促す手法	健診結果の経年変化及び将来予測を踏まえた保健指導 データ分析等を通じて集団としての健康課題を設定し、目標に沿った保健指導を計画的に実施 個人の健診結果を読み解くとともに、ライフスタイルを考慮した保健指導
評価	アウトプット（事業実施量）評価を重視		アウトプット評価に加え、ストラクチャー評価、プロセス評価、アウトカム評価を含めた総合的な評価
実施主体	市町村		保険者

厚生労働省健康局「標準的な健診・保健指導プログラム」平成 30 年 4 月

図 1-2　内臓脂肪の蓄積に着目した生活習慣病予防のための健診・保健指導の基本的な考え方について

表 1-6　特定健康診査の項目

基本的な項目	詳細な健診の項目
●質問票（服薬歴、喫煙歴等） ●身体計測（身長、体重、BMI、腹囲） ●理学的所見（身体診察） ●血圧測定 ●血液検査 ・ 血中脂質検査（中性脂肪、HDL-コレステロール、LDL-コレステロール*） ・ 血糖検査〔空腹時血糖、HbA1c、随時血糖（食直後は除く）のどれか 1 つ〕 ・ 肝機能検査〔AST（GOT）、ALT（GPT）、γ -GTP〕 ●尿検査（尿糖、尿たんぱく）	●貧血検査（赤血球数、血色素量、ヘマトクリット値） ●心電図検査 ●眼底検査 ●血清クレアチニン検査（eGFR） 注）一定の基準のもと、医師の判断に基づき選択的に実施

＊ 中性脂肪（血清トリグリセリド）が 400 mg/dL 以上または食後採血の場合、Non-HDL- コレステロールの測定にて評価する場合がある。

特定保健指導

特定健康診査の結果やレセプト(診療報酬明細書)データなどから、生活習慣病の発症リスクが高く、生活習慣の改善による生活習慣病の予防効果を多く期待できる者に対して、生活習慣を見直すサポートを行う(ハイリスクアプローチ)。

特定保健指導は、リスクの程度に応じて階層化し、「動機付け支援」と「積極的支援」に該当した者に対して実施する（よりリスクの高い者が積極的支援に該当する；**図1-3**、**表1-7**、**図1-4**）。

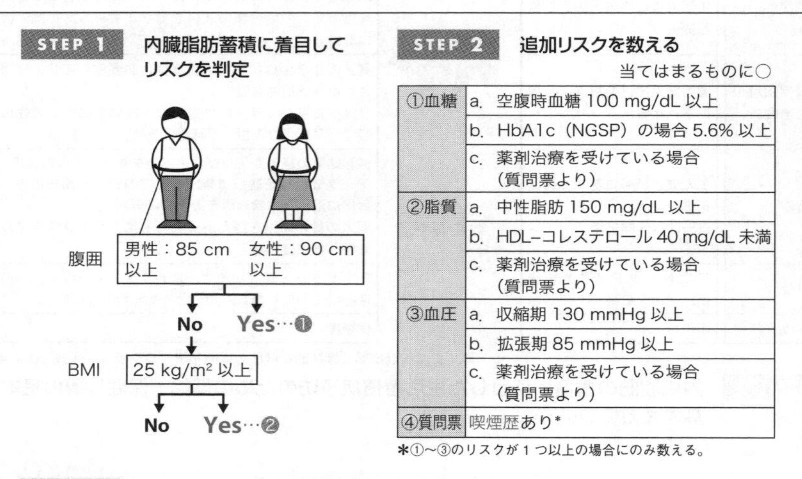

STEP 1
内臓脂肪蓄積に着目して
リスクを判定
腹囲
男性：85 cm 以上
女性：90 cm 以上
No
Yes…❶
BMI
25 kg/m² 以上
No
Yes…❷
STEP 2
追加リスクを数える
当てはまるものに○
①血糖
a. 空腹時血糖 100 mg/dL 以上
b. HbA1c（NGSP）の場合 5.6% 以上
c. 薬剤治療を受けている場合（質問票より）
②脂質
a. 中性脂肪 150 mg/dL 以上
b. HDL–コレステロール 40 mg/dL 未満
c. 薬剤治療を受けている場合（質問票より）
③血圧
a. 収縮期 130 mmHg 以上
b. 拡張期 85 mmHg 以上
c. 薬剤治療を受けている場合（質問票より）
④質問票
喫煙歴あり*
*①～③のリスクが 1 つ以上の場合にのみ数える。

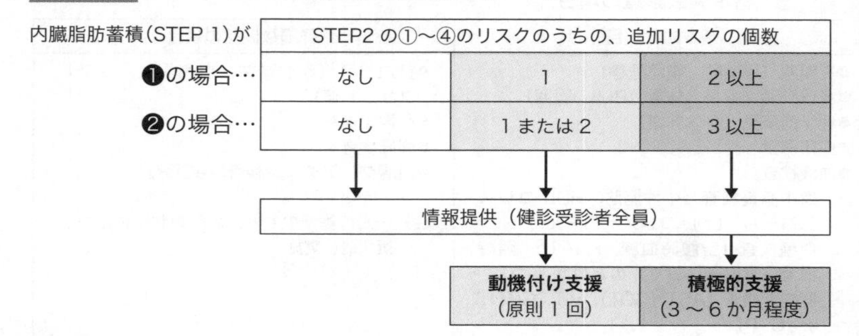

STEP 3
STEP 1 と 2 から保健指導対象者をグループ分け
内臓脂肪蓄積（STEP 1）が
STEP2 の①～④のリスクのうちの、追加リスクの個数
❶の場合…
なし
1
2 以上
❷の場合…
なし
1 または 2
3 以上
情報提供（健診受診者全員）
動機付け支援
（原則 1 回）
積極的支援
（3 ～ 6 か月程度）

STEP 4 特定保健指導における例外的対応など

- 服薬中の者については、医療保険者による特定保健指導の対象としない。
- 前期高齢者（65 歳以上 75 歳未満）については、積極的支援の対象となった場合でも動機付け支援とする。

図 1-3 **保健指導対象者の選定と階層化**

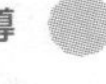

表 1-7　対象者ごとの保健指導プログラムについて

情報提供	●健診結果や健診時の質問票から対象者個人に合わせた情報を提供する。 ●健診結果に基づいた生活習慣の改善について意識付けを行う。 ●健診結果の見方や健康の保持増進に役立つ内容の情報を提供する。
動機付け支援	●生活習慣の改善点に基づき、目標を設定し、行動できるように支援する。 ●管理栄養士などの専門家の指導のもとに行動計画を作成し、生活習慣の改善の取組みのために専門家が動機付けを行う。
積極的支援	●対象者の生活習慣や行動変容のステージ（準備状態）に合わせて、具体的で実現可能な個別の目標を設定し、継続的に実行できるよう支援する。 ●管理栄養士などの専門家の指導のもとに行動計画を作成し、生活習慣の改善の取組みのために専門家が３か月以上の継続的な支援を行う（個別支援、グループ支援、電話・メール支援など）。

保健指導の必要性ごとに「情報提供」、「動機付け支援」、「積極的支援」に区分されるが、各保健指導プログラムの目標を明確化したうえで、サービスを提供する必要がある。

注　「動機付け支援」・「積極的支援」において、①初回の面接、②対象者の行動目標・支援計画の作成、③保健指導の評価に関する業務を行う者は、医師、保健師、管理栄養士であること（平成 25 年度からの 10 年間は、引き続き一定の保健指導の実務経験のある看護師が行うことが可能）。

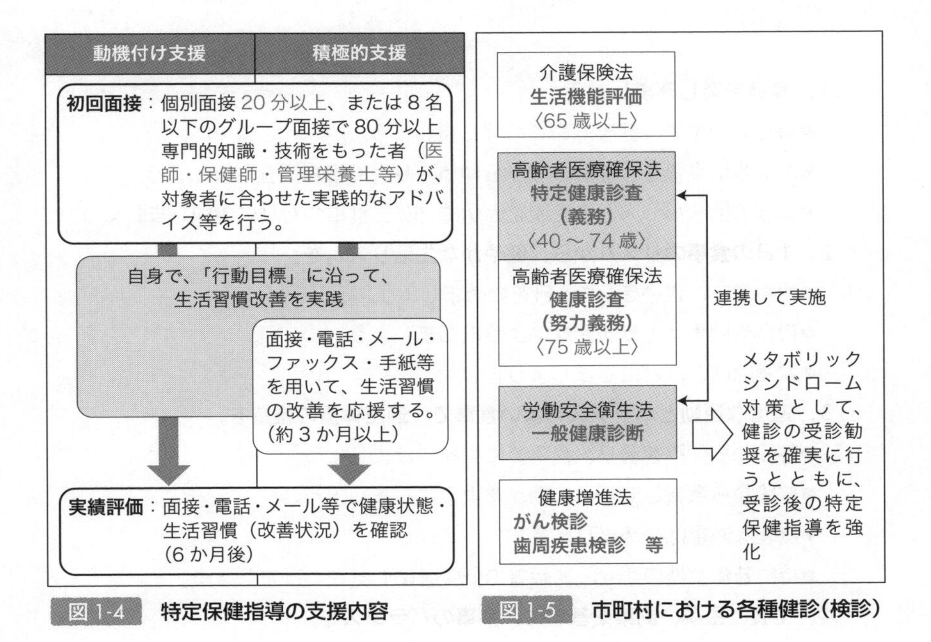

図 1-4　特定保健指導の支援内容

図 1-5　市町村における各種健診（検診）

2　市町村における各種健診（検診）

図 1-5 に示す。

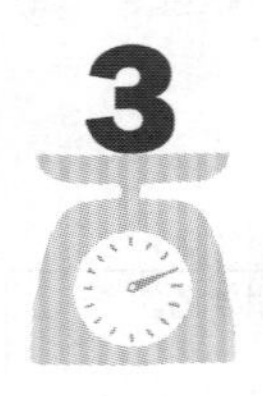

3 食生活指針

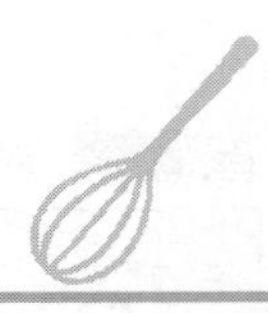

「食生活指針」は、国民の健康の増進、生活の質（QOL）の向上および食料の安定供給の確保を図るため、従来の指針をもとに平成12（2000）年3月、農林水産省と当時の文部省、厚生省が共同して策定した。そして、策定から16年、この間に食育基本法をはじめ、「健康日本21（第二次）」など食に関する幅広い分野での動きを踏まえ、平成28（2016）年6月に改定された。それぞれの項目は生活の質（QOL）の向上を重視し、バランスのとれた食事内容を中心に、食料の安定供給や食文化、そして環境にまで配慮したものとなっている。

1．食事を楽しみましょう。

●毎日の食事で、健康寿命をのばしましょう。

●おいしい食事を、味わいながらゆっくりよく噛んで食べましょう。

●家族の団らんや人との交流を大切に、また、食事づくりに参加しましょう。

2．1日の食事のリズムから、健やかな生活リズムを。

●朝食で、いきいきした1日を始めましょう。

●夜食や間食はとりすぎないようにしましょう。

●飲酒はほどほどにしましょう。

3．適度な運動とバランスのよい食事で、適正体重の維持を。

●普段から体重を量り、食事量に気をつけましょう。

●普段から意識して身体を動かすようにしましょう。

●無理な減量はやめましょう。

●特に若年女性のやせ、高齢者の低栄養にも気をつけましょう。

4．主食、主菜、副菜を基本に、食事のバランスを。

●多様な食品を組み合わせましょう。

●調理方法が偏らないようにしましょう。

●手作りと外食や加工食品・調理食品を上手に組み合わせましょう。

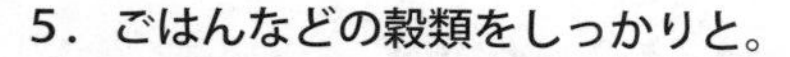

5．ごはんなどの穀類をしっかりと。

●穀類を毎食とって、糖質からのエネルギー摂取を適正に保ちましょう。

●日本の気候・風土に適している米などの穀類を利用しましょう。

6．野菜・果物、牛乳・乳製品、豆類、魚なども組み合わせて。

●たっぷり野菜と毎日の果物で、ビタミン、ミネラル、食物繊維をとりましょう。

●牛乳・乳製品、緑黄色野菜、豆類、小魚などで、カルシウムを十分にとりましょう。

7．食塩は控えめに、脂肪は質と量を考えて。

●食塩の多い食品や料理を控えめにしましょう。食塩摂取量の目標値は、男性で１日８g未満、女性で７g未満とされています。

●動物、植物、魚由来の脂肪をバランスよくとりましょう。

●栄養成分表示を見て、食品や外食を選ぶ習慣を身につけましょう。

8．日本の食文化や地域の産物を活かし、郷土の味の継承を。

●「和食」をはじめとした日本の食文化を大切にして、日々の食生活に活かしましょう。

●地域の産物や旬の素材を使うとともに、行事食を取り入れながら、自然の恵みや四季の変化を楽しみましょう。

●食材に関する知識や調理技術を身につけましょう。

●地域や家庭で受け継がれてきた料理や作法を伝えていきましょう。

9．食料資源を大切に、無駄や廃棄の少ない食生活を。

●まだ食べられるのに廃棄されている食品ロスを減らしましょう。

●調理や保存を上手にして、食べ残しのない適量を心がけましょう。

●賞味期限や消費期限を考えて利用しましょう。

10.「食」に関する理解を深め、食生活を見直してみましょう。

●子供のころから、食生活を大切にしましょう。

●家庭や学校、地域で、食品の安全性を含めた「食」に関する知識や理解を深め、望ましい習慣を身につけましょう。

●家族や仲間と、食生活を考えたり、話し合ったりしてみましょう。

●自分たちの健康目標をつくり、よりよい食生活を目指しましょう。

（文部省決定、厚生省決定、農林水産省決定、平成28年６月一部改正）

4 食事バランスガイド

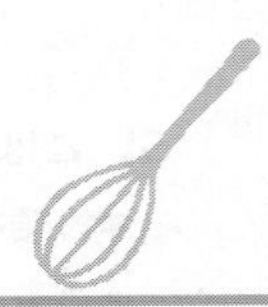

「食事バランスガイド」は、健康で豊かな食生活の実現を目的に平成12(2000)年に策定された「食生活指針」を具体的に行動に結びつけるものとして、厚生労働省と農林水産省の共同により平成17(2005)年6月に策定された(**図1-6**)。平成22(2010)年、「日本人の食事摂取基準」の改定に伴い一部変更された。

食事の基本を身につける指針として、1日に「何を」、「どれだけ」食べたらよいか、食事の望ましい組合せやおおよその量を、料理区分、食品群、主材料の例をあげながらわかりやすくイラストで示したガイドである。

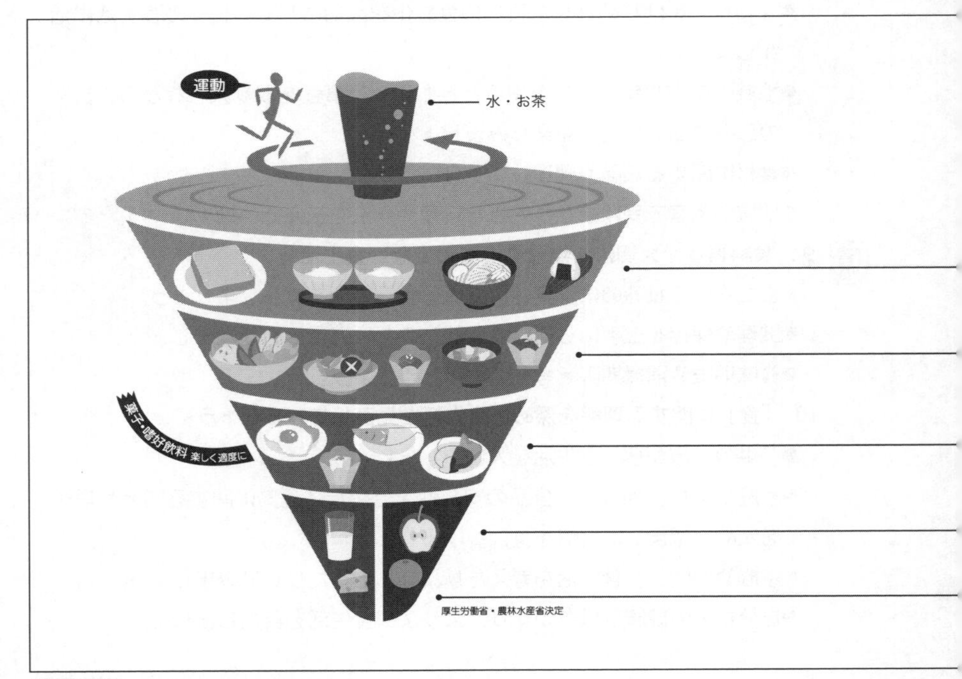

図1-6 **食事バランスガイド**

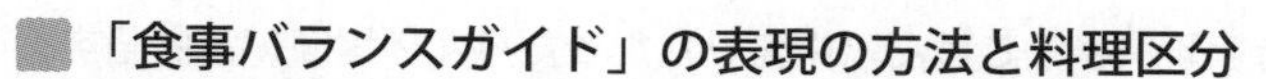

「食事バランスガイド」の表現の方法と料理区分

1．イラストの説明

- ●十分な摂取が望まれる主食、副菜、主菜を上から順に並べ、牛乳・乳製品と果物は並列に表している。
- ●食事のバランスが悪くなると倒れてしまうことを、コマの形状で表している。
- ●コマの回転が、「運動」によって初めて安定することを表している。
- ●水・お茶といった水分をコマの軸とし、食事のなかで欠かせない存在であることを強調している。
- ●楽しむ程度にとる菓子・嗜好飲料を、コマを回すヒモで表現している。
- ●基本形のコマのイラストのなかに、１日の目安量となる料理・食品を「つ（SV)」を用いた数で示している。

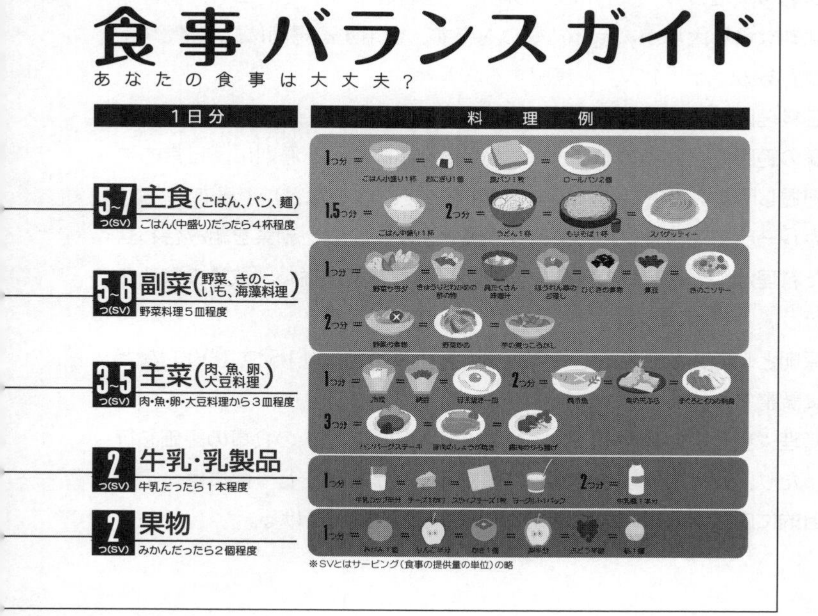

●日常的な表現〔例：ごはん（中盛り）だったら４杯程度〕と併記することにより、１日の量がイメージしやすい。
●料理例を参考に、１日に実際にとっている料理の数と比較することで、過不足がわかる。

2．表現の方法

●**料理で表現**――一般人にとってのわかりやすさ、なじみやすさ、外食等での表示のしやすさなどを考慮し、料理区分ごとに何をどれだけ食べたらよいかを「料理」で表現している。
●**１日単位として表現**――１日を単位としてバランスを考えることが実際的であるため、１日にとるおおよその量を料理として表現している。
●**成人を基本形に**――女性や身体活動レベルの低い男性に相当する2,200±200 kcalを基本形のエネルギー量とし、それ以外の身体活動レベルの人は、基本形をもとに各料理区分の「つ（SV)」を調整する。
●**単位は「１つ（SV)」**

・SVはサービング（serving）の略で、各料理について１回当たりの標準的な量を大まかに示したものを指す。使用する場面に応じて、「１つ」あるいは「１SV」と表記する。
・各料理区分における主材料の量的な基準に対して３分の２から1.5未満の範囲で含むものを「１つ（SV)」とすることを原則に、日常的に把握しやすい単位（ごはんお茶碗１杯、パン１枚など）で表す。
・カレーライス、カツ丼のような主食と主菜、主食と副菜を組み合わせた料理は、それぞれの区分における量的な基準に従い、数量の整理を行う。
・原則として整数で表し、「３つ（SV)」の半量なら「1.5つ（SV)」などに調整する。
・管理栄養士等の専門家が、「つ（SV)」を用いて個人の食事の評価を行ったり、個々の料理や食品等に関する分析・評価を行う際には、その目的に応じて数値の丸め方等についても適宜使い分ける。

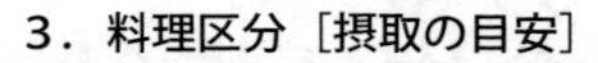

3．料理区分［摂取の目安］

●**主食**——ごはん、パン、麺、パスタなどを主材料とする料理。炭水化物の供給源となる。

・1つ（SV）＝主材料に由来する炭水化物約40 g　　**［5～7つ（SV）］**

●**副菜**——野菜、いも、豆類（大豆を除く）、きのこ、海藻などを主材料とする料理。ビタミン、ミネラル、食物繊維などの供給源となる。

・1つ（SV）＝主材料の重量約70 g　　**［5～6つ（SV）］**

●**主菜**——肉、魚、卵、大豆・大豆製品などを主材料とする料理。たんぱく質の供給源となる。

・1つ（SV）＝主材料に由来するたんぱく質約6 g　　**［3～5つ（SV）］**

●**牛乳・乳製品**——牛乳、ヨーグルト、チーズなど。カルシウムの供給源となる。

・1つ（SV）＝主材料に由来するカルシウム約100 mg　　**［2つ（SV）］**

●**果物**——りんご、みかんなどの果実およびすいか、いちごなどの果実的な野菜。ビタミンC、カリウムの供給源となる。

・1つ（SV）＝主材料の重量約100 g　　**［2つ（SV）］**

※油脂・調味料については、料理の中に使用されているものが多いことから、イラストとして表現しない。

5 妊娠前からはじめる妊産婦のための食生活指針

妊娠期や授乳期における必要な栄養摂取と望ましい食生活の実践を目的に、平成18（2006）年2月、厚生労働省「健やか親子21」推進検討会によって、妊産婦が「何をどれだけ食べたらよいか」をわかりやすく伝えるため「妊産婦のための食生活指針」が策定された。しかし、策定から約15年が経過し、妊産婦を取り巻く社会状況等の変化を踏まえ、令和3（2021）年3月、厚生労働省により指針の改定が行われた。

改定後の指針では、妊娠前から適切な食習慣を形成することを目的として、「妊娠前からはじめる妊産婦のための食生活指針」と名称が変更された。妊娠前からの健康づくりや妊産婦に必要とされる食事内容とともに、妊産婦の生活全般、からだや心の健康にも配慮した10項目から構成されている。

- ●食事については、「食事バランスガイド」に、妊娠期・授乳期に留意すべき事項を加えた「妊産婦のための食事バランスガイド」(**図1-7**) の活用が勧められる。
- ●妊娠期における望ましい体重増加量については、妊娠前の体格ごとに示した「妊娠中の体重増加指導の目安」(**表1-8**) を参考にする。
- ●若い女性において食事の偏りや低体重（やせ）の者の割合が増加するなど健康上の問題が指摘されており、妊娠期や授乳期において、適切な食習慣の確立を図ることがきわめて重要な課題になっている。

指針の内容

●妊娠前から、バランスのよい食事をしっかりとりましょう

「食事バランスガイド」および「妊産婦のための食事バランスガイド」に沿った食事をすることで、必要な栄養素をバランスよく摂る。妊娠前から栄養のバランスに配慮した食生活を意識し、実践することが望まれる。

●「主食」を中心に、エネルギーをしっかりと

妊娠中には、妊娠前に比べて必要なエネルギー量が増加するため、主食からのエネルギーをしっかり摂取できるよう心がける。

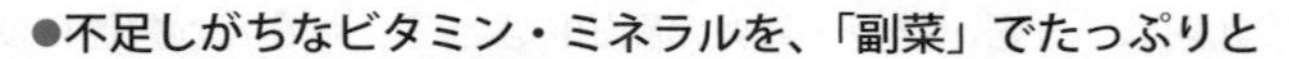

●不足しがちなビタミン・ミネラルを、「副菜」でたっぷりと

妊娠前から必要な葉酸と鉄の供給源として、野菜をたっぷり使った副菜でビタミン・ミネラルを摂る習慣を身につける。胎児の神経管閉鎖障害の予防のため、妊娠前から葉酸のサプリメントを利用することも勧められている。

●「主菜」を組み合わせてたんぱく質を十分に

主菜は、魚や肉、卵、大豆製品などを使った、食事の中心となるおかずの料理で、その主材料の種類によって含まれる栄養素が異なる。そのため、特定の食材に偏らず、多様な主菜を組み合わせて、たんぱく質を十分に摂取するよう心がける。ただし、レバーなどビタミンAが多く含まれる食品は過剰摂取で胎児の先天奇形を生じるため、摂取量に注意する。

●乳製品、緑黄色野菜、豆類、小魚などでカルシウムを十分に

妊娠中や出産後は、胎児のからだをつくったり、授乳したりすることにより、母体からカルシウムが失われる。妊娠・出産・育児に適したからだをつくるためには、妊娠前からの積極的なカルシウム摂取を心がける。

●妊娠中の体重増加は、お母さんと赤ちゃんにとって望ましい量に

妊娠中の体重増加が不足すると、早産・低出生体重児出産のリスクが高まり、逆に、妊娠中の体重増加が過剰だと巨大児出産のリスクなどが高まる。妊娠中の体重増加が胎児の発育に与える影響は妊娠前の体格によって異なるため、個人差を考慮した指導が必要となる（**表1-8**）。

●母乳育児も、バランスのよい食生活のなかで

母乳栄養は子どもにとっても母体にとっても負担の少ない授乳方法である。バランスのよい食生活で、できるだけ母乳育児を継続する。

●無理なくからだを動かしましょう

妊娠中の身体活動・運動は、早産および低出生体重児出産のリスクを増加させない可能性が明らかになってきている。妊娠中に運動を始める場合は、医師や医療機関に相談の上、自身の体調に合わせて、無理なく実践する。

●たばことお酒の害から赤ちゃんを守りましょう

喫煙や飲酒が胎児へ与える悪影響は大きいため、妊娠中や授乳中は禁煙・禁酒に努め、周囲の人にも協力を求める。

●お母さんと赤ちゃんのからだと心のゆとりは、周囲のあたたかいサポートから

妊娠期・授乳期は、妊娠・出産・育児の開始によって、からだが急激に変化することに加え、毎日の生活リズム等も短期間で劇的に変化する。周囲の人は、母子ともに健やかな生活を送ることができるよう、協力する。

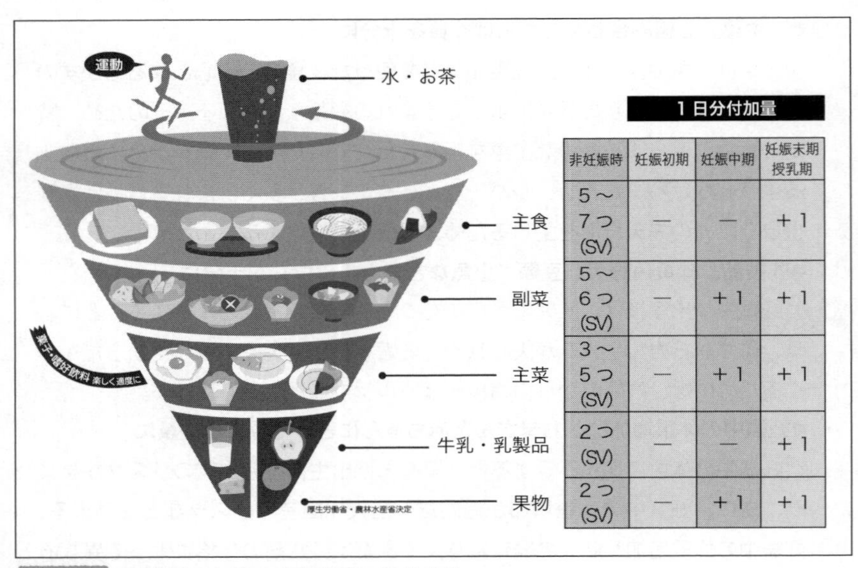

1日分付加量

	非妊娠時	妊娠初期	妊娠中期	妊娠末期 授乳期
主食	5～7つ(SV)	―	―	＋1
副菜	5～6つ(SV)	―	＋1	＋1
主菜	3～5つ(SV)	―	＋1	＋1
牛乳・乳製品	2つ(SV)	―	―	＋1
果物	2つ(SV)	―	＋1	＋1

図 1-7　妊産婦のための食事バランスガイド

注　非妊娠時、妊娠初期の1日分を基本とし、妊娠中期、妊娠末期・授乳期の人はそれぞれ枠内の付加量を補うことが必要である。

※ SVとはサービング（食事の提供量の単位）の略

表 1-8　妊娠中の体重増加指導の目安 *1

妊娠前の体格 *2		体重増加量指導の目安
低体重（やせ）	18.5 未満	12～15 kg
普通体重	18.5 以上 25.0 未満	10～13 kg
肥満（1度）	25.0 以上 30.0 未満	7～10 kg
肥満（2度以上）	30.0 以上	個別対応 （上限 5 kgまでが目安）

＊1　「増加量を厳格に指導する根拠は必ずしも十分ではないと認識し、個人差を考慮したゆるやかな指導を心がける。」（産婦人科診療ガイドライン産科編 2020 より）

＊2　日本肥満学会の肥満度分類に準じた。

健康づくりのための身体活動基準2013

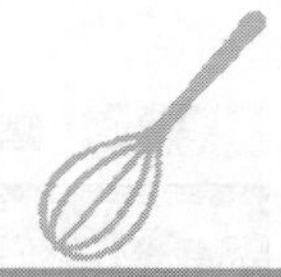

身体活動・運動分野における国民の健康づくりのための取組みについては、平成18（2006）年に「健康づくりのための運動基準2006」および「健康づくりのための運動指針2006（エクササイズガイド2006）」が策定された。その後、平成25（2013）年度から「健康日本21（第二次）」が開始されたのを契機に、「健康づくりのための身体活動基準2013」が取りまとめられた。

1 趣旨

- 身体活動（生活活動および運動）全体に着目することの重要性から、「運動基準」から「身体活動基準」に名称を改めた。
- 身体活動の増加でリスクを低減できるものとして、メタボリックシンドロームを含めた循環器疾患・糖尿病・がんといった生活習慣病やロコモティブシンドローム・認知症などがある。
- 子どもから高齢者までの基準を設定した。
- 保健指導で運動指導を安全に推進するために具体的な判断・対応の手順を示した。
- 身体活動を推進するための社会環境整備を重視し、まちづくりや職場づくりにおける保健事業の活用例を紹介した。

2 個人の健康づくりのための身体活動基準

生活習慣病等を発症するリスクを低減させるために、個人にとって達成することが望ましい身体活動の基準は、**表1-9**のとおりである。なお、年齢によって区分しているが、実際に個々人に基準を適用する際には、個人差等を踏まえて柔軟に対応することが必要である。

表1-9 健康づくりのための身体活動基準2013の概要

<table>
<tr><th colspan="2">血糖・血圧・脂質に関する状況</th><th colspan="2">身体活動
（生活活動・運動）*1</th><th colspan="2">運動</th><th>体力
（うち全身持久力）</th></tr>
<tr><td rowspan="3">健診結果が基準範囲内</td><td>65歳以上</td><td>強度を問わず、
身体活動を毎日40分
（＝10メッツ・時/週）</td><td rowspan="3">今より少しでも増やす
（例えば10分多く歩く）*4</td><td>—</td><td rowspan="3">運動習慣をもつようにする
（30分以上・週2日以上）*4</td><td>—</td></tr>
<tr><td>18～64歳</td><td>3メッツ以上の強度の身体活動*2を毎日60分
（＝23メッツ・時/週）</td><td>3メッツ以上の強度の運動*3を毎週60分
（＝4メッツ・時/週）</td><td>性・年代別に示した強度での運動を約3分間継続可能</td></tr>
<tr><td>18歳未満</td><td>—</td><td>—</td><td>—</td></tr>
<tr><td colspan="2">血糖・血圧・脂質のいずれかが保健指導レベルの者</td><td colspan="5">医療機関にかかっておらず、「身体活動のリスクに関するスクリーニングシート」でリスクがないことを確認できれば、対象者が運動開始前・実施中に自ら体調確認ができるよう支援した上で、保健指導の一環としての運動指導を積極的に行う。</td></tr>
<tr><td colspan="2">リスク重複者またはすぐ受診を要する者</td><td colspan="5">生活習慣病患者が積極的に運動をする際には、安全面での配慮がより特に重要になるので、まずかかりつけの医師に相談する。</td></tr>
</table>

＊1 「身体活動」は、「生活活動」と「運動」に分けられる。このうち、生活活動とは、日常生活における労働、家事、通勤・通学などの身体活動を指す。また、運動とは、スポーツ等の、特に体力の維持・向上を目的として計画的・意図的に実施し、継続性のある身体活動を指す。

＊2 「3メッツ以上の強度の身体活動」とは、歩行またはそれと同等以上の身体活動。

＊3 「3メッツ以上の強度の運動」とは、息が弾み汗をかく程度の運動。

＊4 年齢別の基準とは別に、世代共通の方向性として示したもの。

18～64歳の基準

1．身体活動量の基準（日常生活で体を動かす量の考え方）

強度が3メッツ以上の身体活動を23メッツ・時/週行う。具体的には、歩行またはそれと同等以上の強度の身体活動を毎日60分行う。メッツとは身体活動の強さを示す単位で、**身体活動におけるエネルギー消費量÷座位安静時の代謝量で求められる。**

●参考：3メッツ以上の身体活動（歩行またはそれと同等以上の動き）の例

普通歩行（3.0メッツ）、そうじをする（3.3メッツ）、速歩きをする（4.3～5.0メッツ）など。

2．運動量の基準（スポーツや体力づくり運動で体を動かす量の考え方）

強度が3メッツ以上の運動を4メッツ・時/週行う。具体的には、息が弾み汗をかく程度の運動を毎週60分行う。

●参考：3メッツ以上の運動（息が弾み汗をかく程度の運動）の例

ボウリング（3.0メッツ）、卓球、ラジオ体操第一（4.0メッツ）、ゆっくりとしたジョギング（6.0メッツ）など。

3．体力（うち全身持久力）の基準

表1-10の強度での運動を約3分以上継続できた場合、基準を満たすと評価できる。

表1-10　性・年代別の全身持久力の基準

年齢	18～39歳	40～59歳	60～69歳
男性	11.0メッツ (39 mL/kg/分)	10.0メッツ (35 mL/kg/分)	9.0メッツ (32 mL/kg/分)
女性	9.5メッツ (33 mL/kg/分)	8.5メッツ (30 mL/kg/分)	7.5メッツ (26 mL/kg/分)

注　表中の(　)内は最大酸素摂取量を示す。

65歳以上の基準

強度を問わず、身体活動を10メッツ・時/週行う。具体的には、横になったままや座ったままにならなければどんな動きでもよいので、身体活動を毎日40分行う。十分な体力を有する高齢者は、3メッツ以上の身体活動を行うことが望ましい。

●参考：3メッツ未満の身体活動（生活活動・運動）の例

皿洗いをする（1.8メッツ）、洗濯をする（2.0メッツ）、ゆっくりと平地を歩く（2.8メッツ）など。

18歳未満の基準（参考）

18歳未満に関しては、身体活動（生活活動・運動）が生活習慣病等および生活機能低下のリスクを低減する効果については、現段階では定量的な基準を設定しない。しかし、18歳未満の子どもについても積極的に身体活動に取り組み、子どもの頃から生涯を通じた健康づくりが始まるという考え方を育むことが重要である。

すべての世代に共通する方向性

1．身体活動量の方向性

現在の身体活動量を、少しでも増やす。例えば、今より毎日10分ずつ長く歩くようにする。

2．運動の方向性

運動習慣をもつようにする。具体的には30分以上の運動を週2日以上行う。

7 健康づくりのための身体活動指針（アクティブガイド）

「健康づくりのための身体活動指針（アクティブガイド）」は、「健康づくりのための身体活動基準2013」と同時に策定された。

「健康づくりのための身体活動指針（アクティブガイド）」（パンフレット）は、厚生労働省のホームページからダウンロードできる。

ココカラ＋10分（プラス・テン）

●＋10（プラス・テン）で健康寿命をのばしましょう！

ふだんから元気にからだを動かすことで、糖尿病、心臓病、脳卒中、がん、ロコモ、うつ、認知症などになるリスクを下げることができます。例えば、今より10分多く、毎日からだを動かしてみませんか。

●＋10（プラス・テン）から始めよう！

今より10分多くからだを動かすだけで、健康寿命をのばせます。あなたも＋10で、健康を手に入れてください。

・18～64歳……元気にからだを動かしましょう。1日60分！

・65歳以上…… じっとしていないで、1日40分！

（筋力トレーニングやスポーツなどが含まれると、なお効果的です！）

健康のための一歩を踏み出そう！

1．気づく！

からだを動かす機会や環境は、身の回りにたくさんあります。それが「いつなのか？」「どこなのか？」、ご自身の生活や環境を振り返ってみましょう。

2．始める！

今より少しでも長く、少しでも元気にからだを動かすことが健康への第一歩です。＋10から始めましょう。

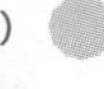

3．達成する！

目標は、１日合計60分、元気にからだを動かすことです。高齢の方は、１日合計40分が目標です。これらを通じて、体力アップを目指しましょう。

4．つながる！

一人でも多くの家族や仲間と＋10を共有しましょう。一緒に行うと、楽しさや喜びが一層増します。

毎日をアクティブに暮らすために　こうすれば＋10

1．地域で

- 家の近くに、散歩に適した歩道やサイクリングを楽しめる自転車レーンはありませんか？
- 家の近くの公園や運動施設を見つけて、利用しましょう。
- 地域のスポーツイベントに積極的に参加しましょう。
- ウィンドウショッピングなどに出かけて、楽しみながらからだを動かしましょう。

2．職場で

- 自転車や徒歩で通勤してみませんか？
- 職場環境を見直しましょう。からだを動かしやすい環境ですか？
- 健診や保健指導をきっかけに、からだを動かしましょう。

3．人々と

- 休日には、家族や友人と外出を楽しんでみては？
- 困ったことや知りたいことがあったら、市町村の健康増進センターや保健所に相談しましょう。
- 電話やメールだけでなく、顔をあわせたコミュニケーションを心がけると自然にからだも動きます。

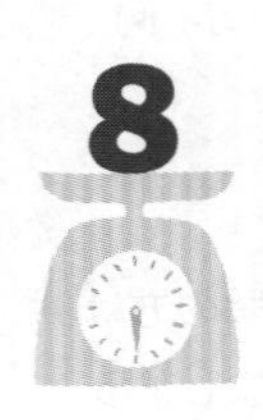

8 健康づくりのための睡眠指針2014

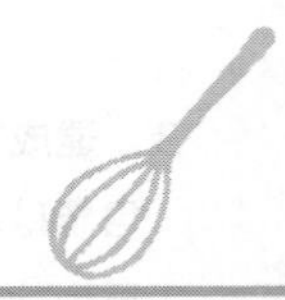

適切な睡眠が得られないことは生活の質（QOL）に大きな影響を及ぼすため、より充実した睡眠に関するわかりやすい情報提供を目的に、「健康日本21」で目標設定された睡眠の実践方法として、平成15（2003）年3月に「健康づくりのための睡眠指針〜快適な睡眠のための7箇条〜」が策定された。

その後平成25（2013）年度より「健康日本21（第二次）」の開始に伴い睡眠の重要性を一層普及啓発するため、平成26（2014）年3月に「健康づくりのための睡眠指針2014〜睡眠12箇条〜」として改定された。

睡眠12箇条

第1条　良い睡眠で、からだもこころも健康に。

- 良い睡眠で、からだの健康づくり
- 良い睡眠で、こころの健康づくり
- 良い睡眠で、事故防止

第2条　適度な運動、しっかり朝食、ねむりとめざめのメリハリを。

- 定期的な運動や規則正しい食生活は良い睡眠をもたらす
- 朝食はからだとこころのめざめに重要
- 睡眠薬代わりの寝酒は睡眠を悪くする
- 就寝前の喫煙やカフェイン摂取を避ける

第3条　良い睡眠は、生活習慣病予防につながります。

- 睡眠不足や不眠は生活習慣病の危険を高める
- 睡眠時無呼吸は生活習慣病の原因になる
- 肥満は睡眠時無呼吸のもと

第4条　睡眠による休養感は、こころの健康に重要です。

- 眠れない、睡眠による休養感が得られない場合、こころのSOSの場合あり
- 睡眠による休養感がなく、日中もつらい場合、うつ病の可能性も

第5条　年齢や季節に応じて、ひるまの眠気で困らない程度の睡眠を。

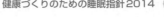

●必要な睡眠時間は人それぞれ

●睡眠時間は加齢で徐々に短縮

●年をとると朝型化　男性でより顕著

●日中の眠気で困らない程度の自然な睡眠が一番

第6条　良い睡眠のためには、環境づくりも重要です。

●自分にあったリラックス法が眠りへの心身の準備となる

●自分の睡眠に適した環境づくり

第7条　若年世代は夜更かし避けて、体内時計のリズムを保つ。

●子どもには規則正しい生活を

●休日に遅くまで寝床で過ごすと夜型化を促進

●朝目が覚めたら日光を取り入れる

●夜更かしは睡眠を悪くする

第8条　勤労世代の疲労回復・能率アップに、毎日十分な睡眠を。

●日中の眠気が睡眠不足のサイン

●睡眠不足は結果的に仕事の能率を低下させる

●睡眠不足が蓄積すると回復に時間がかかる

●午後の短い昼寝で眠気をやり過ごし能率改善

第9条　熟年世代は朝晩メリハリ、ひるまに適度な運動で良い睡眠。

●寝床で長く過ごしすぎると熟睡感が減る

●年齢にあった睡眠時間を大きく超えない習慣を

●適度な運動は睡眠を促進

第10条　眠くなってから寝床に入り、起きる時刻は遅らせない。

●眠たくなってから寝床に就く、就床時刻にこだわりすぎない

●眠ろうとする意気込みが頭を冴えさせ寝つきを悪くする

●眠りが浅いときは、むしろ積極的に遅寝・早起きに

第11条　いつもと違う睡眠には、要注意。

●睡眠中の激しいいびき・呼吸停止、手足のぴくつき・むずむず感や歯ぎしりは要注意

●眠っても日中の眠気や居眠りで困っている場合は専門家に相談

第12条　眠れない、その苦しみをかかえずに、専門家に相談を。

●専門家に相談することが第一歩

●薬剤は専門家の指示で使用

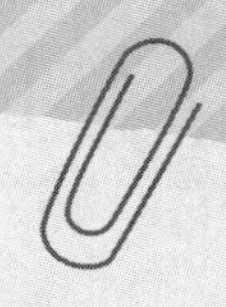

第２章
栄養指導

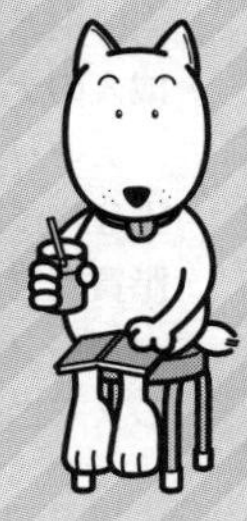

1 日本人の食事摂取基準(2020年版)

日本人の食事摂取基準は、健康な個人および集団を対象として、国民の健康の保持・増進、生活習慣病の予防のために参照するエネルギーおよび栄養素の摂取量の基準を示すものである。

5年ぶりの改定となった「日本人の食事摂取基準（2020年版）」では、高齢社会のさらなる進展と健康寿命の延伸のため、「高齢者の低栄養予防・フレイル予防」「早期からの生活習慣病発症予防」をテーマに策定された。

〔※本項の解説は「日本人の食事摂取基準（2020年版）」策定検討会報告書（令和2(2020）年1月21日）をもとに作成〕

主な改定のポイント

● 高齢者の低栄養予防・フレイル予防

- 高齢者の区分を、これまでの「70歳以上」の１区分から、**「65～74歳」と「75歳以上」の2区分に細分化**（前期高齢者・後期高齢者と同じ）
- フレイル予防と生活習慣病の発症予防に配慮し、**目標とするBMIの範囲**を21.5～24.9 kg/m^{2}とする年齢を**70歳以上→65歳以上**に引き下げた。
- フレイルおよびサルコペニアの発症予防に効果があるたんぱく質摂取量を高めるため、総エネルギー量における**たんぱく由来のエネルギー量の割合**について、65歳以上では**目標量の下限を13%エネルギー→15%エネルギー**に引き上げた。

● 早期からの生活習慣病発症予防

・小児の目標量に飽和脂肪酸を追加

わが国での飽和脂肪酸は望ましい量よりも摂取量が多く、小児での食習慣は成人に引き継がれることが多いため、今回は目標量の上限が設定された。

・小児の目標量にカリウムを追加

わが国でのカリウムは望ましい量よりも摂取量が少なく、小児での食習慣は成人に引き継がれることが多いため、今回は目標量が設定された。

・成人のナトリウムの目標量の変更

ナトリウムの目標量を成人で0.5 g/日引き下げ、高血圧・慢性腎臓病（CKD）の重症化予防を目的とした摂取量として6 g/日未満が採用された。

・脂質異常症の重症化予防のためにコレステロール摂取量を記載

コレステロールの目標量は設定しないが、脂質異常症の重症化予防のためにコレステロール摂取量を200 mg/日未満に留めるのが望ましいと記載された。

・「生活習慣病とエネルギー・栄養素との関連」が参考資料扱いから各論の章に格上げ
・目標量のエビデンスレベルを新設

1 策定目的

日本人の食事摂取基準は、健康増進法（平成14年法律第103号）第16条の2に基づき厚生労働大臣が定めており、国民の健康の保持・増進を図るうえで摂取することが望ましいエネルギーおよび栄養素の量の基準を示す。

2 使用期間

使用期間は、令和2（2020）年度から令和6（2024）年度の5年間である。

3 策定方針

- 平成25（2013）年度に開始した「健康日本21（第二次）」で掲げられた、「主要な生活習慣病の発症予防と重症化予防の徹底」および「社会生活を営むために必要な機能の維持および向上」の基本的方向を踏まえ、「日本人の食事摂取基準（2020年版）」では、栄養に関連した身体・代謝機能の低下の回避の観点から、高齢者の低栄養予防やフレイル予防も視野に入れて策定した（**図2-1**）。
- **対象とする個人・集団の範囲**：健康な個人や健康な者を中心として構成された集団とし、生活習慣病等に関する危険因子、また高齢者においてはフレイルに関する危険因子を有していても、おおむね自立した日常生活を営んでいる者や、このような者を中心として構成されている集団を含む。具体的には、歩行や家事などの身体活動を行っており、体格〔body mass index：BMI、体重(kg)÷身長(m)^2〕が標準より著しく外れていない者とした。
- **フレイルの定義**：現在のところ世界的に統一された概念は存在しないが、2020年版では、フレイルを健常状態と要介護状態の中間的な段階とした。
- **策定するエネルギー（熱量）・栄養素**：健康増進法に基づき、厚生労働大臣が定めるものとされているエネルギーおよび栄養素について、基準を策定した。併せて、国民の健康の保持・増進を図る上で重要な栄養素であり、かつ十分な科学的根拠に基づき、望ましい摂取量の基準を策定できるものがあるかについて諸外国の食事摂取基準も参考に策定した。

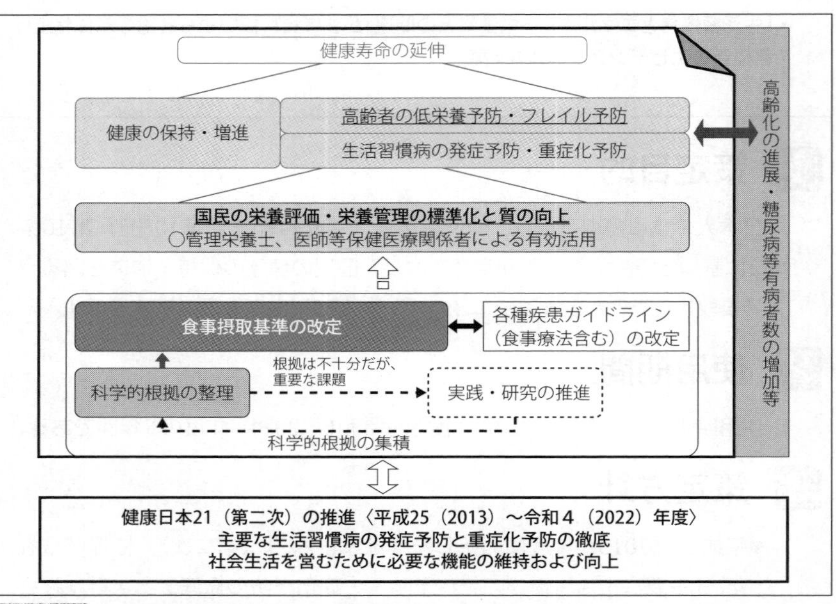

図2-1 日本人の食事摂取基準（2020年版）策定の方向性

4 策定の基本的事項

指標の概要

1．エネルギーの指標

●2015年版と同様に、エネルギー摂取の過不足の回避を目的に、エネルギーの摂取量および消費量のバランス（エネルギー収支バランス）の維持を示す指標として、BMIを採用した。

●**BMI**：成人における観察疫学研究において報告された総死亡率が最も低かったBMIの範囲、日本人のBMIの実態などを総合的に検証し、目標とするBMIの範囲を提示した。なお、BMIは、健康の保持・増進、生活習慣病の発症予防、さらには加齢によるフレイルを回避するための要素の一つとして扱うことに留めるべきである。

2．栄養素の指標

3つの目的からなる5つの指標で構成している（**図2-2**）。各指標については次ページに示す。また、1歳以上について基準を策定した栄養素と指

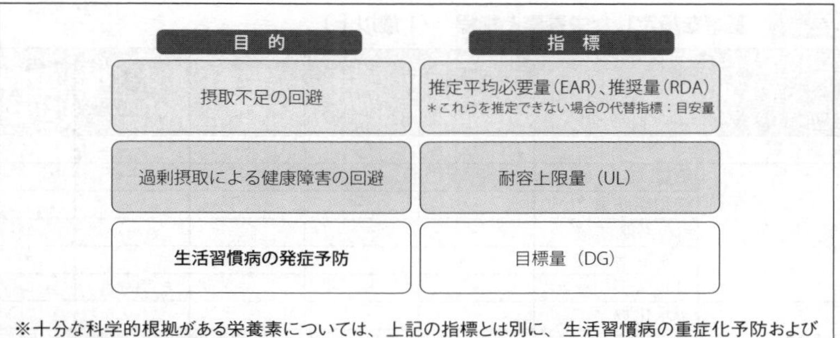

目　的
指　標
摂取不足の回避
推定平均必要量（EAR）、推奨量（RDA）
＊これらを推定できない場合の代替指標：目安量
過剰摂取による健康障害の回避
耐容上限量（UL）
生活習慣病の発症予防
目標量（DG）
※十分な科学的根拠がある栄養素については、上記の指標とは別に、生活習慣病の重症化予防および
フレイル予防を目的とした量を設定

図 2-2　**栄養素の指標の目的と種類**

標を**表2-1**に示す。

①**推定平均必要量（estimated average requirement；EAR）**：ある対象集団の50%の者が必要量を満たす（かつ50%の者が必要量を満たさない）と推定される量。推定平均必要量は、摂取不足の回避が目的だが、ここでいう「不足」の定義は栄養素によって異なるため、各栄養素の解説を参照する。

②**推奨量（recommended dietary allowance；RDA）**：ある対象集団においてほとんどの者（97～98%）が充足している量。
推奨量＝推定平均必要量×（1＋2×変動係数）＝推定平均必要量×推奨量算定係数から求めた。

③**目安量（adequate intake；AI）**：特定の集団において、ある一定の栄養状態を維持するのに十分な量。十分な科学的根拠が得られず「推定平均必要量」が算定できない場合に算定する。実際には不足状態を示す人がほとんど観察されない量とする。

④**耐容上限量（tolerable upper intake level；UL）**：健康障害をもたらすリスクがないとされる習慣的な摂取量の上限。これを超えて摂取すると、過剰摂取によって生じる潜在的な健康障害のリスクが高まると考える。

⑤**目標量（tentative dietary goal for preventing life-style related diseases；DG）**：生活習慣病の発症予防を目的として、疾患リスクや生体指標の値が低くなると考えられる栄養状態が達成できる量。現在の日本人が当面の目標とすべき摂取量である。また、生活習慣病の重症化予防およびフレイルを目的とした量を設定できる場合は、発症予防を目的とした量

表 2-1　基準を策定した栄養素と指標[1]（1 歳以上）

栄養素			推定平均必要量 (EAR)	推奨量 (RDA)	目安量 (AI)	耐容上限量 (UL)	目標量 (DG)
たんぱく質[2]			○$_{b}$	○$_{b}$	—	—	○[3]
脂 質		脂質	—	—	—	—	○[3]
		飽和脂肪酸[4]	—	—	—	—	○[3]
		n-6 系脂肪酸	—	—	○	—	—
		n-3 系脂肪酸	—	—	○	—	—
		コレステロール[5]	—	—	—	—	—
炭水化物		炭水化物	—	—	—	—	○[3]
		食物繊維	—	—	—	—	○
		糖類	—	—	—	—	—
主要栄養素バランス[2]			—	—	—	—	○[3]
ビタミン	脂溶性	ビタミン A	○$_{a}$	○$_{a}$	—	○	—
		ビタミン D[2]	—	—	○	○	—
		ビタミン E	—	—	○	○	—
		ビタミン K	—	—	○	—	—
	水溶性	ビタミン B_1	○$_{c}$	○$_{c}$	—	—	—
		ビタミン B_2	○$_{c}$	○$_{c}$	—	—	—
		ナイアシン	○$_{a}$	○$_{a}$	—	○	—
		ビタミン B_6	○$_{b}$	○$_{b}$	—	○	—
		ビタミン B_{12}	○$_{a}$	○$_{a}$	—	—	—
		葉酸	○$_{a}$	○$_{a}$	—	○[7]	—
		パントテン酸	—	—	○	—	—
		ビオチン	—	—	○	—	—
		ビタミン C	○$_{x}$	○$_{x}$	—	—	—
ミネラル	多量	ナトリウム[6]	○$_{a}$	—	—	—	○
		カリウム	—	—	○	—	○
		カルシウム	○$_{b}$	○$_{b}$	—	○	—
		マグネシウム	○$_{b}$	○$_{b}$	—	○[7]	—
		リン	—	—	○	○	—
	微量	鉄	○$_{x}$	○$_{x}$	—	○	—
		亜鉛	○$_{b}$	○$_{b}$	—	○	—
		銅	○$_{b}$	○$_{b}$	—	○	—
		マンガン	—	—	○	○	—
		ヨウ素	○$_{a}$	○$_{a}$	—	○	—
		セレン	○$_{a}$	○$_{a}$	—	○	—
		クロム	—	—	○	○	—
		モリブデン	○$_{b}$	○$_{b}$	—	○	—

1：一部の年齢区分についてだけ設定した場合も含む。
2：フレイル予防を図る上での留意事項を表の脚注として記載。
3：総エネルギー摂取量に占めるべき割合（%エネルギー）。
4：脂質異常症の重症化予防を目的としたコレステロールの量と、トランス脂肪酸の摂取に関する参考情報を表の脚注として記載。
5：脂質異常症の重症化予防を目的とした量を飽和脂肪酸の表の脚注に記載。
6：高血圧および慢性腎臓病（CKD）の重症化予防を目的とした量を表の脚注として記載。
7：通常の食品以外の食品からの摂取について定めた。
a：集団内の半数の者に不足または欠乏の症状が現れ得る摂取量をもって推定平均必要量とした栄養素。
b：集団内の半数の者で体内量が維持される摂取量をもって推定平均必要量とした栄養素。
c：集団内の半数の者で体内量が飽和している摂取量をもって推定平均必要量とした栄養素。
x：上記以外の方法で推定平均必要量が定められた栄養素。

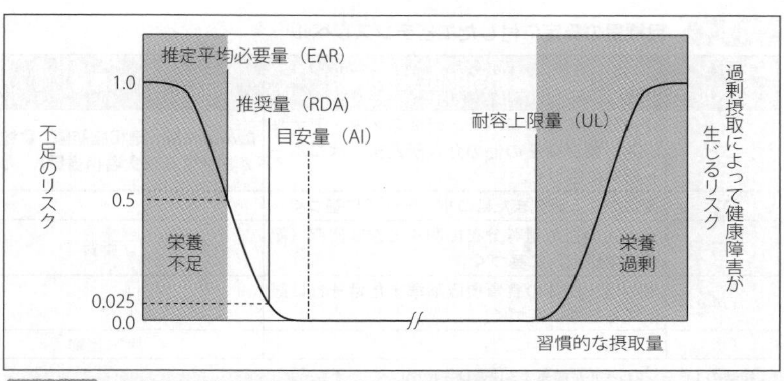

図 2-3 **食事摂取基準の各指標（推定平均必要量、推奨量、目安量、耐容上限量）を理解するための概念図**

（目標量）とは区別して示すこととした。

なお、推定平均必要量や耐容上限量などの指標を理解するための概念図を**図2-3**に示した。

レビューの方法、基準改定の採択方針

可能な限り科学的根拠に基づいた策定を行うことを基本とした。システマティック・レビューの手法を用いて、国内外の学術論文や入手可能な学術資料を最大限に活用することにした。

- **エビデンスレベルの追加**：情報の統合が定量的に行われているメタ・アナリシスなどを優先的に参考にし、現時点で利用可能な情報で、最も信頼度の高い情報を用いるように留意した。さらに、食事摂取基準のように、「量」の算定を目的とするガイドラインにおいては、量・反応関係メタ・アナリシス（dose-response meta-analysis）から得られる情報の利用価値が高いため、目標量に限り、**表2-2**のような基準でエビデンスレベルを付すことにした。

表 2-2 目標量の算定に付したエビデンスレベル[1、2]

エビデンスレベル	数値の算定に用いられた根拠	栄養素
D1	介入研究またはコホート研究のメタ・アナリシス、並びにその他の介入研究またはコホート研究に基づく。	たんぱく質、飽和脂肪酸、食物繊維、ナトリウム（食塩相当量）、カリウム
D2	複数の介入研究またはコホート研究に基づく。	―
D3	日本人の摂取量等分布に関する観察研究（記述疫学研究）に基づく。	脂質
D4	他の国・団体の食事摂取基準またはそれに類似する基準に基づく。	―
D5	その他	炭水化物[3]

1：複数のエビデンスレベルが該当する場合は上位のレベルとする。
2：目標量は食事摂取基準として十分な科学的根拠がある栄養素について策定するものであり、エビデンスレベルはあくまでも参考情報である点に留意すべきである。
3：炭水化物の目標量は、総エネルギー摂取量（100%エネルギー）のうち、たんぱく質および脂質が占めるべき割合を差し引いた値である。

年齢区分（表2-3）

- **乳児**：前回と同様、「出生後6か月未満（0～5か月）」と「6か月以上1歳未満（6～11か月）」の2つに区分したが、特に成長に合わせてより詳細な年齢区分設定が必要と考えられたエネルギーおよびたんぱく質は、「出生後6か月未満（0～5か月）」、「6か月以上9か月未満（6～8か月）」、「9か月以上1歳未満（9～11か月）」の3つの区分で表した。
- **小児・成人**：1～17歳を小児、18歳以上を成人とした。
- **高齢者**：2015年版では「70歳以上」に区分されていたが、高齢者を65歳以上とし「65～74歳」、「75歳以上」の2つの区分を設けた。

表 2-3 年齢区分

年齢区分	
0～5（月）*	12～14（歳）
6～11（月）*	15～17（歳）
1～2（歳）	18～29（歳）
3～5（歳）	30～49（歳）
6～7（歳）	50～64（歳）
8～9（歳）	65～74（歳）
10～11（歳）	75 以上（歳）

*：エネルギーおよびたんぱく質については、「0～5か月」、「6～8か月」、「9～11か月」の3つの区分で表した。

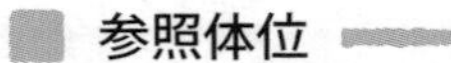

参照体位

- **参照する体位（身長・体重）**：性および年齢区分に応じ、日本人として平均的な体位を持った者を想定し、健全な発育および健康の保持・増進、生活習慣病の予防を考える上での参照値として提示し、これを参照体位（参照身長、参照体重）とした（**表2-4**）。
- **乳児・小児**：日本小児内分泌学会・日本成長学会合同標準値委員会による小児の体格評価に用いる身長、体重の標準値を基に、年齢区分に応じて、当該月齢および年齢区分の中央時点における中央値を引用し、参照体位とした。
- **成人・高齢者（18歳以上）**：平成28年国民健康・栄養調査における当該の性・年齢区分における身長・体重の中央値とし、女性については、妊婦、授乳婦を除いて算出した。

表2-4　参照体位（参照身長、参照体重）[1]

性別	男性		女性[2]	
年齢等	参照身長（cm）	参照体重（kg）	参照身長（cm）	参照体重（kg）
0～5（月）	61.5	6.3	60.1	5.9
6～11（月）	71.6	8.8	70.2	8.1
6～8（月）	69.8	8.4	68.3	7.8
9～11（月）	73.2	9.1	71.9	8.4
1～2（歳）	85.8	11.5	84.6	11.0
3～5（歳）	103.6	16.5	103.2	16.1
6～7（歳）	119.5	22.2	118.3	21.9
8～9（歳）	130.4	28.0	130.4	27.4
10～11（歳）	142.0	35.6	144.0	36.3
12～14（歳）	160.5	49.0	155.1	47.5
15～17（歳）	170.1	59.7	157.7	51.9
18～29（歳）	171.0	64.5	158.0	50.3
30～49（歳）	171.0	68.1	158.0	53.0
50～64（歳）	169.0	68.0	155.8	53.8
65～74（歳）	165.2	65.0	152.0	52.1
75 以上（歳）	160.8	59.6	148.0	48.8

1：0～17歳は、日本小児内分泌学会・日本成長学会合同標準値委員会による小児の体格評価に用いる身長、体重の標準値を基に、年齢区分に応じて、当該月齢および年齢区分の中央時点における中央値を引用した。ただし、公表数値が年齢区分と合致しない場合は、同様の方法で算出した値を用いた。18歳以上は、平成28年国民健康・栄養調査における当該の性および年齢区分における身長・体重の中央値を用いた。

2：妊婦、授乳婦を除く。

策定の留意事項

●**摂取源**：食事として経口摂取される通常の食品に含まれるエネルギーと栄養素を対象とする。耐容上限量（UL）については、いわゆる健康食品やサプリメント（以下「通常の食品以外の食品」という。）由来のエネルギーと栄養素も含むものとする。耐容上限量（UL）以外の指標については、通常の食品からの摂取を基本とするが、通常の食品のみでは必要量を満たすことが困難なものとして、胎児の神経管閉鎖障害のリスクの低減のために、妊娠の可能性がある女性および妊娠初期の女性に付加する葉酸に限り、通常の食品以外の食品からの摂取について提示する。

●**摂取期間**：食事摂取基準は、習慣的な摂取量の基準を与えるものであり、「1日当たり」を単位として表現したものである。短期間（例えば1日間）の食事の基準を示すものではない。なお、栄養素摂取の不足や過剰に伴う健康障害を招くまでに要する期間は、栄養素や健康障害の種類によって大きく異なる。

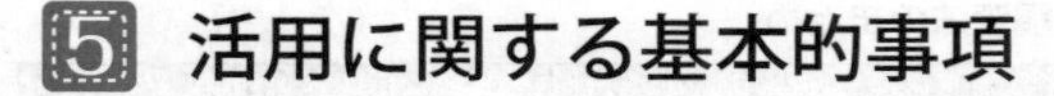

5 活用に関する基本的事項

●**活用の基本的考え方**：健康な個人または集団を対象として、健康の保持・増進、生活習慣病の発症予防および重症化予防のための食事改善に、食事摂取基準を活用する場合は、PDCAサイクルに基づく活用を基本とする（**図2-4**）。なお、食事摂取基準の活用と食事摂取状況のアセスメントの概要を**図2-5**に示した。

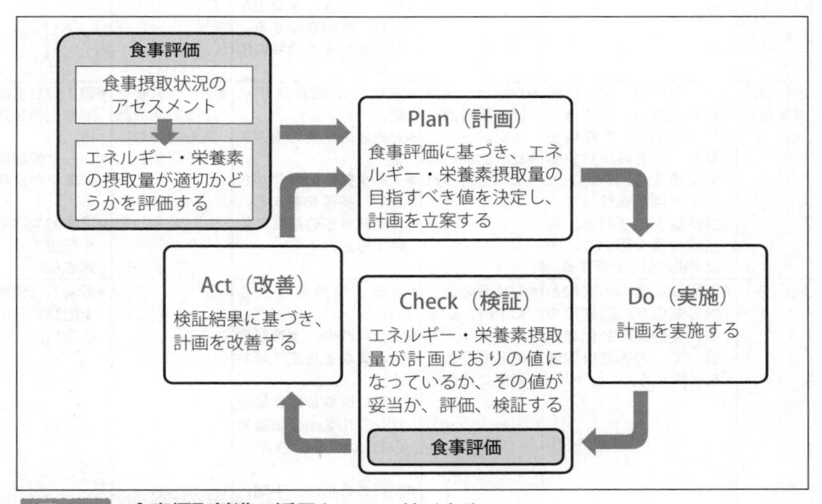

図2-4　**食事摂取基準の活用とPDCAサイクル**

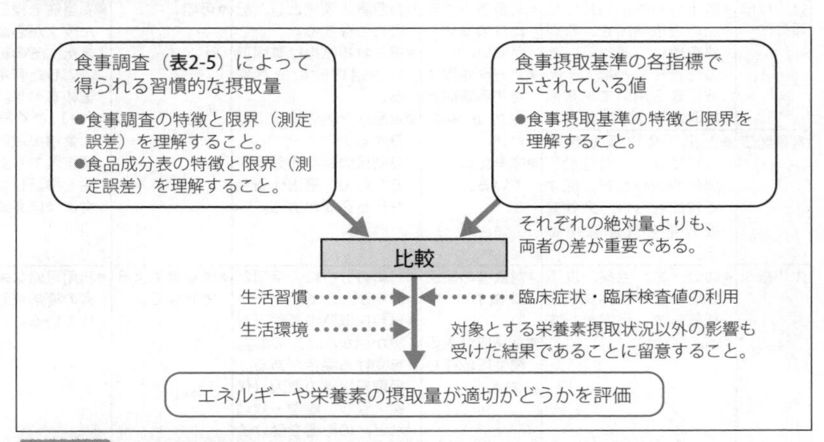

図2-5　**食事摂取基準を用いた食事摂取状況のアセスメントの概要**

表 2-5 食事摂取状況に関する調査法のまとめ

調査法	概要	長所	短所	習慣的な摂取量を評価できるか	利用に当たって特に留意すべき点
食事記録法	●摂取した食物を調査対象者が自分で調査票に記入する。重量を測定する場合（秤量法）と、目安量を記入する場合がある（目安量法）。食品成分表を用いて栄養素摂取量を計算する。	●対象者の記憶に依存しない。 ●ていねいに実施できれば精度が高い。	●対象者の負担が大きい。 ●対象者のやる気や能力に結果が依存しやすい。 ●調査期間中の食事が、通常と異なる可能性がある。 ●データ整理に手間がかかり、技術を要する。 ●食品成分表の精度に依存する。	●多くの栄養素で長期間の調査を行わないと不可能。	●データ整理能力に結果が依存する。 ●習慣的な摂取量を把握するには適さない。 ●対象者の負担が大きい。
24時間食事思い出し法	●前日の食事、または調査時点からさかのぼって24時間分の食物摂取を、調査員が対象者に問診する。フードモデルや写真を使って、目安量をたずねる。食品成分表を用いて、栄養素摂取量を計算する。	●対象者の負担は、比較的小さい。 ●比較的高い参加率を得られる。	●熟練した調査員が必要。 ●対象者の記憶に依存する。 ●データ整理に時間がかかり、技術を要する。 ●食品成分表の精度に依存する。	●多くの栄養素で複数回の調査を行わないと不可能。	●聞き取り者に特別の訓練を要する。 ●データ整理能力に結果が依存する。 ●習慣的な摂取量を把握するには適さない。
陰膳法	●摂取した食物の実物と同じものを、同量集める。食物試料を化学分析して、栄養素摂取量を計算する。	●対象者の記憶に依存しない。 ●食品成分表の精度に依存しない。	●対象者の負担が大きい。 ●調査期間中の食事が通常と異なる可能性がある。 ●実際に摂取した食品のサンプルを、全部集められない可能性がある。 ●試料の分析に、手間と費用がかかる。		●習慣的な摂取量を把握する能力は乏しい。
食物摂取頻度法	●数十～百数十項目の食品の摂取頻度を、質問票を用いて尋ねる。その回答をもとに、食品成分表を用いて栄養素摂取量を計算する。	●対象者1人当たりのコストが安い。 ●データ処理に要する時間と労力が少ない。 ●標準化に長けている。	●対象者の漠然とした記憶に依存する。 ●得られる結果は質問項目や選択肢に依存する。 ●食品成分表の精度に依存する。 ●質問票の精度を評価するための、妥当性研究を行う必要がある。	●可能。	●妥当性を検証した論文が必須。また、その結果に応じた利用に留めるべき。 （注）ごく簡易な食物摂取頻度調査票でも妥当性を検証した論文はほぼ必須。
食事歴法	●上記（食物摂取頻度法）に加え、食行動、調理や調味などに関する質問も行い、栄養素摂取量を計算に用いる。				
生体指標	●血液、尿、毛髪、皮下脂肪などの生体試料を採取して、化学分析する。	●対象者の記憶に依存しない。 ●食品成分表の精度に依存しない。	●試料の分析に、手間と費用がかかる。 ●試料採取時の条件（空腹か否かなど）の影響を受ける場合がある。 摂取量以外の要因（代謝・吸収、喫煙・飲酒など）の影響を受ける場合がある。	●栄養素によって異なる。	●利用可能な栄養素の種類が限られている。

個人の食事改善を目的とした活用

個人の食事改善を目的とした食事摂取基準の活用の基本的概念を**図2-6**に示す。

●**食事摂取状況のアセスメント**（**図2-7**）：アセスメントには、食事調査による個人の摂取量を用いるが日々の摂取量に影響を及ぼす様々な要因が存在するため、個人の真の摂取量ではないことを理解した上で、摂取量から食事摂取基準の指標を適用してアセスメントを行う。なお、エネルギー摂取量の評価指標には、成人の場合はBMIまたは体重変化量、乳児

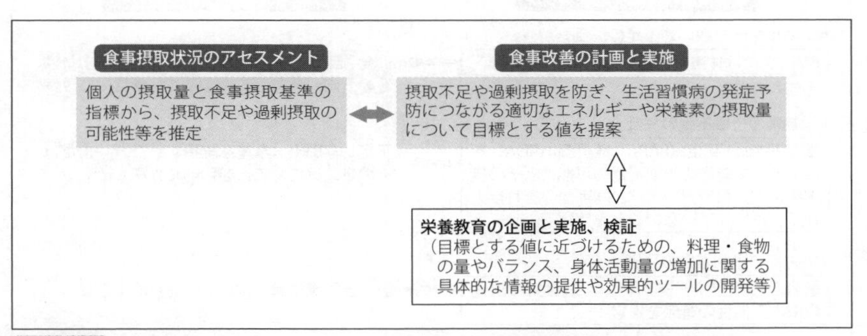

図2-6　**食事改善（個人）を目的とした食事摂取基準の活用の基本的概念**

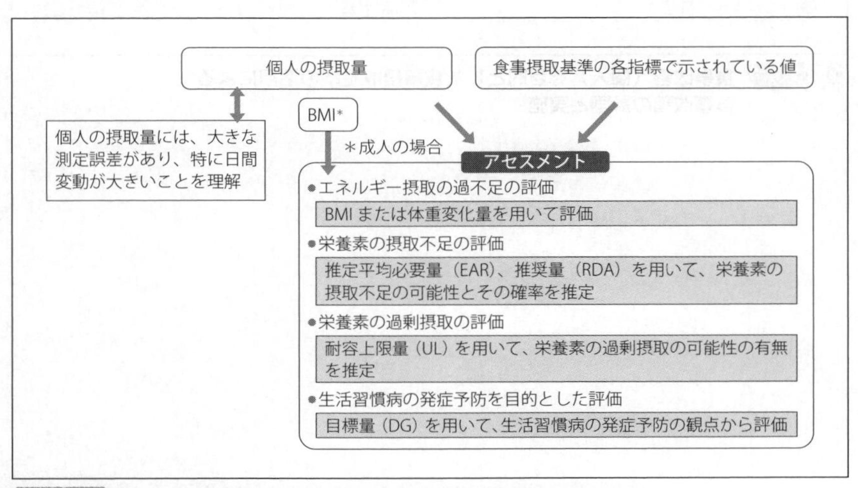

図2-7　**食事改善（個人）を目的とした食事摂取基準の活用による食事摂取状況のアセスメント**

および小児の場合は、成長曲線（身体発育曲線）を用いる。

●**食事改善の計画と実施**：個人の食事改善を目的とした食事摂取状況のアセスメント結果に基づき、食事摂取基準を活用した食事改善の計画と実施の概要を**図2-8**に示す。

また、個人を対象とした食事改善を目的として食事摂取基準を用いる場合の基本的事項を**表2-6**に示す。

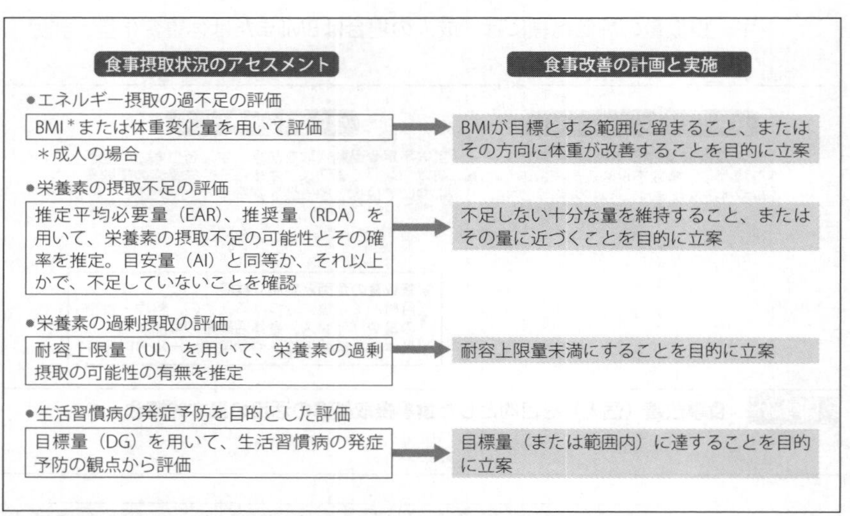
食事摂取状況のアセスメント
食事改善の計画と実施
●エネルギー摂取の過不足の評価
BMI＊または体重変化量を用いて評価
＊成人の場合
BMIが目標とする範囲に留まること、またはその方向に体重が改善することを目的に立案
●栄養素の摂取不足の評価
推定平均必要量（EAR）、推奨量（RDA）を用いて、栄養素の摂取不足の可能性とその確率を推定。目安量（AI）と同等か、それ以上かで、不足していないことを確認
不足しない十分な量を維持すること、またはその量に近づくことを目的に立案
●栄養素の過剰摂取の評価
耐容上限量（UL）を用いて、栄養素の過剰摂取の可能性の有無を推定
耐容上限量未満にすることを目的に立案
●生活習慣病の発症予防を目的とした評価
目標量（DG）を用いて、生活習慣病の発症予防の観点から評価
目標量（または範囲内）に達することを目的に立案

図2-8　**食事改善（個人）を目的とした食事摂取基準の活用による食事改善の計画と実施**

表 2-6　個人の食事改善を目的として食事摂取基準を活用する場合の基本的事項

目　的	用いる指標	食事摂取状況のアセスメント	食事改善の計画と実施
エネルギー摂取の過不足の評価	体重変化量 BMI	●体重変化量を測定 ●測定されたBMIが、目標とするBMIの範囲を下回っていれば「不足」、上回っていれば「過剰」のおそれがないか、他の要因も含め、総合的に判断	●BMIが目標とする範囲内に留まること、またはその方向に体重が改善することを目的として立案 〈留意点〉おおむね4週間ごとに体重を計測記録し、16週間以上フォローを行う
栄養素の摂取不足の評価	推定平均必要量(EAR) 推奨量(RDA) 目安量(AI)	●測定された摂取量と推定平均必要量および推奨量から不足の可能性とその確率を推定 ●目安量を用いる場合は、測定された摂取量と目安量を比較し、不足していないことを確認	●推奨量よりも摂取量が少ない場合は、推奨量を目指す計画を立案 ●摂取量が目安量付近かそれ以上であれば、その量を維持するための計画を立案 〈留意点〉測定された摂取量が目安量を下回っている場合は、不足の有無やその程度を判断できない
栄養素の過剰摂取の評価	耐容上限量(UL)	●測定された摂取量と耐容上限量から、過剰摂取の可能性の有無を推定	●耐容上限量を超えて摂取している場合は耐容上限量未満になるための計画を立案 〈留意点〉耐容上限量を超えた摂取は避けるべきであり、それを超えて摂取していることが明らかになった場合は、問題を解決するために速やかに計画を修正、実施
生活習慣病の発症予防を目的とした評価	目標量(DG)	●測定された摂取量と目標量を比較。ただし、発症予防を目的としている生活習慣病が関連する他の栄養関連因子および非栄養性の関連因子の存在とその程度も測定し、これらを総合的に考慮した上で評価	●摂取量が目標量の範囲に入ることを目的とした計画を立案 〈留意点〉発症予防を目的としている生活習慣病が関連する他の栄養関連因子および非栄養性の関連因子の存在と程度を明らかにし、これらを総合的に考慮したうえで、対象とする栄養素の摂取量の改善の程度を判断。また、生活習慣病の特徴から考えて、長い年月にわたって実施可能な改善計画の立案と実施が望ましい

集団の食事改善を目的にした活用

集団の食事改善を目的とした食事摂取基準の活用の基本的概念を、**図2-9**に示した。

●**食事摂取状況のアセスメント**：集団の食事改善を目的として食事摂取基準を適用した食事摂取状況のアセスメントの概要を、**図2-10**に示す。

集団でのエネルギー摂取の過不足を評価する場合には、BMIの分布を用いる。

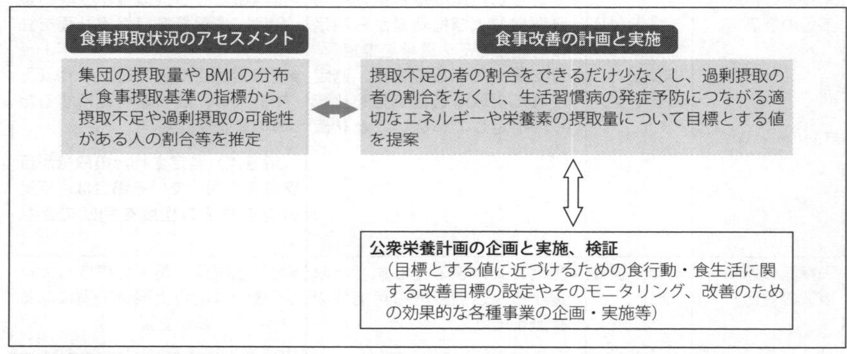

図2-9　**集団の食事改善を目的とした食事摂取基準の活用の基本的概念**

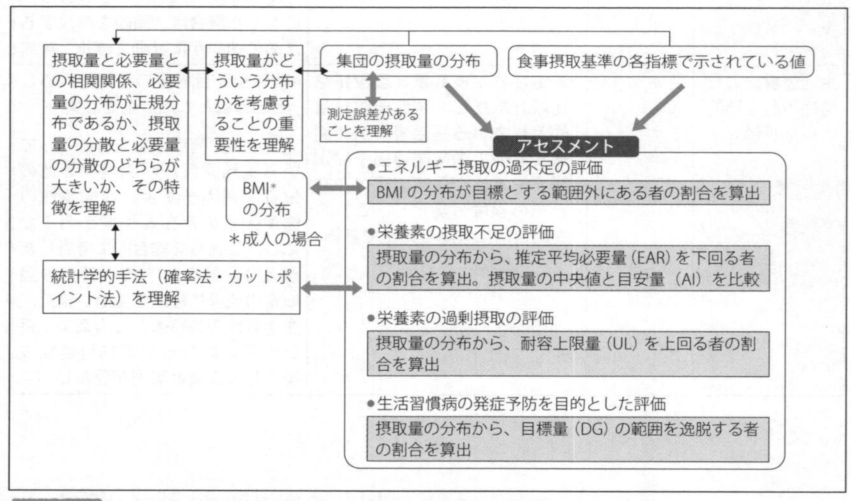

図2-10　**食事改善（集団）を目的とした食事摂取基準の活用による食事摂取状況のアセスメント**

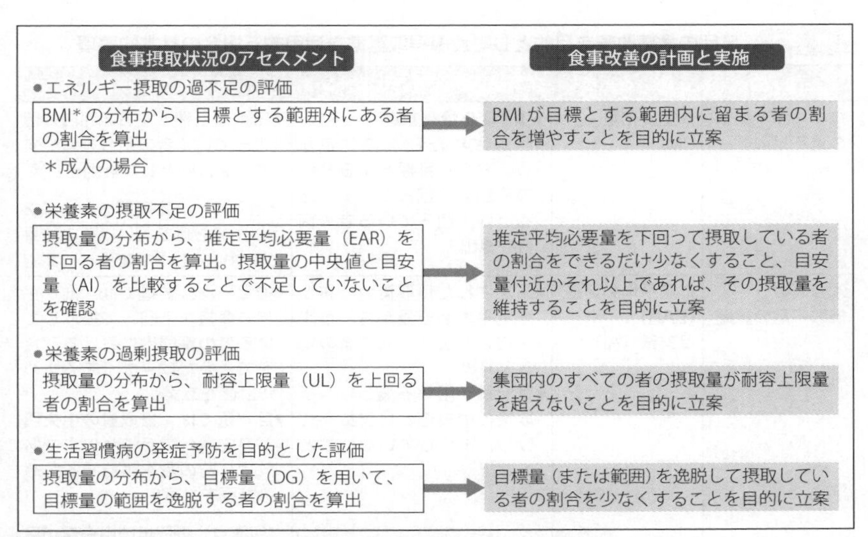
食事摂取状況のアセスメント
食事改善の計画と実施
●エネルギー摂取の過不足の評価
BMI*の分布から、目標とする範囲外にある者の割合を算出
＊成人の場合
BMIが目標とする範囲内に留まる者の割合を増やすことを目的に立案
●栄養素の摂取不足の評価
摂取量の分布から、推定平均必要量（EAR）を下回る者の割合を算出。摂取量の中央値と目安量（AI）を比較することで不足していないことを確認
推定平均必要量を下回って摂取している者の割合をできるだけ少なくすること、目安量付近かそれ以上であれば、その摂取量を維持することを目的に立案
●栄養素の過剰摂取の評価
摂取量の分布から、耐容上限量（UL）を上回る者の割合を算出
集団内のすべての者の摂取量が耐容上限量を超えないことを目的に立案
●生活習慣病の発症予防を目的とした評価
摂取量の分布から、目標量（DG）を用いて、目標量の範囲を逸脱する者の割合を算出
目標量（または範囲）を逸脱して摂取している者の割合を少なくすることを目的に立案

図 2-11　食事改善（集団）を目的とした食事摂取基準の活用による食事改善の計画と実施

●**食事改善の計画と実施**：集団の食事改善を目的とした食事摂取状況のアセスメント結果に基づき、食事摂取基準を活用した食事改善の計画と実施の概要を**図2-11**に示す。

　また、集団を対象とした食事改善を目的として食事摂取基準を用いる場合の基本的事項を**表2-7**に示す。

表 2-7　集団の食事改善を目的として食事摂取基準を活用する場合の基本的事項

目　的	用いる指標	食事摂取状況のアセスメント	食事改善の計画と実施
エネルギー摂取の過不足の評価	体重変化量 BMI	●体重変化量を測定 ●測定された BMI の分布から、BMI が目標とする BMI の範囲を下回っている、あるいは上回っている者の割合を算出	●BMI が目標とする範囲内に留まっている者の割合を増やすことを目的として計画を立案 〈留意点〉一定期間をおいて 2 回以上の評価を行い、その結果に基づいて計画を変更し、実施
栄養素の摂取不足の評価	推定平均必要量（EAR） 目安量（AI）	●測定された摂取量の分布と推定平均必要量から、推定平均必要量を下回る者の割合を算出 ●目安量を用いる場合は、摂取量の中央値と目安量を比較し、不足していないことを確認	●推定平均必要量では、推定平均必要量を下回って摂取している者の集団内における割合をできるだけ少なくするための計画を立案 ●目安量では、摂取量の中央値が目安量付近かそれ以上であれば、その量を維持するための計画を立案 〈留意点〉摂取量の中央値が目安量を下回っている場合、不足状態にあるかどうかは判断できない
栄養素の過剰摂取の評価	耐容上限量（UL）	●測定された摂取量の分布と耐容上限量から、過剰摂取の可能性を有する者の割合を算出	●集団全員の摂取量が耐容上限量未満になるための計画を立案 〈留意点〉耐容上限量を超えた摂取は避けるべきであり、超えて摂取している者がいることが明らかになった場合は、問題を解決するために速やかに計画を修正、実施
生活習慣病の発症予防を目的とした評価	目標量（DG）	●測定された摂取量の分布と目標量から、目標量の範囲を逸脱する者の割合を算出する。ただし、発症予防を目的としている生活習慣病が関連する他の栄養関連因子および非栄養性の関連因子の存在と程度も測定し、これらを総合的に考慮した上で評価	●摂取量が目標量の範囲に入る者または近づく者の割合を増やすことを目的とした計画を立案 〈留意点〉発症予防を目的としている生活習慣病が関連する他の栄養関連因子および非栄養性の関連因子の存在とその程度を明らかにし、これらを総合的に考慮した上で、対象とする栄養素の摂取量の改善の程度を判断。また、生活習慣病の特徴から考え、長い年月にわたって実施可能な改善計画の立案と実施が望ましい

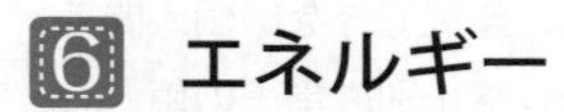

6 エネルギー

エネルギーの基本的事項

- エネルギーの摂取量および消費量のバランスの維持を示す指標として、引き続きBMI（body mass index）を採用した。
- **発症予防**：観察疫学研究の結果から得られた総死亡率、疾患別の発症率とBMIとの関連、死因とBMIとの関連、さらに、日本人のBMIの実態に配慮し、総合的に判断した結果、当面目標とするBMIの範囲を**表2-8**とした。
- BMIは、あくまでも健康を維持し、生活習慣病の発症予防を行うための一要素である。特に、65歳以上では、介護予防の観点から、脳卒中を始めとする疾病予防とともに、低栄養との関連が深い高齢によるフレイルを回避することが重要であるが、様々な要因がその背景に存在することから、個々人の特性を十分に踏まえた対応が望まれる。
- **重症化予防**：高血圧、高血糖、脂質異常の改善・重症化予防に、減量や肥満の是正が推奨されている。高血圧では4 kg程度の減量が必要とされ、肥満の有意な改善には内臓脂肪の平均22～28%の減少と7～10%の体重減少が必要とされる。そのため、肥満者の重症化予防には、発症予防を目標とするBMIの範囲までは減量しなくともよい。

表2-8　目標とするBMIの範囲(18歳以上)[1、2]

年齢（歳）	目標とするBMI (kg/m^2)
18～49	18.5～24.9
50～64	20.0～24.9
65～74[3]	21.5～24.9
75以上[3]	21.5～24.9

1：男女共通。あくまでも参考として使用すべきである。
2：観察疫学研究において報告された総死亡率が最も低かったBMIを基に、疾患別の発症率とBMIの関連、死因とBMIとの関連、喫煙や疾患の合併によるBMIや死亡リスクへの影響、日本人のBMIの実態に配慮し、総合的に判断し目標とする範囲を設定。
3：高齢者では、フレイルの予防および生活習慣病の発症予防の両者に配慮する必要があることも踏まえ、当面目標とするBMIの範囲を21.5～24.9 kg/m^2とした。

第2章　栄養指導

●エネルギー必要量は重要な概念である。しかし、無視できない個人間差が存在し、そのため、性・年齢区分・身体活動レベル別に単一の値として示すのは困難である。そこで、エネルギー必要量については、推定エネルギー必要量を参考表として示した。

推定エネルギー必要量（kcal/ 日）

性別	男性			女性		
身体活動レベル[1]	I	II	III	I	II	III
0～5（月）	—	550	—	—	500	—
6～8（月）	—	650	—	—	600	—
9～11（月）	—	700	—	—	650	—
1～2（歳）	—	950	—	—	900	—
3～5（歳）	—	1,300	—	—	1,250	—
6～7（歳）	1,350	1,550	1,750	1,250	1,450	1,650
8～9（歳）	1,600	1,850	2,100	1,500	1,700	1,900
10～11（歳）	1,950	2,250	2,500	1,850	2,100	2,350
12～14（歳）	2,300	2,600	2,900	2,150	2,400	2,700
15～17（歳）	2,500	2,800	3,150	2,050	2,300	2,550
18～29（歳）	2,300	2,650	3,050	1,700	2,000	2,300
30～49（歳）	2,300	2,700	3,050	1,750	2,050	2,350
50～64（歳）	2,200	2,600	2,950	1,650	1,950	2,250
65～74（歳）	2,050	2,400	2,750	1,550	1,850	2,100
75 以上（歳）[2]	1,800	2,100	—	1,400	1,650	—
妊婦（付加量）[3] 初期				+50	+50	+50
中期				+250	+250	+250
後期				+450	+450	+450
授乳婦（付加量）				+350	+350	+350

1：身体活動レベルは、低い、ふつう、高いの 3 つのレベルとして、それぞれⅠ、Ⅱ、Ⅲで示した。

2：レベルⅡは自立している者、レベルⅠは自宅にいてほとんど外出しない者に相当する。レベルⅠは高齢者施設で自立に近い状態で過ごしている者にも適用できる値である。

3：妊婦個々の体格や妊娠中の体重増加量、胎児の発育状況の評価を行うことが必要である。

注 1：活用に当たっては、食事摂取状況のアセスメント、体重および BMI の把握を行い、エネルギーの過不足は体重の変化または BMI を用いて評価すること。

注 2：身体活動レベルⅠの場合、少ないエネルギー消費量に見合った少ないエネルギー摂取量を維持することになるため、健康の保持・増進の観点からは、身体活動量を増加させる必要がある。

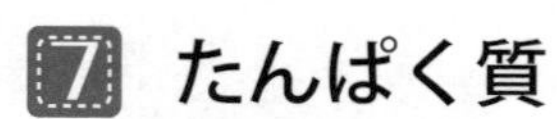

7 たんぱく質

たんぱく質の基本的事項

- 乳児に目安量を、１歳以上のすべての年齢区分に推定平均必要量、推奨量および目標量を定めることとし、耐容上限量はいずれの年齢区分にも定めないこととした。
- **推定平均必要量（EAR）**：窒素出納法で得られたたんぱく質維持必要量を用いて設定した。
- **推奨量（RDA）**：推定平均必要量×1.25（推奨量算定係数）より算出した。
- **目標量（DG）**：たんぱく質摂取量は、多くても少なくても主な生活習慣病の発症予防・重症化予防に関連するため、範囲として設定した。目標量の下限は推奨量以上とし、上限は１歳以上の全年齢区分において20%エネルギーとすることとした。
- **生活習慣病等の重症化予防**：たんぱく質が関与する重要な疾患としてフレイル・サルコペニア、慢性腎臓病（CKD）があるが、研究報告数が十分でないため、量の設定はしていない。

たんぱく質の食事摂取基準

（推定平均必要量、推奨量、目安量：g/日、目標量：%エネルギー）

性別	男性				女性			
年齢等	推定平均必要量	推奨量	目安量	目標量[1]	推定平均必要量	推奨量	目安量	目標量[1]
0～5（月）	—	—	10	—	—	—	10	—
6～8（月）	—	—	15	—	—	—	15	—
9～11（月）	—	—	25	—	—	—	25	—
1～2（歳）	15	20	—	13～20	15	20	—	13～20
3～5（歳）	20	25	—	13～20	20	25	—	13～20
6～7（歳）	25	30	—	13～20	25	30	—	13～20
8～9（歳）	30	40	—	13～20	30	40	—	13～20
10～11（歳）	40	45	—	13～20	40	50	—	13～20
12～14（歳）	50	60	—	13～20	45	55	—	13～20
15～17（歳）	50	65	—	13～20	45	55	—	13～20
18～29（歳）	50	65	—	13～20	40	50	—	13～20
30～49（歳）	50	65	—	13～20	40	50	—	13～20
50～64（歳）	50	65	—	14～20	40	50	—	14～20
65～74（歳）[2]	50	60	—	15～20	40	50	—	15～20
75以上（歳）[2]	50	60	—	15～20	40	50	—	15～20
妊婦（付加量）初期					+0	+0	—	—[3]
中期					+5	+5	—	—[3]
後期					+20	+25	—	—[4]
授乳婦（付加量）					+15	+20	—	—[4]

1：範囲に関しては、おおむねの値を示したものであり、弾力的に運用すること。
2：65歳以上の高齢者について、フレイル予防を目的とした量を定めることは難しいが、身長・体重が参照体位に比べて小さい者や、特に75歳以上であって加齢に伴い身体活動量が大きく低下した者など、必要エネルギー摂取量が低い者では、下限が推奨量を下回る場合があり得る。この場合でも、下限は推奨量以上とすることが望ましい。
3：妊婦（初期・中期）の目標量は、13～20%エネルギーとした。
4：妊婦（後期）および授乳婦の目標量は、15～20%エネルギーとした。

第2章 栄養指導

8 脂質

脂質の基本的事項

●脂質はエネルギー産生栄養素の一種であり、この観点からたんぱく質や炭水化物の摂取量を考慮して設定する必要があるため、1歳以上については目標量として総エネルギー摂取量に占める割合（%エネルギー）で設定した。

●**目安量（AI；乳児）**：0～5か月の乳児は、日本人の母乳中の脂肪濃度と基準哺乳量（0.78 L/日）から算出し、6～11か月の乳児は、0～5か月児の目安量と1～2歳児の目安量の中間値を用いる。

●**目標量（DG；1歳以上）**：日本人の代表的な脂質（脂肪酸）摂取量（脂肪酸摂取比率）を考慮し、上限は飽和脂肪酸の目標量を超えないように算定し、下限は必須脂肪酸の目安量を下回らないように算定した。

●**生活習慣病との関連**：脂質（総脂質）摂取量との関連が認められている生活習慣病は少ないが、脂質に含まれる脂肪酸の量が循環器疾患の発症および死亡に影響を与えるとされている。

脂質の食事摂取基準（%エネルギー）

性別	男性		女性	
年齢等	目安量	目標量[1]	目安量	目標量[1]
0～5（月）	50	—	50	—
6～11（月）	40	—	40	—
1～2（歳）	—	20～30	—	20～30
3～5（歳）	—	20～30	—	20～30
6～7（歳）	—	20～30	—	20～30
8～9（歳）	—	20～30	—	20～30
10～11（歳）	—	20～30	—	20～30
12～14（歳）	—	20～30	—	20～30
15～17（歳）	—	20～30	—	20～30
18～29（歳）	—	20～30	—	20～30
30～49（歳）	—	20～30	—	20～30
50～64（歳）	—	20～30	—	20～30
65～74（歳）	—	20～30	—	20～30
75以上（歳）	—	20～30	—	20～30
妊婦			—	20～30
授乳婦			—	20～30

1：範囲に関しては、おおむねの値を示したものである。

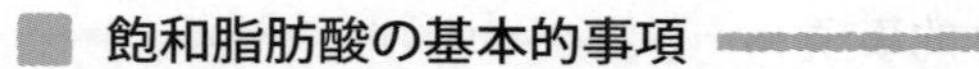

飽和脂肪酸の基本的事項

- 飽和脂肪酸は循環器疾患の重要な危険因子の一つである血中総コレステロール・LDLコレステロールへの影響は明らかなため、生活習慣病の発症予防の観点から目標量を設定した。
- **目標量（DG；3歳以上）**：日本人が現在摂取している飽和脂肪酸量を測定し、その中央値に基づいて上限のみ設定した。なお、2020年版では、近年の報告や諸外国の状況を踏まえ、小児（3～17歳）に目標量を新たに設定した。
- **生活習慣病の重症化予防**：脂質異常症、特に高LDLコレステロール血症の患者においては、発症予防の観点からのみならず、重症化予防の目的からも飽和脂肪酸摂取量の低減が求められる。

飽和脂肪酸の食事摂取基準（%エネルギー）[1、2]

性別	男性	女性
年齢等	目標量	目標量
0～5（月）	—	—
6～11（月）	—	—
1～2（歳）	—	—
3～5（歳）	10以下	10以下
6～7（歳）	10以下	10以下
8～9（歳）	10以下	10以下
10～11（歳）	10以下	10以下
12～14（歳）	10以下	10以下
15～17（歳）	8以下	8以下
18～29（歳）	7以下	7以下
30～49（歳）	7以下	7以下
50～64（歳）	7以下	7以下
65～74（歳）	7以下	7以下
75以上（歳）	7以下	7以下
妊婦		7以下
授乳婦		7以下

1：飽和脂肪酸と同じく、脂質異常症および循環器疾患に関与する栄養素としてコレステロールがある。コレステロールに目標量は設定しないが、これは許容される摂取量に上限が存在しないことを保証するものではない。また、脂質異常症の重症化予防の目的からは、200 mg/日未満に留めることが望ましい。

2：飽和脂肪酸と同じく、冠動脈疾患に関与する栄養素としてトランス脂肪酸がある。日本人の大多数は、トランス脂肪酸に関するWHOの目標（1%エネルギー未満）を下回っており、トランス脂肪酸の摂取による健康への影響は、飽和脂肪酸の摂取によるものと比べて小さいと考えられる。ただし、脂質に偏った食事をしている者では、留意する必要がある。トランス脂肪酸は人体にとって不可欠な栄養素ではなく、健康の保持・増進を図る上で積極的な摂取は勧められないことから、その摂取量は1%エネルギー未満に留めることが望ましく、1%エネルギー未満でもできるだけ低く留めることが望ましい。

n-6系脂肪酸の基本的事項

●**目安量（AI；乳児）**：0〜5か月の乳児は、母乳中のn-6系脂肪酸濃度と基準哺乳量（0.78 L/日）から算出し、6〜11か月の乳児は、0〜5か月児の目安量と1〜2歳児の平成28年国民健康・栄養調査の摂取量の中央値（男女平均）の平均値から算出した。

●**目安量（AI；1歳以上）**：平成28年国民健康・栄養調査から算出されたn-6系脂肪酸摂取量の中央値を用いて算出した。

●**生活習慣病の発症予防・重症化予防**：n-6系脂肪酸摂取と循環器疾患予防との関連を検討した介入試験をまとめたメタ・アナリシスでは、両者の間に意味のある関連を認めていない。

n-3系脂肪酸の基本的事項

●**目安量（AI；乳児）**：0〜5か月の乳児は、母乳中のn-3系脂肪酸濃度と基準哺乳量（0.78 L/日）から算出し、6〜11か月の乳児は、0〜5か月児の目安量と1〜2歳児の平成28年国民健康・栄養調査の摂取量の中央値（男女平均）の平均値から算出した。

●**目安量（AI；1歳以上）**：健康な日本人にはn-3系脂肪酸の欠乏が原因と考えられる症状の報告はないため、現在の日本人のn-3系脂肪酸摂取量の中央値を用いて算定した。

●**目安量（AI；妊婦・授乳婦）**：妊娠中は、胎児の器官生成のため、より多くのn-3系脂肪酸の摂取を必要とし、授乳中は、必須脂肪酸としての欠乏症状が認められず、n-3系脂肪酸を十分に含む母乳を分泌できることが望まれる。そこで、妊婦・授乳婦では平成28年の国民健康・栄養調査から算出されたn-3系脂肪酸摂取量の中央値から算出した。

●**生活習慣病の発症予防・重症化予防**：n-3系脂肪酸摂取と循環器疾患予防との間に意味のある関連を認めていない。

その他の脂質の基本的事項

- **コレステロール**：2020年版では、脂質異常症や循環器疾患の発症リスク軽減の観点から、脂質異常症の重症化予防のための量を設定し、飽和脂肪酸の表の脚注として記載した（200 mg/日未満）。
- **トランス脂肪酸**：冠動脈疾患の明らかな危険因子の一つであるものの、その摂取量およびその健康への影響が飽和脂肪酸に比べてかなり小さいと考えられ、日本人における摂取量の実態がいまだ十分には進んでいないことから、目標量（DG）は策定しなかった。しかし、世界保健機関（WHO）を始め、海外では摂取量の抑制を推奨しているため、摂取に関する参考値を飽和脂肪酸の表の脚注として記載した（１%エネルギー未満）。

n-6 系脂肪酸の食事摂取基準（g/ 日）

性別	男性	女性
年齢等	目安量	目安量
0～5 （月）	4	4
6～11（月）	4	4
1～2 （歳）	4	4
3～5 （歳）	6	6
6～7 （歳）	8	7
8～9 （歳）	8	7
10～11（歳）	10	8
12～14（歳）	11	9
15～17（歳）	13	9
18～29（歳）	11	8
30～49（歳）	10	8
50～64（歳）	10	8
65～74（歳）	9	8
75以上 （歳）	8	7
妊婦		9
授乳婦		10

n-3 系脂肪酸の食事摂取基準（g/ 日）

性別	男性	女性
年齢等	目安量	目安量
0～5 （月）	0.9	0.9
6～11（月）	0.8	0.8
1～2 （歳）	0.7	0.8
3～5 （歳）	1.1	1.0
6～7 （歳）	1.5	1.3
8～9 （歳）	1.5	1.3
10～11（歳）	1.6	1.6
12～14（歳）	1.9	1.6
15～17（歳）	2.1	1.6
18～29（歳）	2.0	1.6
30～49（歳）	2.0	1.6
50～64（歳）	2.2	1.9
65～74（歳）	2.2	2.0
75以上 （歳）	2.1	1.8
妊婦		1.6
授乳婦		1.8

9 炭水化物

炭水化物の基本的事項

●**目標量（DG）**：炭水化物はエネルギー源として重要であるため、アルコールを含む合計量として、たんぱく質および脂質の残余として範囲を設定した。

●アルコール（エタノール）は、ヒトにとって必須の栄養素ではないため、過剰摂取による健康障害への注意喚起を行うに留め、指標は算定しない。

●**生活習慣病の重症化予防**：メタ・アナリシスの結果、糖尿病患者または高血糖者に対する食事療法としての炭水化物摂取量の制限は、血糖値の改善に寄与しないことが示されている。

糖類の基本的事項

●糖類の過剰摂取が肥満やう歯の原因となるが、わが国では糖類の摂取量の把握がいまだ困難であるため、設定は見送られた。

食物繊維の基本的事項

●食物繊維は、摂取不足が生活習慣病の発症に関連するという報告が多いため、目標量を設定した。

●**目標量（3歳以上）**：現在の日本人における食物繊維摂取量の中央値と中間値を参照値としたうえで、参照体重から下限のみを算出した。なお、近年の報告を踏まえ、小児（3〜5歳）においても新たに目標量を設定した。

炭水化物の食事摂取基準（%エネルギー）

性別	男性	女性
年齢等	目標量[1,2]	目標量[1,2]
0〜5（月）	—	—
6〜11（月）	—	—
1〜2（歳）	50〜65	50〜65
3〜5（歳）	50〜65	50〜65
6〜7（歳）	50〜65	50〜65
8〜9（歳）	50〜65	50〜65
10〜11（歳）	50〜65	50〜65
12〜14（歳）	50〜65	50〜65
15〜17（歳）	50〜65	50〜65
18〜29（歳）	50〜65	50〜65
30〜49（歳）	50〜65	50〜65
50〜64（歳）	50〜65	50〜65
65〜74（歳）	50〜65	50〜65
75以上（歳）	50〜65	50〜65
妊婦		50〜65
授乳婦		50〜65

1：範囲に関しては、おおむねの値を示したものである。
2：アルコールを含む。ただし、アルコールの摂取を勧めるものではない。

食物繊維の食事摂取基準（g/日）

性別	男性	女性
年齢等	目標量	目標量
0〜5（月）	−	−
6〜11（月）	−	−
1〜2（歳）	−	−
3〜5（歳）	8以上	8以上
6〜7（歳）	10以上	10以上
8〜9（歳）	11以上	11以上
10〜11（歳）	13以上	13以上
12〜14（歳）	17以上	17以上
15〜17（歳）	19以上	18以上
18〜29（歳）	21以上	18以上
30〜49（歳）	21以上	18以上
50〜64（歳）	21以上	18以上
65〜74（歳）	20以上	17以上
75以上（歳）	20以上	17以上
妊婦		18以上
授乳婦		18以上

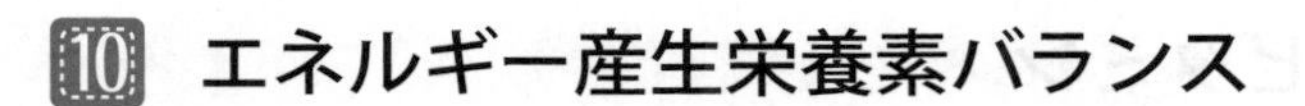

⑩ エネルギー産生栄養素バランス

基本的事項

- エネルギー産生栄養素バランスは、「エネルギーを産生する栄養素（たんぱく質、脂質、アルコールを含む炭水化物）とそれらの構成成分が総エネルギー摂取量に占めるべき割合（%エネルギー）」としてこれらの構成比率を示す指標とした。
- これらの栄養素バランスは、エネルギーを産生する栄養素およびこれら栄養素の構成成分である各種栄養素の摂取不足を回避するとともに、生活習慣病の発症予防とその重症化予防を目的とする（1歳以上）。
- **目標量（DG）**：たんぱく質の目標量（範囲）を算定し、飽和脂肪酸の目標量（上限）を算定（①）。先の①を参照して脂質の目標量（上限）を算定（②）。必須脂肪酸（n-6系脂肪酸およびn-3系脂肪酸）の目安量を参照して脂質の目標量（下限）を算定（③）。①～③の合計摂取量の残りとして炭水化物の目標量（範囲）を算定した。

エネルギー産生栄養素バランス（%エネルギー）

性別	男性				女性			
年齢等	目標量[1,2]				目標量[1,2]			
	たんぱく質[3]	脂質[4]		炭水化物[5,6]	たんぱく質[3]	脂質[4]		炭水化物[5,6]
		脂質	飽和脂肪酸			脂質	飽和脂肪酸	
0～11（月）	—	—	—	—	—	—	—	—
1～2（歳）	13～20	20～30	—	50～65	13～20	20～30	—	50～65
3～5（歳）	13～20	20～30	10以下	50～65	13～20	20～30	10以下	50～65
6～7（歳）	13～20	20～30	10以下	50～65	13～20	20～30	10以下	50～65
8～9（歳）	13～20	20～30	10以下	50～65	13～20	20～30	10以下	50～65
10～11（歳）	13～20	20～30	10以下	50～65	13～20	20～30	10以下	50～65
12～14（歳）	13～20	20～30	10以下	50～65	13～20	20～30	10以下	50～65
15～17（歳）	13～20	20～30	8以下	50～65	13～20	20～30	8以下	50～65
18～29（歳）	13～20	20～30	7以下	50～65	13～20	20～30	7以下	50～65
30～49（歳）	13～20	20～30	7以下	50～65	13～20	20～30	7以下	50～65
50～64（歳）	14～20	20～30	7以下	50～65	14～20	20～30	7以下	50～65
65～74（歳）[3]	15～20	20～30	7以下	50～65	15～20	20～30	7以下	50～65
75以上（歳）[3]	15～20	20～30	7以下	50～65	15～20	20～30	7以下	50～65
妊婦 初期					13～20	20～30	7以下	50～65
中期					13～20			
後期					15～20			
授乳婦					15～20			

1：必要なエネルギー量を確保した上でのバランスとすること。
2：範囲に関しては、おおむねの値を示したものであり、弾力的に運用すること。
3：65歳以上の高齢者について、フレイル予防を目的とした量を定めることは難しいが、身長・体重が参照体位に比べて小さい者や、特に75歳以上であって加齢に伴い身体活動量が大きく低下した者など、必要エネルギー摂取量が低い者では、下限が推奨量を下回る場合があり得る。この場合でも、下限は推奨量以上とすることが望ましい。
4：脂質については、その構成成分である飽和脂肪酸など、質への配慮を十分に行う必要がある。
5：アルコールを含む。ただし、アルコールの摂取を勧めるものではない。
6：食物繊維の目標量を十分に注意すること。

11 脂溶性ビタミン

ビタミンAの基本的事項

●**推定平均必要量（EAR）・推奨量（RDA）**：ビタミンAの摂取が不足していても、肝臓のビタミンA貯蔵量を20 μg/g以上に維持できれば血液中濃度低下はみられないので、これを維持できるビタミンAの最低必要摂取量を推定平均必要量とした。推奨量は、推定平均必要量に1.4（推奨量算定係数）を乗じて算出した。

●**目安量（AI；乳児）**：0～5か月の乳児は、母乳中のビタミンA濃度（初乳を含めた分娩後6か月間の母乳の平均値）と基準哺乳量（0.78 L/日）から算出し、6～11か月の乳児は、0～5か月児の目安量を体重比の0.75乗で外挿して算出した。

●**耐容上限量（UL）**：成人・高齢者では、肝臓へのビタミンAの過剰蓄積による肝臓障害を指標に、乳児ではビタミンA過剰摂取による頭蓋内圧亢進の症例報告を基に設定した。

●**生活習慣病の発症予防・重症化予防**：ビタミンAによる生活習慣病の発症予防・重症化予防は報告されていないため、発症予防のための目標量（DG）と重症化予防を目的とした量は設定しなかった。

ビタミンAの食事摂取基準（μg RAE/日）[1]

性別	男性				女性			
年齢等	推定平均必要量[2]	推奨量[2]	目安量[3]	耐容上限量[3]	推定平均必要量[2]	推奨量[2]	目安量[3]	耐容上限量[3]
0～5（月）	—	—	300	600	—	—	300	600
6～11（月）	—	—	400	600	—	—	400	600
1～2（歳）	300	400	—	600	250	350	—	600
3～5（歳）	350	450	—	700	350	500	—	850
6～7（歳）	300	400	—	950	300	400	—	1,200
8～9（歳）	350	500	—	1,200	350	500	—	1,500
10～11（歳）	450	600	—	1,500	400	600	—	1,900
12～14（歳）	550	800	—	2,100	500	700	—	2,500
15～17（歳）	650	900	—	2,500	500	650	—	2,800
18～29（歳）	600	850	—	2,700	450	650	—	2,700
30～49（歳）	650	900	—	2,700	500	700	—	2,700
50～64（歳）	650	900	—	2,700	500	700	—	2,700
65～74（歳）	600	850	—	2,700	500	700	—	2,700
75以上（歳）	550	800	—	2,700	450	650	—	2,700
妊婦(付加量) 前期					+0	+0	—	—
中期					+0	+0	—	—
後期					+60	+80	—	—
授乳婦（付加量）					+300	+450	—	—

1：レチノール活性当量（μgRAE）＝レチノール（μg）＋β-カロテン（μg）×1/12＋α-カロテン（μg）×1/24＋β-クリプトキサンチン（μg）×1/24＋その他のプロビタミンAカロテノイド（μg）×1/24
2：プロビタミンAカロテノイドを含む。
3：プロビタミンAカロテノイドを含まない。

ビタミンDの基本的事項

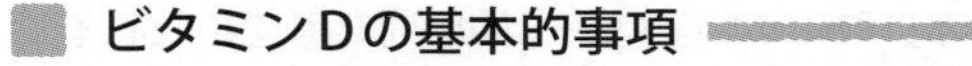

●**目安量（AI）**：骨折リスクにかかわるビタミンDは、多くの日本人で欠乏または不足している可能性がある。しかし、摂取量の日間変動が非常に大きく、総摂取量の約8割が魚介類に由来し、日照により皮膚でも産生されるという点で、必要量を算定するのが難しい。このため、2020年版ではビタミンDの必要量として、アメリカ・カナダの食事摂取基準で示されている推奨量（RDA）から日照による産生量を差し引き、摂取実態を踏まえて目安量が引き上げられた。

●**目安量（AI；乳児）**：母乳中のビタミンDおよびビタミンD活性を有する代謝物の濃度に基づき目安量を算出することは困難と考えられ、くる病防止の観点から設定した。

●**目安量（AI；小児）**：成人で得られた目安量を基に成長因子を考慮し、体重比の0.75乗を用いて体表面積を推定する方法により外挿して算出した。なお、性別を考慮した値の算定は困難と考え、男女別の設定は行わなかった。

●**耐容上限量（UL）**：高カルシウム血症の報告がみられない最大量である健康障害非発現量とアメリカ・カナダの食事摂取基準に準拠した不確実性因子から算定した。

●**生活習慣病の発症予防・重症化予防、フレイル予防**：十分な科学的根拠がないため、発症予防のための目標量（DG）と重症化予防を目的とした量、フレイル予防を目的とした量の設定は見送った。しかし、2020年版では、ビタミンDは日照により皮膚で産生されるため、フレイル予防にあたっては日常生活において可能な範囲内での適度な日光浴を心がける

ビタミンDの食事摂取基準（μg/日）[1]

性別	男性		女性	
年齢等	目安量	耐容上限量	目安量	耐容上限量
0～5（月）	5.0	25	5.0	25
6～11（月）	5.0	25	5.0	25
1～2（歳）	3.0	20	3.5	20
3～5（歳）	3.5	30	4.0	30
6～7（歳）	4.5	30	5.0	30
8～9（歳）	5.0	40	6.0	40
10～11（歳）	6.5	60	8.0	60
12～14（歳）	8.0	80	9.5	80
15～17（歳）	9.0	90	8.5	90
18～29（歳）	8.5	100	8.5	100
30～49（歳）	8.5	100	8.5	100
50～64（歳）	8.5	100	8.5	100
65～74（歳）	8.5	100	8.5	100
75以上（歳）	8.5	100	8.5	100
妊婦			8.5	―
授乳婦			8.5	―

1：日照により皮膚でビタミンDが産生されることを踏まえ、フレイル予防を図る者はもとより、全年齢区分を通じて、日常生活において可能な範囲内での適度な日光浴を心がけるとともに、ビタミンDの摂取については、日照時間を考慮に入れることが重要である。

とともに、ビタミンDの摂取については、日照時間を考慮に入れることが重要とされた。

ビタミンEの基本的事項

●**目安量（AI）**：ビタミンEについてのデータが十分にないため、平成28年国民健康・栄養調査における性別および年齢区分ごとの摂取量の中央値を基に設定した。

●**耐容上限量（UL）**：不確実性因子を1として、健康な成人のα-トコフェロールの健康障害非発現量と参照体重を用いて体重比から性別および年齢区分ごとに算出した。乳児は十分なデータがなく、未設定とした。

●**生活習慣病の発症予防・重症化予防**：十分な科学的根拠がないため、発症予防のための目標量（DG）と重症化予防を目的とした量の設定は見送った。

ビタミンKの基本的事項

●**目安量（AI）**：日本人におけるビタミンKの摂取は納豆摂取の影響が大きいため、成人では納豆非摂取者のビタミンK摂取量を基に設定した。

●**生活習慣病の発症予防・重症化予防**：十分な科学的根拠がないため、発症予防のための目標量（DG）と重症化予防を目的とした量の設定は見送った。

ビタミンEの食事摂取基準（mg/日）[1]

性別	男性		女性	
年齢等	目安量	耐容上限量	目安量	耐容上限量
0～5（月）	3.0	—	3.0	—
6～11（月）	4.0	—	4.0	—
1～2（歳）	3.0	150	3.0	150
3～5（歳）	4.0	200	4.0	200
6～7（歳）	5.0	300	5.0	300
8～9（歳）	5.0	350	5.0	350
10～11（歳）	5.5	450	5.5	450
12～14（歳）	6.5	650	6.0	600
15～17（歳）	7.0	750	5.5	650
18～29（歳）	6.0	850	5.0	650
30～49（歳）	6.0	900	5.5	700
50～64（歳）	7.0	850	6.0	700
65～74（歳）	7.0	850	6.5	650
75以上（歳）	6.5	750	6.5	650
妊婦			6.5	—
授乳婦			7.0	—

1：α-トコフェロールについて算定した。α-トコフェロール以外のビタミンEは含んでいない。

ビタミンKの食事摂取基準（μg/日）

性別	男性	女性
年齢等	目安量	目安量
0～5（月）	4	4
6～11（月）	7	7
1～2（歳）	50	60
3～5（歳）	60	70
6～7（歳）	80	90
8～9（歳）	90	110
10～11（歳）	110	140
12～14（歳）	140	170
15～17（歳）	160	150
18～29（歳）	150	150
30～49（歳）	150	150
50～64（歳）	150	150
65～74（歳）	150	150
75以上（歳）	150	150
妊婦		150
授乳婦		150

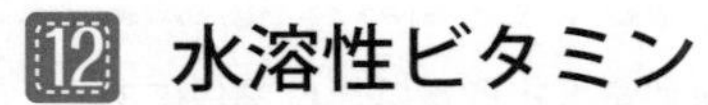

⑫ 水溶性ビタミン

水溶性ビタミンの摂取と生活習慣病の発症予防および重症化予防に関しては十分な科学的根拠がなく、目標量（DG）および重症化予防を目的とした量は設定しなかった。

ビタミンB_1の基本的事項

- 尿中ビタミンB_1排泄量と摂取量は比例関係にあるため、尿中排泄量が急激に増大する量（体内飽和量）から、推定平均必要量と推奨量を設定した。
- **推定平均必要量（EAR）・推奨量（RDA）**：他国の類似データからチアミンとして算定した。ビタミンB_1の主要な役割はエネルギー産生栄養素の異化代謝の補酵素であるため、必要量はエネルギー消費量当たりで算定し、対象年齢区分の推定エネルギー必要量を乗じて推定平均必要量を算出した。推奨量は、推定平均必要量に1.2（推奨量算定係数）を乗じて算出した。
- **目安量（AI；乳児）**：0～5か月の乳児は、母乳中のビタミンB_1濃度と基準哺乳量（0.78 L/日）から算出し、6～11か月の乳児は、0～5か月児の目安量および18～29歳の推定平均必要量それぞれから0～6か月児の目安量算定の基準となる外挿値から算出した。

ビタミンB_1の食事摂取基準（mg/日）[1,2]

性別	男性			女性		
年齢等	推定平均必要量	推奨量	目安量	推定平均必要量	推奨量	目安量
0～5（月）	—	—	0.1	—	—	0.1
6～11（月）	—	—	0.2	—	—	0.2
1～2（歳）	0.4	0.5	—	0.4	0.5	—
3～5（歳）	0.6	0.7	—	0.6	0.7	—
6～7（歳）	0.7	0.8	—	0.7	0.8	—
8～9（歳）	0.8	1.0	—	0.8	0.9	—
10～11（歳）	1.0	1.2	—	0.9	1.1	—
12～14（歳）	1.2	1.4	—	1.1	1.3	—
15～17（歳）	1.3	1.5	—	1.0	1.2	—
18～29（歳）	1.2	1.4	—	0.9	1.1	—
30～49（歳）	1.2	1.4	—	0.9	1.1	—
50～64（歳）	1.1	1.3	—	0.9	1.1	—
65～74（歳）	1.1	1.3	—	0.9	1.1	—
75以上（歳）	1.0	1.2	—	0.8	0.9	—
妊婦（付加量）				+0.2	+0.2	—
授乳婦（付加量）				+0.2	+0.2	—

1：チアミン塩化物塩酸塩（分子量＝337.3）の重量として示した。
2：身体活動レベルⅡの推定エネルギー必要量を用いて算定した。
特記事項：推定平均必要量は、ビタミンB_1の欠乏症である脚気を予防するに足る最小必要量からではなく、尿中にビタミンB_1の排泄量が増大し始める摂取量（体内飽和量）から算定。

ビタミンB_2の基本的事項

- ビタミンB_1と同様に、尿中ビタミンB_2排泄量と摂取量は比例関係にあるため、尿中排泄量が急激に増大する量（体内飽和量）から、推定平均必要量と推奨量を設定した。
- **推定平均必要量（EAR）・推奨量（RDA）**：ビタミンB_2の主要な役割は、エネルギー産生栄養素の異化代謝の補酵素および電子伝達系の構成分子である。そのため、必要量はエネルギー消費量当たりで算定し、対象年齢区分の推定エネルギー必要量を乗じて推定平均必要量を算定した。推奨量は、推定平均必要量に1.2（推奨量算定係数）を乗じて算出した。
- **目安量（AI；乳児）**：0～5か月の乳児は、母乳中のビタミンB_2濃度と基準哺乳量（0.78 L/日）から算出し、6～11か月の乳児は、0～5か月児の目安量および18～29歳の推定平均必要量それぞれから0～6か月児の目安量算定の基準となる外挿値から算出した。

ビタミンB_2の食事摂取基準（mg/日）[1]

性別	男性			女性		
年齢等	推定平均必要量	推奨量	目安量	推定平均必要量	推奨量	目安量
0～5（月）	—	—	0.3	—	—	0.3
6～11（月）	—	—	0.4	—	—	0.4
1～2（歳）	0.5	0.6	—	0.5	0.5	—
3～5（歳）	0.7	0.8	—	0.6	0.8	—
6～7（歳）	0.8	0.9	—	0.7	0.9	—
8～9（歳）	0.9	1.1	—	0.9	1.0	—
10～11（歳）	1.1	1.4	—	1.0	1.3	—
12～14（歳）	1.3	1.6	—	1.2	1.4	—
15～17（歳）	1.4	1.7	—	1.2	1.4	—
18～29（歳）	1.3	1.6	—	1.0	1.2	—
30～49（歳）	1.3	1.6	—	1.0	1.2	—
50～64（歳）	1.2	1.5	—	1.0	1.2	—
65～74（歳）	1.2	1.5	—	1.0	1.2	—
75以上（歳）	1.1	1.3	—	0.9	1.0	—
妊婦（付加量）				+0.2	+0.3	—
授乳婦（付加量）				+0.5	+0.6	—

1：身体活動レベルIIの推定エネルギー必要量を用いて算定した。
特記事項：推定平均必要量は、ビタミンB_2の欠乏症である口唇炎、口角炎、舌炎などの皮膚炎を予防するに足る最小量からではなく、尿中にビタミンB_2の排泄量が増大し始める摂取量（体内飽和量）から算定。

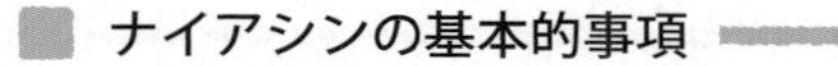

ナイアシンの基本的事項

- ナイアシン欠乏症であるペラグラの発症を予防できる最小摂取量から、推定平均必要量と推奨量を設定した。また、耐容上限量も設定した。
- **推定平均必要量（EAR）・推奨量（RDA）**：エネルギー代謝と深い関わりがあることから、エネルギー摂取量当たりで算定し、対象年齢区分の推定エネルギー必要量を乗じて推定平均必要量を算定した。推奨量は、推定平均必要量に1.2（推奨量算定係数）を乗じて算出した。
- **目安量（AI；乳児）**：0～5か月の乳児は、母乳中のニコチンアミド濃度と基準哺乳量（0.78 L/日）から算出し、6～11か月の乳児は、0～5か月児の目安量および18～29歳の推定平均必要量それぞれから0～6か月児の目安量算定の基準となる外挿値から算出した。
- **耐容上限量（UL）**：ニコチンアミドやニコチン酸の大量投与により消化器などの健康障害が報告されていることから、各年齢区分の参照体重に参照値を乗じて算出した。乳児はサプリメント等による摂取はないため、設定は見送った。

ナイアシンの食事摂取基準（mgNE/日）[1, 2]

性別	男性				女性			
年齢等	推定平均必要量	推奨量	目安量	耐容上限量[3]	推定平均必要量	推奨量	目安量	耐容上限量[3]
0～5（月）[4]	—	—	2	—	—	—	2	—
6～11（月）	—	—	3	—	—	—	3	—
1～2（歳）	5	6	—	60（15）	4	5	—	60（15）
3～5（歳）	6	8	—	80（20）	6	7	—	80（20）
6～7（歳）	7	9	—	100（30）	7	8	—	100（30）
8～9（歳）	9	11	—	150（35）	8	10	—	150（35）
10～11（歳）	11	13	—	200（45）	10	10	—	150（45）
12～14（歳）	12	15	—	250（60）	12	14	—	250（60）
15～17（歳）	14	17	—	300（70）	11	13	—	250（65）
18～29（歳）	13	15	—	300（80）	9	11	—	250（65）
30～49（歳）	13	15	—	350（85）	10	12	—	250（65）
50～64（歳）	12	14	—	350（85）	9	11	—	250（65）
65～74（歳）	12	14	—	300（80）	9	11	—	250（65）
75以上（歳）	11	13	—	300（75）	9	10	—	250（60）
妊婦（付加量）					+0	+0	—	—
授乳婦（付加量）					+3	+3	—	—

1: ナイアシン当量（NE）＝ナイアシン＋ 1/60トリプトファンで示した。
2: 身体活動レベルⅡの推定エネルギー必要量を用いて算定した。
3: ニコチンアミドの重量（mg/日）、（ ）内はニコチン酸の重量（mg/日）。
4: 単位はmg/日。

ビタミンB_6の基本的事項

●神経障害の発生などのビタミンB_6欠乏に起因する障害が発現しないよう、血漿PLP（ピリドキサール5-リン酸）濃度が30 mmol/Lを維持できる量から推定平均必要量と推奨量を設定した。また、耐容上限量も設定した。

●**推定平均必要量（EAR）・推奨量（RDA）**：対象年齢区分のたんぱく質の食事摂取基準の推奨量を乗じて推定平均必要量を算出した。推奨量は、推定平均必要量に1.2（推奨量算定係数）を乗じて算出した。

●**目安量（AI；乳児）**：0～5か月の乳児は、母乳中のビタミンB_6濃度と基準哺乳量（0.78 L/日）から算出し、6～11か月の乳児は、0～5か月児の目安量および18～29歳の推定平均必要量それぞれから0～6か月児の目安量算定の基準となる外挿値から算出した。

●**耐容上限量（UL）**：ピリドキシン大量摂取時に観察される感覚性ニューロパシーを指標として設定した。乳児はサプリメント等による摂取はないため、設定は見送った。

ビタミンB_6の食事摂取基準（mg/日）[1]

性別	男性				女性			
年齢等	推定平均必要量	推奨量	目安量	耐容上限量[2]	推定平均必要量	推奨量	目安量	耐容上限量[2]
0～5（月）	—	—	0.2	—	—	—	0.2	—
6～11（月）	—	—	0.3	—	—	—	0.3	—
1～2（歳）	0.4	0.5	—	10	0.4	0.5	—	10
3～5（歳）	0.5	0.6	—	15	0.5	0.6	—	15
6～7（歳）	0.7	0.8	—	20	0.6	0.7	—	20
8～9（歳）	0.8	0.9	—	25	0.8	0.9	—	25
10～11（歳）	1.0	1.1	—	30	1.0	1.1	—	30
12～14（歳）	1.2	1.4	—	40	1.0	1.3	—	40
15～17（歳）	1.2	1.5	—	50	1.0	1.3	—	45
18～29（歳）	1.1	1.4	—	55	1.0	1.1	—	45
30～49（歳）	1.1	1.4	—	60	1.0	1.1	—	45
50～64（歳）	1.1	1.4	—	55	1.0	1.1	—	45
65～74（歳）	1.1	1.4	—	50	1.0	1.1	—	40
75以上（歳）	1.1	1.4	—	50	1.0	1.1	—	40
妊婦（付加量）					+0.2	+0.2	—	—
授乳婦（付加量）					+0.3	+0.3	—	—

1：たんぱく質の推奨量を用いて算定した（妊婦・授乳婦の付加量は除く）。
2：ピリドキシン（分子量＝169.2）の重量として示した。

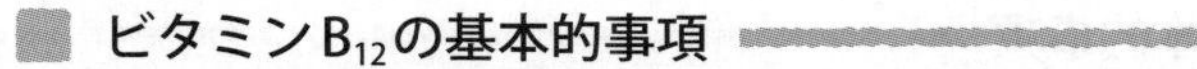

ビタミンB_{12}の基本的事項

- 内因子が欠損した悪性貧血患者の治療に要した量から推定平均必要量と推奨量を設定した。
- **推定平均必要量（EAR）・推奨量（RDA）**：悪性貧血患者が平均赤血球容積101 fL未満・血清ビタミンB_{12}濃度100 pmol/L以上を維持できる量として算出した。推奨量は、推定平均必要量に1.2（推奨量算定係数）を乗じて算出した。
- **目安量（AI；乳児）**：0～5か月の乳児は、母乳中のビタミンB_{12}濃度と基準哺乳量（0.78 L/日）から算出し、6～11か月の乳児は、0～5か月児の目安量および18～29歳の推定平均必要量それぞれから0～6か月児の目安量算定の基準となる外挿値から算出した。

ビタミンB_{12}の食事摂取基準（μg/日）[1]

性別	男性			女性		
年齢等	推定平均必要量	推奨量	目安量	推定平均必要量	推奨量	目安量
0～5（月）	—	—	0.4	—	—	0.4
6～11（月）	—	—	0.5	—	—	0.5
1～2（歳）	0.8	0.9	—	0.8	0.9	—
3～5（歳）	0.9	1.1	—	0.9	1.1	—
6～7（歳）	1.1	1.3	—	1.1	1.3	—
8～9（歳）	1.3	1.6	—	1.3	1.6	—
10～11（歳）	1.6	1.9	—	1.6	1.9	—
12～14（歳）	2.0	2.4	—	2.0	2.4	—
15～17（歳）	2.0	2.4	—	2.0	2.4	—
18～29（歳）	2.0	2.4	—	2.0	2.4	—
30～49（歳）	2.0	2.4	—	2.0	2.4	—
50～64（歳）	2.0	2.4	—	2.0	2.4	—
65～74（歳）	2.0	2.4	—	2.0	2.4	—
75以上（歳）	2.0	2.4	—	2.0	2.4	—
妊婦（付加量）				+0.3	+0.4	—
授乳婦（付加量）				+0.7	+0.8	—

1：シアノコバラミン（分子量＝1,355.37）の重量として示した。

葉酸の基本的事項

- 葉酸欠乏である巨赤芽球性貧血（ビタミンB_{12}欠乏性によるものと欠乏性鑑別できない）を予防する赤血球中の葉酸濃度を維持できる最小摂取量を基に設定した。食事性葉酸の過剰摂取では健康障害の報告は存在しないが、非天然型のプテロイルモノグルタミン酸の過剰摂取では健康障害を引き起こし得る。そのため、葉酸のサプリメントや葉酸が強化された食品から摂取された葉酸（狭義の葉酸）に限り、耐容上限量を設定した。
- **推定平均必要量（EAR）・推奨量（RDA）**：赤血球中の葉酸濃度305 nmol/L（140 ng/mL）以上に維持できる量として200 μg/日程度を基準とした。推奨量は、推定平均必要量に1.2（推奨量算定係数）を乗じて算出した。
- **目安量（AI；乳児）**：0～5か月の乳児は、母乳中の葉酸濃度と基準哺乳量（0.78 L/日）から算出し、6～11か月の乳児は、0～5か月児の目安量および18～29歳の推定平均必要量それぞれから0～6か月児の目安量算定の基準となる外挿値から算出した。
- **耐容上限量（UL）**：プテロイルモノグルタミン酸の耐容上限量を算定するために必要な量・反応実験の報告は見当たらないため、アメリカ・カナダの食事摂取基準で葉酸の項にまとめられている根拠を基に設定した。乳児はサプリメント等による摂取はないため、設定は見送った。

葉酸の食事摂取基準（μg/日）[1]

性別	男性				女性			
年齢等	推定平均必要量	推奨量	目安量	耐容上限量[2]	推定平均必要量	推奨量	目安量	耐容上限量[2]
0～5（月）	—	—	40	—	—	—	40	—
6～11（月）	—	—	60	—	—	—	60	—
1～2（歳）	80	90	—	200	90	90	—	200
3～5（歳）	90	110	—	300	90	110	—	300
6～7（歳）	110	140	—	400	110	140	—	400
8～9（歳）	130	160	—	500	130	160	—	500
10～11（歳）	160	190	—	700	160	190	—	700
12～14（歳）	200	240	—	900	200	240	—	900
15～17（歳）	220	240	—	900	200	240	—	900
18～29（歳）	200	240	—	900	200	240	—	900
30～49（歳）	200	240	—	1,000	200	240	—	1,000
50～64（歳）	200	240	—	1,000	200	240	—	1,000
65～74（歳）	200	240	—	900	200	240	—	900
75以上（歳）	200	240	—	900	200	240	—	900
妊婦（付加量）[3、4]					+200	+240		—
授乳婦（付加量）					+80	+100		—

1：プテロイルモノグルタミン酸（分子量＝441.40）の重量として示した。
2：通常の食品以外の食品に含まれる葉酸（狭義の葉酸）に適用する。
3：妊娠を計画している女性、妊娠の可能性がある女性および妊娠初期の妊婦は、胎児の神経管閉鎖障害のリスク低減のために、通常の食品以外の食品に含まれる葉酸（狭義の葉酸）を400μg/日摂取することが望まれる。
4：付加量は、中期および後期にのみ設定した。

●**留意事項**：妊娠を計画している女性・妊娠の可能性のある女性は、胎児の神経管閉鎖障害の発症予防のために、付加的に400 μg/日の葉酸（プテロイルモノグルタミン酸）の摂取を推奨する。

パントテン酸の基本的事項

●**目安量（AI）**：パントテン酸欠乏症を実験的に再現できないため、推定平均必要量（EAR）を設定できないことから、平成28年国民健康・栄養調査における性別および年齢区分ごとの摂取量の中央値を用いて設定した。

パントテン酸の食事摂取基準（mg/日）

性別	男性	女性
年齢等	目安量	目安量
0～5 （月）	4	4
6～11（月）	5	5
1～2 （歳）	3	4
3～5 （歳）	4	4
6～7 （歳）	5	5
8～9 （歳）	6	5
10～11（歳）	6	6
12～14（歳）	7	6
15～17（歳）	7	6
18～29（歳）	5	5
30～49（歳）	5	5
50～64（歳）	6	5
65～74（歳）	6	5
75以上 （歳）	6	5
妊婦		5
授乳婦		6

ビオチンの基本的事項

●**目安量（AI）**：ビオチン欠乏症を実験的に再現できないため、推定平均必要量（EAR）を設定できないことから、トータルダイエット法による調査から報告された1日のビオチン摂取量の値を用いて設定した。

ビオチンの食事摂取基準（μg/ 日）

性別	男性	女性
年齢等	目安量	目安量
0～5（月）	4	4
6～11（月）	5	5
1～2（歳）	20	20
3～5（歳）	20	20
6～7（歳）	30	30
8～9（歳）	30	30
10～11（歳）	40	40
12～14（歳）	50	50
15～17（歳）	50	50
18～29（歳）	50	50
30～49（歳）	50	50
50～64（歳）	50	50
65～74（歳）	50	50
75以上（歳）	50	50
妊婦		50
授乳婦		50

ビタミンCの基本的事項

- 心臓血管系の疾病予防効果および有効な抗酸化作用が期待できる血漿ビタミンC濃度を維持する成人の摂取量を基に、推定平均必要量、推奨量を設定した。
- **推定平均必要量（EAR）・推奨量（RDA）**：血漿ビタミンC濃度50 μmol/L程度が維持できる85 mg/日を基準とした。推奨量は、推定平均必要量に1.2（推奨量算定係数）を乗じて算出した。
- **目安量（AI；乳児）**：0～5か月の乳児は、母乳中のビタミンC濃度と基準哺乳量（0.78 L/日）から算出し、6～11か月の乳児は、0～5か月児の目安量および18～29歳の推定平均必要量それぞれから0～6か月児の目安量算定の基準となる外挿値から算出した。
- **留意事項**：喫煙者には、禁煙とともに、同年代の推奨量以上にビタミンCを摂取することを推奨する。また、災害時等の避難所における食事提供の計画・評価のために、当面の目標とする栄養の参照量として活用する際には留意が必要である。

ビタミンCの食事摂取基準（mg/日）[1]

性別	男性			女性		
年齢等	推定平均必要量	推奨量	目安量	推定平均必要量	推奨量	目安量
0～5（月）	—	—	40	—	—	40
6～11（月）	—	—	40	—	—	40
1～2（歳）	35	40	—	35	40	—
3～5（歳）	40	50	—	40	50	—
6～7（歳）	50	60	—	50	60	—
8～9（歳）	60	70	—	60	70	—
10～11（歳）	70	85	—	70	85	—
12～14（歳）	85	100	—	85	100	—
15～17（歳）	85	100	—	85	100	—
18～29（歳）	85	100	—	85	100	—
30～49（歳）	85	100	—	85	100	—
50～64（歳）	85	100	—	85	100	—
65～74（歳）	80	100	—	80	100	—
75以上（歳）	80	100	—	80	100	—
妊婦（付加量）				+10	+10	
授乳婦（付加量）				+40	+45	

1：L-アスコルビン酸（分子量＝176.12）の重量で示した。
特記事項：推定平均必要量は、ビタミンCの欠乏症である壊血病を予防するに足る最小量からではなく、心臓血管系の疾病予防効果および抗酸化作用の観点から算定。

13 多量ミネラル

ナトリウム、カリウム、マグネシウム、リンについては、通常の食品からの摂取において欠乏症は生じないと考えられる。

ナトリウムの基本的事項

- **推定平均必要量（EAR）**：身体機能の維持のため、摂取せずに失われる量（不可避損失量）を補う観点から設定した。成人のナトリウム不可避損失量は500 mg/日以下で、個人間変動を考慮しても600 mg/日であることから、この値を成人男女の推定平均必要量とした。
- **目安量（AI；乳児）**：0～5か月の乳児は、母乳中のナトリウム濃度と基準哺乳量（0.78 L/日）から算出し、6～11か月の乳児は、母乳および離乳食からのナトリウム摂取量（母乳中のナトリウム濃度の平均値、6～11か月の哺乳量、離乳食の全国実態調査データから推定した量）から算出した。
- **目標量（DG）**：2012年のWHOのガイドラインでは食塩相当量5 g/日未満を強く推奨しているが、わが国の習慣的なナトリウム摂取状況からは解離しているため、実施可能性を考慮し、平成28年国民健康・栄養調査におけるナトリウム摂取量の中央値と5 g/日の中間の値に設定した。

ナトリウムの食事摂取基準（mg/日、（　）は食塩相当量［g/日］）[1]

性別	男性			女性		
年齢等	推定平均必要量	目安量	目標量	推定平均必要量	目安量	目標量
0～5（月）	—	100（0.3）	—	—	100（0.3）	—
6～11（月）	—	600（1.5）	—	—	600（1.5）	—
1～2（歳）	—	—	（3.0未満）	—	—	（3.0未満）
3～5（歳）	—	—	（3.5未満）	—	—	（3.5未満）
6～7（歳）	—	—	（4.5未満）	—	—	（4.5未満）
8～9（歳）	—	—	（5.0未満）	—	—	（5.0未満）
10～11（歳）	—	—	（6.0未満）	—	—	（6.0未満）
12～14（歳）	—	—	（7.0未満）	—	—	（6.5未満）
15～17（歳）	—	—	（7.5未満）	—	—	（6.5未満）
18～29（歳）	600（1.5）	—	（7.5未満）	600（1.5）	—	（6.5未満）
30～49（歳）	600（1.5）	—	（7.5未満）	600（1.5）	—	（6.5未満）
50～64（歳）	600（1.5）	—	（7.5未満）	600（1.5）	—	（6.5未満）
65～74（歳）	600（1.5）	—	（7.5未満）	600（1.5）	—	（6.5未満）
75以上（歳）	600（1.5）	—	（7.5未満）	600（1.5）	—	（6.5未満）
妊婦				600（1.5）	—	（6.5未満）
授乳婦				600（1.5）	—	（6.5未満）

1：高血圧および慢性腎臓病（CKD）の重症化予防のための食塩相当量の量は、男女とも6.0 g/日未満とした。

●**生活習慣病の重症化予防**：世界の主要な高血圧治療ガイドラインでの減塩目標は6 g/日未満を下回っており、わが国の「高血圧治療ガイドライン2014」でも6 g/日未満とされている。また、「エビデンスに基づくCKD診療ガイドライン2018」でもCKD重症化予防として6 g/日未満が推奨されていることから、2020年版では高血圧およびCKDの重症化予防を目的とした量として食塩相当量6 g/日未満に設定した。

カリウムの基本的事項

●**推定平均必要量（EAR）・推奨量（RDA）**：十分な科学的根拠がないため、未設定とした。

●**目安量（AI）**：カリウムの不可避損失量を補い、平衡を維持するために必要な値と、現在の摂取量から設定した。

●**目標量（DG；3歳以上）**：2012年のWHOのガイドラインでは、心疾患リスク軽減・予防のため、3,510 mg/日を推奨しているが、わが国の習慣的なカリウム摂取状況からは解離しているため、3,510 mg/日と平成28年国民健康・栄養調査におけるカリウム摂取量を基に参照値を策定し、参照体重などに乗じて性別および年齢ごとに算出し、設定した。なお、2020年版では、近年の報告を踏まえ、小児（3～5歳）においても新たに目標量を設定した。

カリウムの食事摂取基準（mg/日）

性別	男性		女性	
年齢等	目安量	目標量	目安量	目標量
0～5（月）	400	—	400	—
6～11（月）	700	—	700	—
1～2（歳）	900	—	900	—
3～5（歳）	1,000	1,400以上	1,000	1,400以上
6～7（歳）	1,300	1,800以上	1,200	1,800以上
8～9（歳）	1,500	2,000以上	1,500	2,000以上
10～11（歳）	1,800	2,200以上	1,800	2,000以上
12～14（歳）	2,300	2,400以上	1,900	2,400以上
15～17（歳）	2,700	3,000以上	2,000	2,600以上
18～29（歳）	2,500	3,000以上	2,000	2,600以上
30～49（歳）	2,500	3,000以上	2,000	2,600以上
50～64（歳）	2,500	3,000以上	2,000	2,600以上
65～74（歳）	2,500	3,000以上	2,000	2,600以上
75以上（歳）	2,500	3,000以上	2,000	2,600以上
妊婦			2,000	2,600以上
授乳婦			2,200	2,600以上

●**生活習慣病の重症化予防**：カリウムは食塩過剰摂取の血圧上昇作用に対する拮抗作用が認められているが、重症化予防を目的とした量を決める科学的根拠がないため、設定は見送った。

カルシウムの基本的事項

●日本人を対象とした出納試験は近年実施されていないため、要因加算法を用いて、骨量を維持するために必要な量として、推定平均必要量および推奨量を設定した。

●**推定平均必要量（EAR）・推奨量（RDA）**：成人・高齢者・小児では体内カルシウム蓄積量、尿中排泄量、経皮的損失量を算出し、見かけのカルシウム吸収率で除して、推定平均必要量を設定した（要因加算法）。推奨量は、推定平均必要量に1.2（推奨量算定係数）を乗じて算出した。

●**目安量（AI；乳児）**：母乳から必要なカルシウム量を摂取できるとし、母乳中のカルシウム濃度および哺乳量から目安量を算出した。

●**耐容上限量（UL）**：日本人の通常の食品からの摂取で過剰摂取となることはまれだが、成人・高齢者ではミルクアルカリ症候群の症例報告を基に算定した。サプリメント等の使用時には注意すべき値である。

カルシウムの食事摂取基準（mg/日）

性別	男性				女性			
年齢等	推定平均必要量	推奨量	目安量	耐容上限量	推定平均必要量	推奨量	目安量	耐容上限量
0～5（月）	—	—	200	—	—	—	200	—
6～11（月）	—	—	250	—	—	—	250	—
1～2（歳）	350	450	—	—	350	400	—	—
3～5（歳）	500	600	—	—	450	550	—	—
6～7（歳）	500	600	—	—	450	550	—	—
8～9（歳）	550	650	—	—	600	750	—	—
10～11（歳）	600	700	—	—	600	750	—	—
12～14（歳）	850	1,000	—	—	700	800	—	—
15～17（歳）	650	800	—	—	550	650	—	—
18～29（歳）	650	800	—	2,500	550	650	—	2,500
30～49（歳）	600	750	—	2,500	550	650	—	2,500
50～64（歳）	600	750	—	2,500	550	650	—	2,500
65～74（歳）	600	750	—	2,500	550	650	—	2,500
75以上（歳）	600	700	—	2,500	500	600	—	2,500
妊婦（付加量）					+0	+0	—	—
授乳婦（付加量）					+0	+0	—	—

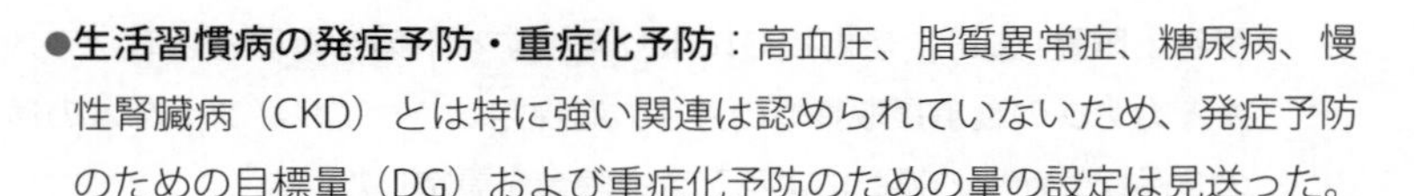

●**生活習慣病の発症予防・重症化予防**：高血圧、脂質異常症、糖尿病、慢性腎臓病（CKD）とは特に強い関連は認められていないため、発症予防のための目標量（DG）および重症化予防のための量の設定は見送った。

●**フレイルの予防**：カルシウムはフレイルに関係すると考えられるが、予防のための量を設定する科学的根拠が不足しているため、設定は見送った。

マグネシウムの基本的事項

●出納試験によって得られた結果を根拠に、推定平均必要量および推奨量を設定した。

●**推定平均必要量（EAR）・推奨量（RDA）**：日本人の出納試験結果と、アメリカ人の出納試験結果を踏まえ、推定平均必要量を算定した。推奨量は、推定平均必要量に1.2（推奨量算定係数）を乗じて算出した。

●**目安量（AI；乳児）**：0～5か月の乳児は、母乳中のマグネシウム濃度と基準哺乳量（0.78 L/日）から算出し、6～11か月の乳児は、母乳および離乳食からのマグネシウム摂取量から算出した。

マグネシウムの食事摂取基準（mg/日）

性別	男性				女性			
年齢等	推定平均必要量	推奨量	目安量	耐容上限量[1]	推定平均必要量	推奨量	目安量	耐容上限量[1]
0～5（月）	—	—	20	—	—	—	20	—
6～11（月）	—	—	60	—	—	—	60	—
1～2（歳）	60	70	—	—	60	70	—	—
3～5（歳）	80	100	—	—	80	100	—	—
6～7（歳）	110	130	—	—	110	130	—	—
8～9（歳）	140	170	—	—	140	160	—	—
10～11（歳）	180	210	—	—	180	220	—	—
12～14（歳）	250	290	—	—	240	290	—	—
15～17（歳）	300	360	—	—	260	310	—	—
18～29（歳）	280	340	—	—	230	270	—	—
30～49（歳）	310	370	—	—	240	290	—	—
50～64（歳）	310	370	—	—	240	290	—	—
65～74（歳）	290	350	—	—	230	280	—	—
75以上（歳）	270	320	—	—	220	260	—	—
妊婦（付加量）					+30	+40	—	—
授乳婦（付加量）					+0	+0	—	—

1：通常の食品以外からの摂取量の耐容上限量は、成人の場合350 mg/日、小児では5 mg/kg体重/日とした。それ以外の通常の食品からの摂取の場合、耐容上限量は設定しない。

●**耐容上限量（UL）**：過剰摂取により発生する下痢を指標として、アメリカとカナダの食事摂取基準の考え方を採用し、サプリメントなどの通常の食品以外からの摂取による耐容上限量を設定した。

●**生活習慣病の発症予防・重症化予防**：十分な科学的根拠がないため、発症予防のための目標量（DG）と重症化予防を目的とした量の設定は見送った。

リンの基本的事項

●**目安量（AI）**：リンは多くの食品に含まれているため、通常の食事で不足することはない。しかし、日本人に関するデータがほとんどないため、平成28年国民健康・栄養調査のリン摂取量の中央値を基に設定した。

●**耐容上限量（UL）**：わが国では食品添加物として多くのリンが用いられており、報告値よりも多くのリンを摂取していることが考えられる。したがって、不足や欠乏の予防よりも、過剰摂取の回避が重要といえる。成人・高齢者では、リン摂取量と血清リン濃度上昇の関係に基づき設定した。

●**生活習慣病の発症予防・重症化予防**：十分な科学的根拠がないため、発症予防のための目標量（DG）と重症化予防のための量の設定は見送った。

リンの食事摂取基準（mg/日）

性別	男性		女性	
年齢等	目安量	耐容上限量	目安量	耐容上限量
0～5（月）	120	—	120	—
6～11（月）	260	—	260	—
1～2（歳）	500	—	500	—
3～5（歳）	700	—	700	—
6～7（歳）	900	—	800	—
8～9（歳）	1,000	—	1,000	—
10～11（歳）	1,100	—	1,000	—
12～14（歳）	1,200	—	1,000	—
15～17（歳）	1,200	—	900	—
18～29（歳）	1,000	3,000	800	3,000
30～49（歳）	1,000	3,000	800	3,000
50～64（歳）	1,000	3,000	800	3,000
65～74（歳）	1,000	3,000	800	3,000
75以上（歳）	1,000	3,000	800	3,000
妊婦			800	—
授乳婦			800	—

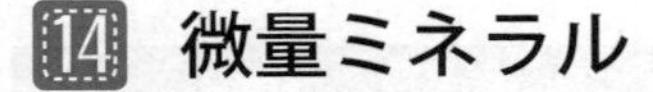

14 微量ミネラル

●必要量の算定に有用な日本人のデータは少ないため、マンガンを除き、欧米諸国で得られたデータを基に、推定平均必要量・推奨量を設定した。
●微量ミネラルの摂取と生活習慣症の発症予防および重症化予防に関しては、十分な科学的根拠がないため、目標量（DG）および重症化予防を目的とした量は設定しなかった。
●通常の食生活で過剰摂取が生じる可能性はないが、サプリメント等の不適切な利用に伴い過剰摂取が生じる可能性は否定できない。

鉄の基本的事項

●**推定平均必要量（EAR）・推奨量（RDA）**：出納試験では過小評価する危険性があるため、要因加算法を用いて設定した。女性の推定平均必要量は月経血の有無およびその量に大きな影響を受けるため、貧血の有無等を個別に把握するなど、特に柔軟に用いる。なお、2020年版では妊娠中期以降の鉄吸収率を40％とし、妊娠中期・後期の付加量が引き下げられた。
●**耐容上限量（UL）**：高齢女性における鉄サプリメントの使用が総死亡率を上昇させ、成人においても鉄の蓄積により慢性疾患の発症リスクが高まるため、鉄の長期過剰摂取によるバンツー鉄沈着症の予防を指標に、15歳以上の男性で一律50 mg/日、15歳以上の女性で一律40 mg/日に設定した。
●**生活習慣病の発症予防**：鉄の過剰摂取が生活習慣病の発症リスクを高める報告は増えつつあるが、目標量（DG；上限値）を設定するための定量的な情報は不十分であり、設定は見送った。しかし、貧血の治療や予防が必要でない限り、鉄の過剰摂取については十分な注意が必要である。

亜鉛の基本的事項

●**推定平均必要量（EAR）・推奨量（RDA）**：日本人を対象とした報告がないため、アメリカ・カナダの食事摂取基準を参考に、要因加算法を用いて設定した。

鉄の食事摂取基準（mg/ 日）

性別	男性				女性					
					月経なし		月経あり			
年齢等	推定平均必要量	推奨量	目安量	耐容上限量	推定平均必要量	推奨量	推定平均必要量	推奨量	目安量	耐容上限量
0～5　（月）	—	—	0.5	—	—	—	—	—	0.5	—
6～11（月）	3.5	5.0	—	—	3.5	4.5	—	—	—	—
1～2　（歳）	3.0	4.5	—	25	3.0	4.5	—	—	—	20
3～5　（歳）	4.0	5.5	—	25	4.0	5.5	—	—	—	25
6～7　（歳）	5.0	5.5	—	30	4.5	5.5	—	—	—	30
8～9　（歳）	6.0	7.0	—	35	6.0	7.5	—	—	—	35
10～11（歳）	7.0	8.5	—	35	7.0	8.5	10.0	12.0	—	35
12～14（歳）	8.0	10.0	—	40	7.0	8.5	10.0	12.0	—	40
15～17（歳）	8.0	10.0	—	50	5.5	7.0	8.5	10.5	—	40
18～29（歳）	6.5	7.5	—	50	5.5	6.5	8.5	10.5	—	40
30～49（歳）	6.5	7.5	—	50	5.5	6.5	9.0	10.5	—	40
50～64（歳）	6.5	7.5	—	50	5.5	6.5	9.0	11.0	—	40
65～74（歳）	6.0	7.5	—	50	5.0	6.0	—	—	—	40
75以上　（歳）	6.0	7.0	—	50	5.0	6.0	—	—	—	40
妊婦(付加量)初期					+2.0	+2.5	—	—	—	—
中期・後期					+8.0	+9.5				
授乳婦（付加量）					+2.0	+2.5	—	—	—	—

亜鉛の食事摂取基準（mg/ 日）

性別	男性				女性			
年齢等	推定平均必要量	推奨量	目安量	耐容上限量	推定平均必要量	推奨量	目安量	耐容上限量
0～5　（月）	—	—	2	—	—	—	2	—
6～11（月）	—	—	3	—	—	—	3	—
1～2　（歳）	3	3	—	—	2	3	—	—
3～5　（歳）	3	4	—	—	3	3	—	—
6～7　（歳）	4	5	—	—	3	4	—	—
8～9　（歳）	5	6	—	—	4	5	—	—
10～11（歳）	6	7	—	—	5	6	—	—
12～14（歳）	9	10	—	—	7	8	—	—
15～17（歳）	10	12	—	—	7	8	—	—
18～29（歳）	9	11	—	40	7	8	—	35
30～49（歳）	9	11	—	45	7	8	—	35
50～64（歳）	9	11	—	45	7	8	—	35
65～74（歳）	9	11	—	40	7	8	—	35
75以上　（歳）	9	10	—	40	6	8	—	30
妊婦（付加量）					+1	+2	—	—
授乳婦（付加量）					+3	+4	—	—

●**目安量（AI；乳児）**：アメリカ・カナダの食事摂取基準を参考に、0～5か月の乳児は、母乳中の亜鉛濃度と基準哺乳量（0.78 L/日）から算出し、6～11か月の乳児は、0～5か月児の目安量に体重比の0.75乗を用いて外挿し、男女の平均値として算出した。

●**耐容上限量（UL）**：大量の亜鉛の継続摂取は銅の吸収阻害による銅欠乏がもたらすスーパーオキシドジスムターゼ（SOD）活性の低下、鉄の吸収阻害が原因の貧血、胃の不快感などを起こすため、これらを防ぐ最低健康障害発現量として、年齢ごとに参照体重などを乗じて算定した。

●**生活習慣病の発症予防**：高亜鉛状態と糖尿病・心血管疾患との発症リスクについて関連性が明確でないため、目標量（DG；下限値）は設定を見送った。

銅の基本的事項

●**推定平均必要量（EAR）・推奨量（RDA）**：日本人を対象とした報告がないため、欧米人を対象とした研究に基づき推定平均必要量を設定した。推奨量は、推定平均必要量に1.2（推奨量算定係数）を乗じて算出した。

●**耐容上限量（UL）**：成人・高齢者では、銅サプリメントの継続投与の研究結果に基づき算定した。

銅の食事摂取基準（mg/日）

性別	男性				女性			
年齢等	推定平均必要量	推奨量	目安量	耐容上限量	推定平均必要量	推奨量	目安量	耐容上限量
0～5（月）	—	—	0.3	—	—	—	0.3	—
6～11（月）	—	—	0.3	—	—	—	0.3	—
1～2（歳）	0.3	0.3	—	—	0.2	0.3	—	—
3～5（歳）	0.3	0.4	—	—	0.3	0.3	—	—
6～7（歳）	0.4	0.4	—	—	0.4	0.4	—	—
8～9（歳）	0.4	0.5	—	—	0.4	0.5	—	—
10～11（歳）	0.5	0.6	—	—	0.5	0.6	—	—
12～14（歳）	0.7	0.8	—	—	0.6	0.8	—	—
15～17（歳）	0.8	0.9	—	—	0.6	0.7	—	—
18～29（歳）	0.7	0.9	—	7	0.6	0.7	—	7
30～49（歳）	0.7	0.9	—	7	0.6	0.7	—	7
50～64（歳）	0.7	0.9	—	7	0.6	0.7	—	7
65～74（歳）	0.7	0.9	—	7	0.6	0.7	—	7
75以上（歳）	0.7	0.8	—	7	0.6	0.7	—	7
妊婦（付加量）					+0.1	+0.1	—	—
授乳婦（付加量）					+0.5	+0.6	—	—

●**生活習慣病の発症予防**：0.6 mg/日未満の銅の摂取が継続した場合に、免疫機能の低下や不整脈が生じたという報告はあるが、今回の推定平均必要量および推奨量で十分に対応できるため、目標量（DG；下限値）は設定を見送った。

マンガンの基本的事項

●**目安量（AI）**：出納試験から平衡維持量を求めるのは困難であるため、平衡維持量を大幅に上回ると推定される日本人の摂取量に基づき設定した。

●**耐容上限量（UL）**：成人・高齢者では、完全静脈栄養によりマンガンの脳蓄積が生じ、パーキンソン病様の症状が現れたことから、アメリカ・カナダでのマンガンの健康障害非発現量に基づき耐容上限量を11 mg/日に設定した。

●**生活習慣病の発症予防・重症化予防**：マンガンが生活習慣病の発症に影響を与える可能性はあるが、重症化予防の関連を示す十分な科学的根拠はないため、目標量（DG）は設定を見送った。また、重症化予防については直接的な関連を示す報告はないため、重症化予防のための量の設定は見送った。

マンガンの食事摂取基準（mg/日）

性別	男性		女性	
年齢等	目安量	耐容上限量	目安量	耐容上限量
0～5（月）	0.01	—	0.01	—
6～11（月）	0.5	—	0.5	—
1～2（歳）	1.5	—	1.5	—
3～5（歳）	1.5	—	1.5	—
6～7（歳）	2.0	—	2.0	—
8～9（歳）	2.5	—	2.5	—
10～11（歳）	3.0	—	3.0	—
12～14（歳）	4.0	—	4.0	—
15～17（歳）	4.5	—	3.5	—
18～29（歳）	4.0	11	3.5	11
30～49（歳）	4.0	11	3.5	11
50～64（歳）	4.0	11	3.5	11
65～74（歳）	4.0	11	3.5	11
75以上（歳）	4.0	11	3.5	11
妊婦			3.5	—
授乳婦			3.5	—

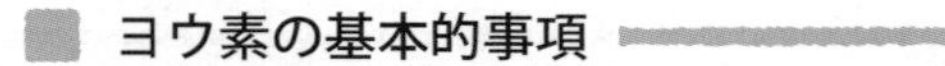

ヨウ素の基本的事項

- **推定平均必要量（EAR）・推奨量（RDA）**：日本人は昆布製品などでヨウ素を摂取しているが、日本人での有用な報告がないため、欧米の研究に基づき設定した。
- **目安量（AI；乳児）**：0～5か月の乳児は、アメリカ・カナダの食事摂取基準における0～6か月児の目安量とわが国とアメリカの乳児の体格差を考慮して算出し、6～11か月の乳児は、0～5か月児の目安量に体重比の0.75乗を用いて外挿し、男女の平均値として算出した。
- **耐容上限量（UL）**：日本人を対象にした実験および食品中ヨウ素の吸収率に基づき、耐容上限量を一律3,000 μg/日と設定した。なお、2020年版では、小児はヨウ素の摂取源が昆布であることを前提に、昆布製品の吸収率を加味して値を引き上げた。一方、授乳婦は高ヨウ素濃度母乳の出現を減らすために、妊婦と同値に引き下げた。
- **生活習慣病の発症予防・重症化予防**：ヨウ素摂取と生活習慣病の関連を直接検討した報告はないため、発症予防のための目標量（DG）と重症化予防のための量の設定は見送った。

ヨウ素の食事摂取基準（μg/ 日）

性別	男性				女性			
年齢等	推定平均必要量	推奨量	目安量	耐容上限量	推定平均必要量	推奨量	目安量	耐容上限量
0～5（月）	—	—	100	250	—	—	100	250
6～11（月）	—	—	130	250	—	—	130	250
1～2（歳）	35	50	—	300	35	50	—	300
3～5（歳）	45	60	—	400	45	60	—	400
6～7（歳）	55	75	—	550	55	75	—	550
8～9（歳）	65	90	—	700	65	90	—	700
10～11（歳）	80	110	—	900	80	110	—	900
12～14（歳）	95	140	—	2,000	95	140	—	2,000
15～17（歳）	100	140	—	3,000	100	140	—	3,000
18～29（歳）	95	130	—	3,000	95	130	—	3,000
30～49（歳）	95	130	—	3,000	95	130	—	3,000
50～64（歳）	95	130	—	3,000	95	130	—	3,000
65～74（歳）	95	130	—	3,000	95	130	—	3,000
75以上（歳）	95	130	—	3,000	95	130	—	3,000
妊婦（付加量）					+75	+110	—	—[1]
授乳婦（付加量）					+100	+140	—	—[1]

1：妊婦および授乳婦の耐容上限量は、2,000 μg/ 日とした。

セレンの基本的事項

- **推定平均必要量（EAR）・推奨量（RDA）**：セレン不足により克山病などを生じるため、克山病の予防の観点から推定平均必要量を設定した。推奨量は、推定平均必要量に1.2（推奨量算定係数）を乗じて算出した。
- **目安量（AI；乳児）**：0～5か月の乳児は、母乳中のセレン濃度と基準哺乳量（0.78 L/日）から算出し、6～11か月の乳児は、二つの値（0～5か月児の目安量に体重比の0.75乗を用いて外挿した男女の平均値と、6～11か月児に成人の推定平均必要量の参照値を体重比の0.75乗と成長因子を用いて外挿した男女の平均値）の平均値より算出した。
- **耐容上限量（UL）**：慢性セレン中毒による毛髪と爪の脆弱化・脱落を指標とし、最低健康障害発現量を基に設定した。
- **生活習慣病の発症予防・重症化予防**：セレン不足による生活習慣病の発症リスクが高まるおそれはあるが、定量的な情報が不十分であるため、目標量（DG）は未設定とした。なお、セレンの意図的な摂取量増大は糖尿病の発症リスクを高めるため、控えることを推奨した。なお、重症化予防については直接検討した報告がないため、重症化予防のための量の設定は見送った。

セレンの食事摂取基準（μg/日）

性別	男性				女性			
年齢等	推定平均必要量	推奨量	目安量	耐容上限量	推定平均必要量	推奨量	目安量	耐容上限量
0～5（月）	—	—	15	—	—	—	15	—
6～11（月）	—	—	15	—	—	—	15	—
1～2（歳）	10	10	—	100	10	10	—	100
3～5（歳）	10	15	—	100	10	10	—	100
6～7（歳）	15	15	—	150	15	15	—	150
8～9（歳）	15	20	—	200	15	20	—	200
10～11（歳）	20	25	—	250	20	25	—	250
12～14（歳）	25	30	—	350	25	30	—	300
15～17（歳）	30	35	—	400	20	25	—	350
18～29（歳）	25	30	—	450	20	25	—	350
30～49（歳）	25	30	—	450	20	25	—	350
50～64（歳）	25	30	—	450	20	25	—	350
65～74（歳）	25	30	—	450	20	25	—	350
75以上（歳）	25	30	—	400	20	25	—	350
妊婦（付加量）					+5	+5	—	—
授乳婦（付加量）					+15	+20	—	—

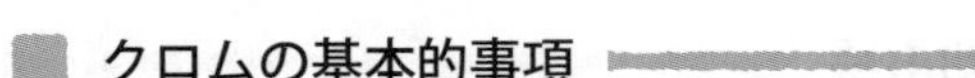

クロムの基本的事項

●**目安量（AI；乳児）**：0～5か月の乳児は、日本人の母乳中クロム濃度の代表値と基準哺乳量（0.78 L/日）から算出し、6～11か月の乳児は、0～5か月児の目安量に体重比の0.75乗を用いて外挿し、男女の平均値として算出した。

●**目安量（AI；成人・高齢者）**：食品成分表を用いた日本人の献立からクロム摂取量を算出した報告に基づき、10 μg/日に設定した。

●**耐容上限量（UL）**：サプリメントの不適切な使用が過剰摂取を招く可能性がある。そのため、クロムサプリメント摂取者におけるインスリン感受性低下者の出現の結果を基に、一律500 μg/日と新たに設定した。

●**生活習慣病の発症予防・重症化予防**：研究報告から、生活習慣病の発症予防および重症化予防のための目標量（DG；下限値）を設定する必要はないと判断し、設定を見送った。

クロムの食事摂取基準（μg/日）

性別	男性		女性	
年齢等	目安量	耐容上限量	目安量	耐容上限量
0～5（月）	0.8	—	0.8	—
6～11（月）	1.0	—	1.0	—
1～2（歳）	—	—	—	—
3～5（歳）	—	—	—	—
6～7（歳）	—	—	—	—
8～9（歳）	—	—	—	—
10～11（歳）	—	—	—	—
12～14（歳）	—	—	—	—
15～17（歳）	—	—	—	—
18～29（歳）	10	500	10	500
30～49（歳）	10	500	10	500
50～64（歳）	10	500	10	500
65～74（歳）	10	500	10	500
75以上（歳）	10	500	10	500
妊婦			10	—
授乳婦			10	—

モリブデンの基本的事項

●**推定平均必要量（EAR）・推奨量（RDA）**：アメリカ人男性を対象に行われた出納実験を基に、汗・皮膚からの損失量を考慮して推定平均必要量を算定した。通常の日本人の食生活では推奨量の10倍近いモリブデン摂取量になるため、モリブデンの摂取に留意する必要はない。推奨量は、推定平均必要量に1.3（推奨量算定係数）を乗じて算出した。

●**目安量（AI；乳児）**：0～5か月の乳児は、日本人の母乳中クロム濃度の代表値と基準哺乳量（0.78 L/日）から算出し、6～11か月の乳児は、二つの値（0～5か月児の目安量に体重比の0.75乗を用いて外挿した男女の平均値と、6～11か月児に成人の推定平均必要量の参照値を体重比の0.75乗と成長因子を用いて外挿した男女の平均値）の平均値より算出した。

●**耐容上限量（UL）**：成人・高齢者は、アメリカ人を対象に行われた出納実験と日本の女性菜食者のモリブデン摂取量を総合的に判断し、男性600 μg/日、女性500 μg/日を一律に設定した。

●**生活習慣病の発症予防・重症化予防**：生活習慣病とモリブデンの直接的な関連を示す報告はないため、発症予防のための目標量（DG）と重症化予防のための量の設定を見送った。

モリブデンの食事摂取基準準（μg/日）

性別	男性				女性			
年齢等	推定平均必要量	推奨量	目安量	耐容上限量	推定平均必要量	推奨量	目安量	耐容上限量
0～5（月）	—	—	2	—	—	—	2	—
6～11（月）	—	—	5	—	—	—	5	—
1～2（歳）	10	10	—	—	10	10	—	—
3～5（歳）	10	10	—	—	10	10	—	—
6～7（歳）	10	15	—	—	10	15	—	—
8～9（歳）	15	20	—	—	15	15	—	—
10～11（歳）	15	20	—	—	15	20	—	—
12～14（歳）	20	25	—	—	20	25	—	—
15～17（歳）	25	30	—	—	20	25	—	—
18～29（歳）	20	30	—	600	20	25	—	500
30～49（歳）	25	30	—	600	20	25	—	500
50～64（歳）	25	30	—	600	20	25	—	500
65～74（歳）	20	30	—	600	20	25	—	500
75以上（歳）	20	25	—	600	20	25	—	500
妊婦（付加量）					+0	+0	—	—
授乳婦（付加量）					+3	+3	—	—

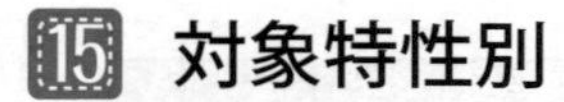

15 対象特性別

妊婦の食事摂取基準（再掲）

エネルギー				推定エネルギー必要量[1、2]			
エネルギー（kcal/ 日）			（初期）	+50			
			（中期）	+250			
			（後期）	+450			
栄養素				推定平均必要量[3]	推奨量[3]	目安量	目標量
たんぱく質（g/ 日）			（初期）	+0	+0	—	—
			（中期）	+5	+5	—	—
			（後期）	+20	+25	—	—
（%エネルギー）			（初期）	—	—	—	13～20[4]
			（中期）	—	—	—	13～20[4]
			（後期）	—	—	—	15～20[4]
脂 質		脂質（%エネルギー）		—	—	—	20～30[4]
		飽和脂肪酸（%エネルギー）		—	—	—	7以下[4]
		n-6系脂肪酸（g/ 日）		—	—	9	—
		n-3系脂肪酸（g/ 日）		—	—	1.6	—
炭水化物		炭水化物（%エネルギー）		—	—	—	50～65[4]
		食物繊維（g/ 日）		—	—	—	18以上
ビタミン	脂溶性	ビタミンA（μgRAE/ 日）[5]	（初期・中期）	+0	+0	—	—
			（後期）	+60	+80	—	—
		ビタミンD（μg/ 日）		—	—	8.5	—
		ビタミンE（mg/ 日）[6]		—	—	6.5	—
		ビタミンK（μg/ 日）		—	—	150	—
	水溶性	ビタミンB_1（mg/ 日）		+0.2	+0.2	—	—
		ビタミンB_2（mg/ 日）		+0.2	+0.3	—	—
		ナイアシン（mgNE/ 日）		+0	+0	—	—
		ビタミンB_6（mg/ 日）		+0.2	+0.2	—	—
		ビタミンB_{12}（μg/ 日）		+0.3	+0.4	—	—
		葉酸（μg/ 日）[7、8]		+200	+240	—	—
		パントテン酸（mg/ 日）		—	—	5	—
		ビオチン（μg/ 日）		—	—	50	—
		ビタミンC（mg/ 日）		+10	+10	—	—
ミネラル	多 量	ナトリウム（mg/ 日）		600	—	—	—
		（食塩相当量）（g/ 日）		1.5	—	—	6.5未満
		カリウム（mg/ 日）		—	—	2,000	2,600以上
		カルシウム（mg/ 日）		+0	+0	—	—
		マグネシウム（mg/ 日）		+30	+40	—	—
		リン（mg/ 日）		—	—	800	—
	微 量	鉄（mg/ 日）	（初期）	+2.0	+2.5	—	—
			（中期・後期）	+8.0	+9.5	—	—
		亜鉛（mg/ 日）		+1	+2	—	—
		銅（mg/ 日）		+0.1	+0.1	—	—
		マンガン（mg/ 日）		—	—	3.5	—
		ヨウ素（μg/ 日）[9]		+75	+110	—	—
		セレン（μg/ 日）		+5	+5	—	—
		クロム（μg/ 日）		—	—	10	—
		モリブデン（μg/ 日）		+0	+0	—	—

1：エネルギーの項の参考表に示した付加量である。
2：妊婦個々の体格や妊娠中の体重増加量および胎児の発育状況の評価を行うことが必要である。
3：ナトリウム（食塩相当量）を除き、付加量である。
4：範囲に関しては、おおむねの値を示したものであり、弾力的に運用すること。
5：プロビタミンAカロテノイドを含む。
6：α-トコフェロールについて算定した。α-トコフェロール以外のビタミンEは含んでいない。
7：妊娠を計画している女性、妊娠の可能性がある女性および妊娠初期の妊婦は、胎児の神経管閉鎖障害のリスク低減のために、通常の食品以外の食品に含まれる葉酸（狭義の葉酸）を400 μg/ 日摂取することが望まれる。
8：付加量は、中期および後期にのみ設定した。
9：妊婦および授乳婦の耐容上限量は、2,000 μg/ 日とした。

授乳婦の食事摂取基準（再掲）

エネルギー			推定エネルギー必要量[1]			
エネルギー（kcal/日）			+350			
栄養素			推定平均必要量[2]	推奨量[2]	目安量	目標量
たんぱく質（g/日）			+15	+20	—	—
（%エネルギー）			—	—	—	15～20[3]
脂　質		脂質（%エネルギー）	—	—	—	20～30[3]
		飽和脂肪酸（%エネルギー）	—	—	—	7以下[3]
		n-6系脂肪酸（g/日）	—	—	10	—
		n-3系脂肪酸（g/日）	—	—	1.8	—
炭水化物		炭水化物（%エネルギー）	—	—	—	50～65[3]
		食物繊維（g/日）	—	—	—	18以上
ビタミン	脂溶性	ビタミンA（μgRAE/日）[4]	+300	+450	—	—
		ビタミンD（μg/日）	—	—	8.5	—
		ビタミンE（mg/日）[5]	—	—	7.0	—
		ビタミンK（μg/日）	—	—	150	—
	水溶性	ビタミンB_1（mg/日）	+0.2	+0.2	—	—
		ビタミンB_2（mg/日）	+0.5	+0.6	—	—
		ナイアシン（mgNE/日）	+3	+3	—	—
		ビタミンB_6（mg/日）	+0.3	+0.3	—	—
		ビタミンB_{12}（μg/日）	+0.7	+0.8	—	—
		葉酸（μg/日）	+80	+100	—	—
		パントテン酸（mg/日）	—	—	6	—
		ビオチン（μg/日）	—	—	50	—
		ビタミンC（mg/日）	+40	+45	—	—
ミネラル	多　量	ナトリウム（mg/日）	600	—	—	—
		（食塩相当量）（g/日）	1.5	—	—	6.5未満
		カリウム（mg/日）	—	—	2,200	2,600以上
		カルシウム（mg/日）	+0	+0	—	—
		マグネシウム（mg/日）	+0	+0	—	—
		リン（mg/日）	—	—	800	—
	微　量	鉄（mg/日）	+2.0	+2.5	—	—
		亜鉛（mg/日）	+3	+4	—	—
		銅（mg/日）	+0.5	+0.6	—	—
		マンガン（mg/日）	—	—	3.5	—
		ヨウ素（μg/日）[6]	+100	+140	—	—
		セレン（μg/日）	+15	+20	—	—
		クロム（μg/日）	—	—	10	—
		モリブデン（μg/日）	+3	+3	—	—

1：エネルギーの項の参考表に示した付加量である。
2：ナトリウム（食塩相当量）を除き、付加量である。
3：範囲に関しては、おおむねの値を示したものであり、弾力的に運用すること。
4：プロビタミンAカロテノイドを含む。
5：α-トコフェロールについて算定した。α-トコフェロール以外のビタミンEは含んでいない。
6：妊婦および授乳婦の耐容上限量は、2,000 μg/日とした。

乳児の食事摂取基準（再掲）

エネルギー・栄養素			月齢	0～5（月）		6～8（月）		9～11（月）	
			策定項目	男児	女児	男児	女児	男児	女児
エネルギー（kcal/日）			推定エネルギー必要量	550	500	650	600	700	650
たんぱく質（g/日）			目安量	10		15		25	
脂　質		脂質（%エネルギー）	目安量	50		40			
		飽和脂肪酸（%エネルギー）	—	—		—			
		n-6系脂肪酸（g/日）	目安量	4		4			
		n-3系脂肪酸（g/日）	目安量	0.9		0.8			
炭水化物		炭水化物（%エネルギー）	—	—		—			
		食物繊維（g/日）	—	—		—			
ビタミン	脂溶性	ビタミンA（μgRAE/日）[1]	目安量	300		400			
			耐容上限量	600		600			
		ビタミンD（μg/日）	目安量	5.0		5.0			
			耐容上限量	25		25			
		ビタミンE（mg/日）	目安量	3.0		4.0			
		ビタミンK（μg/日）	目安量	4		7			
	水溶性	ビタミンB_1（mg/日）	目安量	0.1		0.2			
		ビタミンB_2（mg/日）	目安量	0.3		0.4			
		ナイアシン（mgNE/日）[2]	目安量	2		3			
		ビタミンB_6（mg/日）	目安量	0.2		0.3			
		ビタミンB_{12}（μg/日）	目安量	0.4		0.5			
		葉酸（μg/日）	目安量	40		60			
		パントテン酸（mg/日）	目安量	4		5			
		ビオチン（μg/日）	目安量	4		5			
		ビタミンC（mg/日）	目安量	40		40			
ミネラル	多量	ナトリウム（mg/日）	目安量	100		600			
		（食塩相当量）（g/日）	目安量	0.3		1.5			
		カリウム（mg/日）	目安量	400		700			
		カルシウム（mg/日）	目安量	200		250			
		マグネシウム（mg/日）	目安量	20		60			
		リン（mg/日）	目安量	120		260			
	微量	鉄（mg/日）[3]	目安量	0.5		—			
			推定平均必要量	—		3.5	3.5	3.5	3.5
			推奨量	—		5.0	4.5	5.0	4.5
		亜鉛（mg/日）	目安量	2		3			
		銅（mg/日）	目安量	0.3		0.3			
		マンガン（mg/日）	目安量	0.01		0.5			
		ヨウ素（μg/日）	目安量	100		130			
			耐容上限量	250		250			
		セレン（μg/日）	目安量	15		15			
		クロム（μg/日）	目安量	0.8		1.0			
		モリブデン（μg/日）	目安量	2		3			

1：プロビタミンAカロテノイドを含まない。
2：0～5か月児の目安量の単位はmg/日。
3：6～11か月は一つの月齢区分として男女別に算定した。

小児（1～2歳）の推定エネルギー必要量（再掲）

	男児			女児		
身体活動レベル	Ⅰ	Ⅱ	Ⅲ	Ⅰ	Ⅱ	Ⅲ
エネルギー（kcal/日）	—	950	—	—	900	—

小児（1～2歳）の食事摂取基準（再掲）

栄養素			男児					女児				
			推定平均必要量	推奨量	目安量	耐容上限量	目標量	推定平均必要量	推奨量	目安量	耐容上限量	目標量
たんぱく質（g/日）			15	20	—	—	—	15	20	—	—	—
		（%エネルギー）	—	—	—	—	13～20[1]	—	—	—	—	13～20[1]
脂質		脂質（%エネルギー）	—	—	—	—	20～30[1]	—	—	—	—	20～30[1]
		飽和脂肪酸（%エネルギー）	—	—	—	—	—	—	—	—	—	—
		n-6系脂肪酸（g/日）	—	—	4	—	—	—	—	4	—	—
		n-3系脂肪酸（g/日）	—	—	0.7	—	—	—	—	0.8	—	—
炭水化物		炭水化物（%エネルギー）	—	—	—	—	50～65[1]	—	—	—	—	50～65[1]
		食物繊維（g/日）	—	—	—	—	—	—	—	—	—	—
ビタミン	脂溶性	ビタミンA（μgRAE/日）[2]	300	400	—	600	—	250	350	—	600	—
		ビタミンD（μg/日）	—	—	3.0	20	—	—	—	3.5	20	—
		ビタミンE（mg/日）[3]	—	—	3.0	150	—	—	—	3.0	150	—
		ビタミンK（μg/日）	—	—	50	—	—	—	—	60	—	—
	水溶性	ビタミンB_1（mg/日）	0.4	0.5	—	—	—	0.4	0.5	—	—	—
		ビタミンB_2（mg/日）	0.5	0.6	—	—	—	0.5	0.5	—	—	—
		ナイアシン（mgNE/日）[4]	5	6	—	60（15）	—	4	5	—	60（15）	—
		ビタミンB_6（mg/日）	0.4	0.5	—	10	—	0.4	0.5	—	10	—
		ビタミンB_{12}（μg/日）	0.8	0.9	—	—	—	0.8	0.9	—	—	—
		葉酸（μg/日）	80	90	—	200	—	90	90	—	200	—
		パントテン酸（mg/日）	—	—	3	—	—	—	—	4	—	—
		ビオチン（μg/日）	—	—	20	—	—	—	—	20	—	—
		ビタミンC（mg/日）	35	40	—	—	—	35	40	—	—	—
ミネラル	多量	ナトリウム（mg/日）	—	—	—	—	—	—	—	—	—	—
		（食塩相当量）（g/日）	—	—	—	—	3.0未満	—	—	—	—	3.0未満
		カリウム（mg/日）	—	—	900	—	—	—	—	900	—	—
		カルシウム（mg/日）	350	450	—	—	—	350	400	—	—	—
		マグネシウム（mg/日）[5]	60	70	—	—	—	60	70	—	—	—
		リン（mg/日）	—	—	500	—	—	—	—	500	—	—
	微量	鉄（mg/日）	3.0	4.5	—	25	—	3.0	4.5	—	20	—
		亜鉛（mg/日）	3	3	—	—	—	2	3	—	—	—
		銅（mg/日）	0.3	0.3	—	—	—	0.2	0.3	—	—	—
		マンガン（mg/日）	—	—	1.5	—	—	—	—	1.5	—	—
		ヨウ素（μg/日）	35	50	—	300	—	35	50	—	300	—
		セレン（μg/日）	10	10	—	100	—	10	10	—	100	—
		クロム（μg/日）	—	—	—	—	—	—	—	—	—	—
		モリブデン（μg/日）	10	10	—	—	—	10	10	—	—	—

1：範囲に関しては、おおむねの値を示したものであり、弾力的に運用すること。
2：推定平均必要量、推奨量はプロビタミンAカロテノイドを含む。耐容上限量は、プロビタミンAカロテノイドを含まない。
3：α-トコフェロールについて算定した。α-トコフェロール以外のビタミンEは含んでいない。
4：耐容上限量は、ニコチンアミドの重量（mg/日）、（ ）内はニコチン酸の重量（mg/日）。
5：通常の食品以外からの摂取量の耐容上限量は、小児では5 mg/kg体重/日とした。通常の食品からの摂取の場合、耐容上限量は設定しない。

小児（3～5歳）の推定エネルギー必要量（再掲）

	男児			女児		
身体活動レベル	Ⅰ	Ⅱ	Ⅲ	Ⅰ	Ⅱ	Ⅲ
エネルギー（kcal/日）	—	1,300	—	—	1,250	—

小児（3～5歳）の食事摂取基準（再掲）

栄養素			男児					女児				
			推定平均必要量	推奨量	目安量	耐容上限量	目標量	推定平均必要量	推奨量	目安量	耐容上限量	目標量
たんぱく質（g/日）			20	25	—	—	—	20	25	—	—	—
		（%エネルギー）	—	—	—	—	13～20[1]	—	—	—	—	13～20[1]
脂質		脂質（%エネルギー）	—	—	—	—	20～30[1]	—	—	—	—	20～30[1]
		飽和脂肪酸（%エネルギー）	—	—	—	—	10以下[1]	—	—	—	—	10以下[1]
		n-6系脂肪酸（g/日）	—	—	6	—	—	—	—	6	—	—
		n-3系脂肪酸（g/日）	—	—	1.1	—	—	—	—	1.0	—	—
炭水化物		炭水化物（%エネルギー）	—	—	—	—	50～65[1]	—	—	—	—	50～65[1]
		食物繊維（g/日）	—	—	—	—	8以上	—	—	—	—	8以上
ビタミン	脂溶性	ビタミンA（μgRAE/日）[2]	350	450	—	700	—	350	500	—	850	—
		ビタミンD（μg/日）	—	—	3.5	30	—	—	—	4.0	30	—
		ビタミンE（mg/日）[3]	—	—	4.0	200	—	—	—	4.0	200	—
		ビタミンK（μg/日）	—	—	60	—	—	—	—	70	—	—
	水溶性	ビタミンB_1（mg/日）	0.6	0.7	—	—	—	0.6	0.7	—	—	—
		ビタミンB_2（mg/日）	0.7	0.8	—	—	—	0.6	0.8	—	—	—
		ナイアシン（mgNE/日）[4]	6	8	—	80 (20)	—	6	7	—	80 (20)	—
		ビタミンB_6（mg/日）	0.5	0.6	—	15	—	0.5	0.6	—	15	—
		ビタミンB_{12}（μg/日）	0.9	1.1	—	—	—	0.9	1.1	—	—	—
		葉酸（μg/日）	90	110	—	300	—	90	110	—	300	—
		パントテン酸（mg/日）	—	—	4	—	—	—	—	4	—	—
		ビオチン（μg/日）	—	—	20	—	—	—	—	20	—	—
		ビタミンC（mg/日）	40	50	—	—	—	40	50	—	—	—
ミネラル	多量	ナトリウム（mg/日）	—	—	—	—	—	—	—	—	—	—
		（食塩相当量）（g/日）	—	—	—	—	3.5未満	—	—	—	—	3.5未満
		カリウム（mg/日）	—	—	1,000	—	1,400以上	—	—	1,000	—	1,400以上
		カルシウム（mg/日）	500	600	—	—	—	450	550	—	—	—
		マグネシウム（mg/日）[5]	80	100	—	—	—	80	100	—	—	—
		リン（mg/日）	—	—	700	—	—	—	—	700	—	—
	微量	鉄（mg/日）	4.0	5.5	—	25	—	4.0	5.5	—	25	—
		亜鉛（mg/日）	3	4	—	—	—	3	3	—	—	—
		銅（mg/日）	0.3	0.4	—	—	—	0.3	0.3	—	—	—
		マンガン（mg/日）	—	—	1.5	—	—	—	—	1.5	—	—
		ヨウ素（μg/日）	45	60	—	400	—	45	60	—	400	—
		セレン（μg/日）	10	15	—	100	—	10	10	—	100	—
		クロム（μg/日）	—	—	—	—	—	—	—	—	—	—
		モリブデン（μg/日）	10	10	—	—	—	10	10	—	—	—

1：範囲に関しては、おおむねの値を示したものであり、弾力的に運用すること。
2：推定平均必要量、推奨量はプロビタミンAカロテノイドを含む。耐容上限量は、プロビタミンAカロテノイドを含まない。
3：α-トコフェロールについて算定した。α-トコフェロール以外のビタミンEは含んでいない。
4：耐容上限量は、ニコチンアミドの重量（mg/日）、（　）内はニコチン酸の重量（mg/日）。
5：通常の食品以外からの摂取量の耐容上限量は、小児では5 mg/kg体重/日とした。通常の食品からの摂取の場合、耐容上限量は設定しない。

小児（6～7歳）の推定エネルギー必要量（再掲）

	男児			女児		
身体活動レベル	Ⅰ	Ⅱ	Ⅲ	Ⅰ	Ⅱ	Ⅲ
エネルギー（kcal/日）	1,350	1,550	1,750	1,250	1,450	1,650

小児（6～7歳）の食事摂取基準（再掲）

栄養素			男児					女児				
			推定平均必要量	推奨量	目安量	耐容上限量	目標量	推定平均必要量	推奨量	目安量	耐容上限量	目標量
たんぱく質（g/日）			25	30	—	—	—	25	30	—	—	—
		（%エネルギー）	—	—	—	—	13～20[1]	—	—	—	—	13～20[1]
脂質		脂質（%エネルギー）	—	—	—	—	20～30[1]	—	—	—	—	20～30[1]
脂質		飽和脂肪酸（%エネルギー）	—	—	—	—	10以下[1]	—	—	—	—	10以下[1]
脂質		n-6系脂肪酸（g/日）	—	—	8	—	—	—	—	7	—	—
脂質		n-3系脂肪酸（g/日）	—	—	1.5	—	—	—	—	1.3	—	—
炭水化物		炭水化物（%エネルギー）	—	—	—	—	50～65[1]	—	—	—	—	50～65[1]
炭水化物		食物繊維（g/日）	—	—	—	—	10以上	—	—	—	—	10以上
ビタミン	脂溶性	ビタミンA（µgRAE/日）[2]	300	400	—	950	—	300	400	—	1,200	—
ビタミン	脂溶性	ビタミンD（µg/日）	—	—	4.5	30	—	—	—	5.0	30	—
ビタミン	脂溶性	ビタミンE（mg/日）[3]	—	—	5.0	300	—	—	—	5.0	300	—
ビタミン	脂溶性	ビタミンK（µg/日）	—	—	80	—	—	—	—	90	—	—
ビタミン	水溶性	ビタミンB_1（mg/日）	0.7	0.8	—	—	—	0.7	0.8	—	—	—
ビタミン	水溶性	ビタミンB_2（mg/日）	0.8	0.9	—	—	—	0.7	0.9	—	—	—
ビタミン	水溶性	ナイアシン（mgNE/日）[4]	7	9	—	100 (30)	—	7	8	—	100 (30)	—
ビタミン	水溶性	ビタミンB_6（mg/日）	0.7	0.8	—	20	—	0.6	0.7	—	20	—
ビタミン	水溶性	ビタミンB_{12}（µg/日）	1.1	1.3	—	—	—	1.1	1.3	—	—	—
ビタミン	水溶性	葉酸（µg/日）	110	140	—	400	—	110	140	—	400	—
ビタミン	水溶性	パントテン酸（mg/日）	—	—	5	—	—	—	—	5	—	—
ビタミン	水溶性	ビオチン（µg/日）	—	—	30	—	—	—	—	30	—	—
ビタミン	水溶性	ビタミンC（mg/日）	50	60	—	—	—	50	60	—	—	—
ミネラル	多量	ナトリウム（mg/日）	—	—	—	—	—	—	—	—	—	—
ミネラル	多量	（食塩相当量）（g/日）	—	—	—	—	4.5未満	—	—	—	—	4.5未満
ミネラル	多量	カリウム（mg/日）	—	—	1,300	—	1,800以上	—	—	1,200	—	1,800以上
ミネラル	多量	カルシウム（mg/日）	500	600	—	—	—	450	550	—	—	—
ミネラル	多量	マグネシウム（mg/日）[5]	110	130	—	—	—	110	130	—	—	—
ミネラル	多量	リン（mg/日）	—	—	900	—	—	—	—	800	—	—
ミネラル	微量	鉄（mg/日）	5.0	5.5	—	30	—	4.5	5.5	—	30	—
ミネラル	微量	亜鉛（mg/日）	4	5	—	—	—	3	4	—	—	—
ミネラル	微量	銅（mg/日）	0.4	0.4	—	—	—	0.4	0.4	—	—	—
ミネラル	微量	マンガン（mg/日）	—	—	2.0	—	—	—	—	2.0	—	—
ミネラル	微量	ヨウ素（µg/日）	55	75	—	550	—	55	75	—	550	—
ミネラル	微量	セレン（µg/日）	15	15	—	150	—	15	15	—	150	—
ミネラル	微量	クロム（µg/日）	—	—	—	—	—	—	—	—	—	—
ミネラル	微量	モリブデン（µg/日）	10	15	—	—	—	10	15	—	—	—

1：範囲に関しては、おおむねの値を示したものであり、弾力的に運用すること。
2：推定平均必要量、推奨量はプロビタミンAカロテノイドを含む。耐容上限量は、プロビタミンAカロテノイドを含まない。
3：α-トコフェロールについて算定した。α-トコフェロール以外のビタミンEは含んでいない。
4：耐容上限量は、ニコチンアミドの重量（mg/日）、（　）内はニコチン酸の重量（mg/日）。
5：通常の食品以外からの摂取量の耐容上限量は、小児では5 mg/kg体重/日とした。通常の食品からの摂取の場合、耐容上限量は設定しない。

小児（8～9歳）の推定エネルギー必要量（再掲）

	男児			女児		
身体活動レベル	Ⅰ	Ⅱ	Ⅲ	Ⅰ	Ⅱ	Ⅲ
エネルギー（kcal/日）	1,600	1,850	2,100	1,500	1,700	1,900

小児（8～9歳）の食事摂取基準（再掲）

栄養素			男児					女児				
			推定平均必要量	推奨量	目安量	耐容上限量	目標量	推定平均必要量	推奨量	目安量	耐容上限量	目標量
たんぱく質（g/日）			30	40	—	—	—	30	40	—	—	—
		（%エネルギー）	—	—	—	—	13～20[1]	—	—	—	—	13～20[1]
脂質		脂質（%エネルギー）	—	—	—	—	20～30[1]	—	—	—	—	20～30[1]
		飽和脂肪酸（%エネルギー）	—	—	—	—	10以下[1]	—	—	—	—	10以下[1]
		n-6系脂肪酸（g/日）	—	—	8	—	—	—	—	7	—	—
		n-3系脂肪酸（g/日）	—	—	1.5	—	—	—	—	1.3	—	—
炭水化物		炭水化物（%エネルギー）	—	—	—	—	50～65[1]	—	—	—	—	50～65[1]
		食物繊維（g/日）	—	—	—	—	11以上	—	—	—	—	11以上
ビタミン	脂溶性	ビタミンA（μgRAE/日）[2]	350	500	—	1,200	—	350	500	—	1,500	—
		ビタミンD（μg/日）	—	—	5.0	40	—	—	—	6.0	40	—
		ビタミンE（mg/日）[3]	—	—	5.0	350	—	—	—	5.0	350	—
		ビタミンK（μg/日）	—	—	90	—	—	—	—	110	—	—
	水溶性	ビタミンB_1（mg/日）	0.8	1.0	—	—	—	0.8	0.9	—	—	—
		ビタミンB_2（mg/日）	0.9	1.1	—	—	—	0.9	1.0	—	—	—
		ナイアシン（mgNE/日）[4]	9	11	—	150（35）	—	8	10	—	150（35）	—
		ビタミンB_6（mg/日）	0.8	0.9	—	25	—	0.8	0.9	—	25	—
		ビタミンB_{12}（μg/日）	1.3	1.6	—	—	—	1.3	1.6	—	—	—
		葉酸（μg/日）	130	160	—	500	—	130	160	—	500	—
		パントテン酸（mg/日）	—	—	6	—	—	—	—	5	—	—
		ビオチン（μg/日）	—	—	30	—	—	—	—	30	—	—
		ビタミンC（mg/日）	60	70	—	—	—	60	70	—	—	—
ミネラル	多量	ナトリウム（mg/日）	—	—	—	—	—	—	—	—	—	—
		（食塩相当量）（g/日）	—	—	—	—	5.0未満	—	—	—	—	5.0未満
		カリウム（mg/日）	—	—	1,500	—	2,000以上	—	—	1,500	—	2,000以上
		カルシウム（mg/日）	550	650	—	—	—	600	750	—	—	—
		マグネシウム（mg/日）[5]	140	170	—	—	—	140	160	—	—	—
		リン（mg/日）	—	—	1,000	—	—	—	—	1,000	—	—
	微量	鉄（mg/日）	6.0	7.0	—	35	—	6.0	7.5	—	35	—
		亜鉛（mg/日）	5	6	—	—	—	4	5	—	—	—
		銅（mg/日）	0.4	0.5	—	—	—	0.4	0.5	—	—	—
		マンガン（mg/日）	—	—	2.5	—	—	—	—	2.5	—	—
		ヨウ素（μg/日）	65	90	—	700	—	65	90	—	700	—
		セレン（μg/日）	15	20	—	200	—	15	20	—	200	—
		クロム（μg/日）	—	—	—	—	—	—	—	—	—	—
		モリブデン（μg/日）	15	20	—	—	—	15	15	—	—	—

1：範囲に関しては、おおむねの値を示したものであり、弾力的に運用すること。
2：推定平均必要量、推奨量はプロビタミンAカロテノイドを含む。耐容上限量は、プロビタミンAカロテノイドを含まない。
3：α-トコフェロールについて算定した。α-トコフェロール以外のビタミンEは含んでいない。
4：耐容上限量は、ニコチンアミドの重量（mg/日）、（　）内はニコチン酸の重量（mg/日）。
5：通常の食品以外からの摂取量の耐容上限量は、小児では5 mg/kg体重/日とした。通常の食品からの摂取の場合、耐容上限量は設定しない。

小児（10～11歳）の推定エネルギー必要量（再掲）

	男児			女児		
身体活動レベル	Ⅰ	Ⅱ	Ⅲ	Ⅰ	Ⅱ	Ⅲ
エネルギー（kcal/日）	1,950	2,250	2,500	1,850	2,100	2,350

小児（10～11歳）の食事摂取基準（再掲）

栄養素			男児					女児				
			推定平均必要量	推奨量	目安量	耐容上限量	目標量	推定平均必要量	推奨量	目安量	耐容上限量	目標量
たんぱく質（g/日）			40	45	—	—	—	40	50	—	—	—
		（%エネルギー）	—	—	—	—	13～20[1]	—	—	—	—	13～20[1]
脂質		脂質（%エネルギー）	—	—	—	—	20～30[1]	—	—	—	—	20～30[1]
		飽和脂肪酸（%エネルギー）	—	—	—	—	10以下[1]	—	—	—	—	10以下[1]
		n-6系脂肪酸（g/日）	—	—	10	—	—	—	—	8	—	—
		n-3系脂肪酸（g/日）	—	—	1.6	—	—	—	—	1.6	—	—
炭水化物		炭水化物（%エネルギー）	—	—	—	—	50～65[1]	—	—	—	—	50～65[1]
		食物繊維（g/日）	—	—	—	—	13以上	—	—	—	—	13以上
ビタミン	脂溶性	ビタミンA（μgRAE/日）[2]	450	600	—	1,500	—	400	600	—	1,900	—
		ビタミンD（μg/日）	—	—	6.5	60	—	—	—	8.0	60	—
		ビタミンE（mg/日）[3]	—	—	5.5	450	—	—	—	5.5	450	—
		ビタミンK（μg/日）	—	—	110	—	—	—	—	140	—	—
	水溶性	ビタミンB_1（mg/日）	1.0	1.2	—	—	—	0.9	1.1	—	—	—
		ビタミンB_2（mg/日）	1.1	1.4	—	—	—	1.0	1.3	—	—	—
		ナイアシン（mgNE/日）[4]	11	13	—	200 (45)	—	10	10	—	150 (45)	—
		ビタミンB_6（mg/日）	1.0	1.1	—	30	—	1.0	1.1	—	30	—
		ビタミンB_{12}（μg/日）	1.6	1.9	—	—	—	1.6	1.9	—	—	—
		葉酸（μg/日）	160	190	—	700	—	160	190	—	700	—
		パントテン酸（mg/日）	—	—	6	—	—	—	—	6	—	—
		ビオチン（μg/日）	—	—	40	—	—	—	—	40	—	—
		ビタミンC（mg/日）	70	85	—	—	—	70	85	—	—	—
ミネラル	多量	ナトリウム（mg/日）	—	—	—	—	—	—	—	—	—	—
		（食塩相当量）（g/日）	—	—	—	—	6.0未満	—	—	—	—	6.0未満
		カリウム（mg/日）	—	—	1,800	—	2,200以上	—	—	1,800	—	2,000以上
		カルシウム（mg/日）	600	700	—	—	—	600	750	—	—	—
		マグネシウム（mg/日）[5]	180	210	—	—	—	180	220	—	—	—
		リン（mg/日）	—	—	1,100	—	—	—	—	1,000	—	—
	微量	鉄（mg/日）[6]	7.0	8.5	—	35	—	7.0 (10.0)	8.5 (12.0)	—	35	—
		亜鉛（mg/日）	6	7	—	—	—	5	6	—	—	—
		銅（mg/日）	0.5	0.6	—	—	—	0.5	0.6	—	—	—
		マンガン（mg/日）	—	—	3.0	—	—	—	—	3.0	—	—
		ヨウ素（μg/日）	80	110	—	900	—	80	110	—	900	—
		セレン（μg/日）	20	25	—	250	—	20	25	—	250	—
		クロム（μg/日）	—	—	—	—	—	—	—	—	—	—
		モリブデン（μg/日）	15	20	—	—	—	15	20	—	—	—

1：範囲に関しては、おおむねの値を示したものであり、弾力的に運用すること。
2：推定平均必要量、推奨量はプロビタミンAカロテノイドを含む。耐容上限量は、プロビタミンAカロテノイドを含まない。
3：α-トコフェロールについて算定した。α-トコフェロール以外のビタミンEは含んでいない。
4：耐容上限量は、ニコチンアミドの重量（mg/日）、（　）内はニコチン酸の重量（mg/日）。
5：通常の食品以外からの摂取量の耐容上限量は、小児では5 mg/kg体重/日とした。通常の食品からの摂取の場合、耐容上限量は設定しない。
6：女児の推定平均必要量、推奨量の（　）内は、月経血ありの値である。

小児（12～14歳）の推定エネルギー必要量（再掲）

	男児			女児		
身体活動レベル	Ⅰ	Ⅱ	Ⅲ	Ⅰ	Ⅱ	Ⅲ
エネルギー（kcal/日）	2,300	2,600	2,900	2,150	2,400	2,700

小児（12～14歳）の食事摂取基準（再掲）

栄養素			男児					女児				
			推定平均必要量	推奨量	目安量	耐容上限量	目標量	推定平均必要量	推奨量	目安量	耐容上限量	目標量
たんぱく質（g/日）			50	60	—	—	—	45	55	—	—	—
		（%エネルギー）	—	—	—	—	13～20[1]	—	—	—	—	13～20[1]
脂質		脂質（%エネルギー）	—	—	—	—	20～30[1]	—	—	—	—	20～30[1]
		飽和脂肪酸（%エネルギー）	—	—	—	—	10以下[1]	—	—	—	—	10以下[1]
		n-6系脂肪酸（g/日）	—	—	11	—	—	—	—	9	—	—
		n-3系脂肪酸（g/日）	—	—	1.9	—	—	—	—	1.6	—	—
炭水化物		炭水化物（%エネルギー）	—	—	—	—	50～65[1]	—	—	—	—	50～65[1]
		食物繊維（g/日）	—	—	—	—	17以上	—	—	—	—	17以上
ビタミン	脂溶性	ビタミンA（μgRAE/日）[2]	550	800	—	2,100	—	500	700	—	2,500	—
		ビタミンD（μg/日）	—	—	8.0	80	—	—	—	9.5	80	—
		ビタミンE（mg/日）[3]	—	—	6.5	650	—	—	—	6.0	600	—
		ビタミンK（μg/日）	—	—	140	—	—	—	—	170	—	—
	水溶性	ビタミンB_1（mg/日）	1.2	1.4	—	—	—	1.1	1.3	—	—	—
		ビタミンB_2（mg/日）	1.3	1.6	—	—	—	1.2	1.4	—	—	—
		ナイアシン（mgNE/日）[4]	12	15	—	250（60）	—	12	14	—	250（60）	—
		ビタミンB_6（mg/日）	1.2	1.4	—	40	—	1.0	1.3	—	40	—
		ビタミンB_{12}（μg/日）	2.0	2.4	—	—	—	2.0	2.4	—	—	—
		葉酸（μg/日）	200	240	—	900	—	200	240	—	900	—
		パントテン酸（mg/日）	—	—	7	—	—	—	—	6	—	—
		ビオチン（μg/日）	—	—	50	—	—	—	—	50	—	—
		ビタミンC（mg/日）	85	100	—	—	—	85	100	—	—	—
ミネラル	多量	ナトリウム（mg/日）	—	—	—	—	—	—	—	—	—	—
		（食塩相当量）（g/日）	—	—	—	—	7.0未満	—	—	—	—	6.5未満
		カリウム（mg/日）	—	—	2,300	—	2,400以上	—	—	1,900	—	2,400以上
		カルシウム（mg/日）	850	1,000	—	—	—	700	800	—	—	—
		マグネシウム（mg/日）[5]	250	290	—	—	—	240	290	—	—	—
		リン（mg/日）	—	—	1,200	—	—	—	—	1,000	—	—
	微量	鉄（mg/日）[6]	8.0	10.0	—	40	—	7.0（10.0）	8.5（12.0）	—	40	—
		亜鉛（mg/日）	9	10	—	—	—	7	8	—	—	—
		銅（mg/日）	0.7	0.8	—	—	—	0.6	0.8	—	—	—
		マンガン（mg/日）	—	—	4.0	—	—	—	—	4.0	—	—
		ヨウ素（μg/日）	95	140	—	2,000	—	95	140	—	2,000	—
		セレン（μg/日）	25	30	—	350	—	25	30	—	300	—
		クロム（μg/日）	—	—	—	—	—	—	—	—	—	—
		モリブデン（μg/日）	20	25	—	—	—	20	25	—	—	—

1：範囲に関しては、おおむねの値を示したものであり、弾力的に運用すること。
2：推定平均必要量、推奨量はプロビタミンAカロテノイドを含む。耐容上限量は、プロビタミンAカロテノイドを含まない。
3：α-トコフェロールについて算定した。α-トコフェロール以外のビタミンEは含んでいない。
4：耐容上限量は、ニコチンアミドの重量（mg/日）、（　）内はニコチン酸の重量（mg/日）。
5：通常の食品以外からの摂取量の耐容上限量は、小児では5 mg/kg体重/日とした。通常の食品からの摂取の場合、耐容上限量は設定しない。
6：女児の推定平均必要量、推奨量の（　）内は、月経血ありの値である。

小児（15～17歳）の推定エネルギー必要量（再掲）

	男児			女児		
身体活動レベル	Ⅰ	Ⅱ	Ⅲ	Ⅰ	Ⅱ	Ⅲ
エネルギー（kcal/日）	2,500	2,800	3,150	2,050	2,300	2,550

小児（15～17歳）の食事摂取基準（再掲）

栄養素			男児					女児				
			推定平均必要量	推奨量	目安量	耐容上限量	目標量	推定平均必要量	推奨量	目安量	耐容上限量	目標量
たんぱく質（g/日）			50	65	—	—	—	45	55	—	—	—
		（%エネルギー）	—	—	—	—	13～20[1]	—	—	—	—	13～20[1]
脂質		脂質（%エネルギー）	—	—	—	—	20～30[1]	—	—	—	—	20～30[1]
		飽和脂肪酸（%エネルギー）	—	—	—	—	8以下[1]	—	—	—	—	8以下[1]
		n-6系脂肪酸（g/日）	—	—	13	—	—	—	—	9	—	—
		n-3系脂肪酸（g/日）	—	—	2.1	—	—	—	—	1.6	—	—
炭水化物		炭水化物（%エネルギー）	—	—	—	—	50～65[1]	—	—	—	—	50～65[1]
		食物繊維（g/日）	—	—	—	—	19以上	—	—	—	—	18以上
ビタミン	脂溶性	ビタミンA（μgRAE/日）[2]	650	900	—	2,500	—	500	650	—	2,800	—
		ビタミンD（μg/日）	—	—	9.0	90	—	—	—	8.5	90	—
		ビタミンE（mg/日）[3]	—	—	7.0	750	—	—	—	5.5	650	—
		ビタミンK（μg/日）	—	—	160	—	—	—	—	150	—	—
	水溶性	ビタミンB_1（mg/日）	1.3	1.5	—	—	—	1.0	1.2	—	—	—
		ビタミンB_2（mg/日）	1.4	1.7	—	—	—	1.2	1.4	—	—	—
		ナイアシン（mgNE/日）[4]	14	17	—	300 (70)	—	11	13	—	250 (65)	—
		ビタミンB_6（mg/日）	1.2	1.5	—	50	—	1.0	1.3	—	45	—
		ビタミンB_{12}（μg/日）	2.0	2.4	—	—	—	2.0	2.4	—	—	—
		葉酸（μg/日）	220	240	—	900	—	200	240	—	900	—
		パントテン酸（mg/日）	—	—	7	—	—	—	—	6	—	—
		ビオチン（μg/日）	—	—	50	—	—	—	—	50	—	—
		ビタミンC（mg/日）	85	100	—	—	—	85	100	—	—	—
ミネラル	多量	ナトリウム（mg/日）	—	—	—	—	—	—	—	—	—	—
		（食塩相当量）（g/日）	—	—	—	—	7.5未満	—	—	—	—	6.5未満
		カリウム（mg/日）	—	—	2,700	—	3,000以上	—	—	2,000	—	2,600以上
		カルシウム（mg/日）	650	800	—	—	—	550	650	—	—	—
		マグネシウム（mg/日）[5]	300	360	—	—	—	260	310	—	—	—
		リン（mg/日）	—	—	1,200	—	—	—	—	900	—	—
	微量	鉄（mg/日）[6]	8.0	10.0	—	50	—	5.5 (8.5)	7.0 (10.5)	—	40	—
		亜鉛（mg/日）	10	12	—	—	—	7	8	—	—	—
		銅（mg/日）	0.8	0.9	—	—	—	0.6	0.7	—	—	—
		マンガン（mg/日）	—	—	4.5	—	—	—	—	3.5	—	—
		ヨウ素（μg/日）	100	140	—	3,000	—	100	140	—	3,000	—
		セレン（μg/日）	30	35	—	400	—	20	25	—	350	—
		クロム（μg/日）	—	—	—	—	—	—	—	—	—	—
		モリブデン（μg/日）	25	30	—	—	—	20	25	—	—	—

1：範囲に関しては、おおむねの値を示したものであり、弾力的に運用すること。
2：推定平均必要量、推奨量はプロビタミンAカロテノイドを含む。耐容上限量は、プロビタミンAカロテノイドを含まない。
3：α-トコフェロールについて算定した。α-トコフェロール以外のビタミンEは含んでいない。
4：耐容上限量は、ニコチンアミドの重量（mg/日）、（　）内はニコチン酸の重量（mg/日）。
5：通常の食品以外からの摂取量の耐容上限量は、小児では5mg/kg体重/日とした。通常の食品からの摂取の場合、耐容上限量は設定しない。
6：女子の推定平均必要量、推奨量の（　）内は、月経血ありの値である。

高齢者の様々な低栄養の要因

1．社会的要因
独居、介護力不足・ネグレクト、孤独感、貧困
2．精神的心理的要因
認知機能障害、うつ、誤嚥・窒息の恐怖
3．加齢の関与
嗅覚、味覚障害、食欲低下
4．疾病要因
臓器不全、炎症・悪性腫瘍、疼痛、義歯など口腔内の問題、薬物副作用、咀嚼・嚥下障害、日常生活動作障害、消化管の問題（下痢・便秘）
5．その他
不適切な食形態の問題、栄養に関する誤認識、医療者の誤った指導

Fried らのフレイルの定義

1．体重減少
2．疲労感
3．活動度の減少
4．身体機能の減弱（歩行速度の低下）
5．筋力の低下（握力の低下）

上記の5項目中3項目以上該当すればフレイルと診断される

サルコペニアの定義

1．筋肉量減少
2．筋力低下（握力など）
3．身体能力の低下（歩行速度など）

診断は、上記の項目1に加え、項目2または項目3を併せ持つ場合にサルコペニアと診断される。

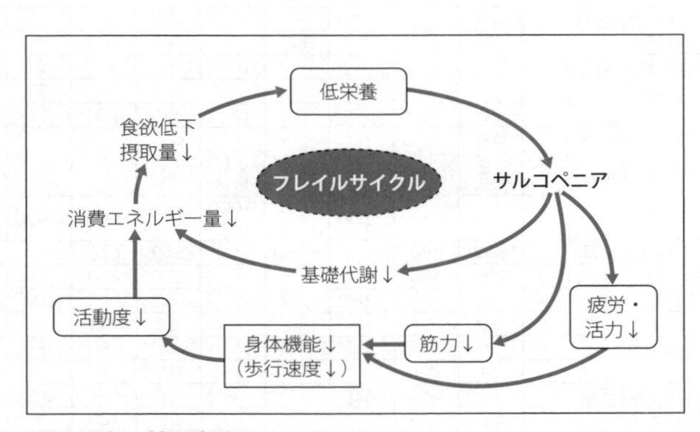

フレイル・サイクル

高齢者（65～74歳）の推定エネルギー必要量（再掲）

	男性			女性		
身体活動レベル	Ⅰ	Ⅱ	Ⅲ	Ⅰ	Ⅱ	Ⅲ
エネルギー (kcal/日)	2,050	2,400	2,750	1,550	1,850	2,100

高齢者（65～74歳）の食事摂取基準（再掲）

栄養素			男性					女性				
			推定平均必要量	推奨量	目安量	耐容上限量	目標量	推定平均必要量	推奨量	目安量	耐容上限量	目標量
たんぱく質（g/日）[1]			50	60	—	—	—	40	50	—	—	—
		（%エネルギー）	—	—	—	—	15～20[2]	—	—	—	—	15～20[2]
脂質		脂質（%エネルギー）	—	—	—	—	20～30[2]	—	—	—	—	20～30[2]
脂質		飽和脂肪酸（%エネルギー）	—	—	—	—	7以下[2]	—	—	—	—	7以下[2]
脂質		n-6系脂肪酸（g/日）	—	—	9	—	—	—	—	8	—	—
脂質		n-3系脂肪酸（g/日）	—	—	2.2	—	—	—	—	2.0	—	—
炭水化物		炭水化物（%エネルギー）	—	—	—	—	50～65[2]	—	—	—	—	50～65[2]
炭水化物		食物繊維（g/日）	—	—	—	—	20以上	—	—	—	—	17以上
ビタミン	脂溶性	ビタミンA（μgRAE/日）[3]	600	850	—	2,700	—	500	700	—	2,700	—
ビタミン	脂溶性	ビタミンD（μg/日）	—	—	8.5	100	—	—	—	8.5	100	—
ビタミン	脂溶性	ビタミンE（mg/日）[4]	—	—	7.0	850	—	—	—	6.5	650	—
ビタミン	脂溶性	ビタミンK（μg/日）	—	—	150	—	—	—	—	150	—	—
ビタミン	水溶性	ビタミンB_1（mg/日）	1.1	1.3	—	—	—	0.9	1.1	—	—	—
ビタミン	水溶性	ビタミンB_2（mg/日）	1.2	1.5	—	—	—	1.0	1.2	—	—	—
ビタミン	水溶性	ナイアシン（mgNE/日）[5]	12	14	—	300 (80)	—	9	11	—	250 (65)	—
ビタミン	水溶性	ビタミンB_6（mg/日）	1.1	1.4	—	50	—	1.0	1.1	—	40	—
ビタミン	水溶性	ビタミンB_{12}（μg/日）	2.0	2.4	—	—	—	2.0	2.4	—	—	—
ビタミン	水溶性	葉酸（μg/日）	200	240	—	900	—	200	240	—	900	—
ビタミン	水溶性	パントテン酸（mg/日）	—	—	6	—	—	—	—	5	—	—
ビタミン	水溶性	ビオチン（μg/日）	—	—	50	—	—	—	—	50	—	—
ビタミン	水溶性	ビタミンC（mg/日）	80	100	—	—	—	80	100	—	—	—
ミネラル	多量	ナトリウム（mg/日）	600	—	—	—	—	600	—	—	—	—
ミネラル	多量	（食塩相当量）（g/日）	1.5	—	—	—	7.5未満	1.5	—	—	—	6.5未満
ミネラル	多量	カリウム（mg/日）	—	—	2,500	—	3,000以上	—	—	2,000	—	2,600以上
ミネラル	多量	カルシウム（mg/日）	600	750	—	2,500	—	550	650	—	2,500	—
ミネラル	多量	マグネシウム（mg/日）[6]	290	350	—	—	—	230	280	—	—	—
ミネラル	多量	リン（mg/日）	—	—	1,000	3,000	—	—	—	800	3,000	—
ミネラル	微量	鉄（mg/日）	6.0	7.5	—	50	—	5.0	6.0	—	40	—
ミネラル	微量	亜鉛（mg/日）	9	11	—	40	—	7	8	—	35	—
ミネラル	微量	銅（mg/日）	0.7	0.9	—	7	—	0.6	0.7	—	7	—
ミネラル	微量	マンガン（mg/日）	—	—	4.0	11	—	—	—	3.5	11	—
ミネラル	微量	ヨウ素（μg/日）	95	130	—	3,000	—	95	130	—	3,000	—
ミネラル	微量	セレン（μg/日）	25	30	—	450	—	20	25	—	350	—
ミネラル	微量	クロム（μg/日）	—	—	10	500	—	—	—	10	500	—
ミネラル	微量	モリブデン（μg/日）	20	30	—	600	—	20	25	—	500	—

1：65歳以上の高齢者について、フレイル予防を目的とした量を定めることは難しいが、身長・体重が参照体位に比べて小さい者や、特に75歳以上であって加齢に伴い身体活動量が大きく低下した者など、必要エネルギー摂取量が低い者では、下限が推奨量を下回る場合があり得る。この場合でも、下限は推奨量以上とすることが望ましい。
2：範囲に関しては、おおむねの値を示したものであり、弾力的に運用すること。
3：推定平均必要量、推奨量はプロビタミンAカロテノイドを含む。耐容上限量は、プロビタミンAカロテノイドを含まない。
4：α-トコフェロールについて算定した。α-トコフェロール以外のビタミンEは含んでいない。
5：耐容上限量はニコチンアミドの重量（mg/日）、（　）内はニコチン酸の重量（mg/日）。
6：通常の食品以外からの摂取量の耐容上限量は、成人の場合350 mg/日とした。通常の食品からの摂取の場合、耐容上限量は設定しない。

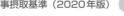

高齢者（75歳以上）の推定エネルギー必要量（再掲）[1]

	男性			女性		
身体活動レベル	Ⅰ	Ⅱ	Ⅲ	Ⅰ	Ⅱ	Ⅲ
エネルギー（kcal/日）	1,800	2,100	—	1,400	1,650	—

1：レベルⅡは自立している者、レベルⅠは自宅にいてほとんど外出しない者に相当する。レベルⅠは高齢者施設で自立に近い状態で過ごしている者にも適用できる値である。

高齢者（75歳以上）の食事摂取基準（再掲）

栄養素			男性					女性				
			推定平均必要量	推奨量	目安量	耐容上限量	目標量	推定平均必要量	推奨量	目安量	耐容上限量	目標量
たんぱく質（g/日）[1]			50	60	—	—	—	40	50	—	—	—
		（%エネルギー）	—	—	—	—	15～20[2]	—	—	—	—	15～20[2]
脂質		脂質（%エネルギー）	—	—	—	—	20～30[2]	—	—	—	—	20～30[2]
脂質		飽和脂肪酸（%エネルギー）	—	—	—	—	7以下[2]	—	—	—	—	7以下[2]
脂質		n-6系脂肪酸（g/日）	—	—	8	—	—	—	—	7	—	—
脂質		n-3系脂肪酸（g/日）	—	—	2.1	—	—	—	—	1.8	—	—
炭水化物		炭水化物（%エネルギー）	—	—	—	—	50～65[2]	—	—	—	—	50～65[2]
炭水化物		食物繊維（g/日）	—	—	—	—	20以上	—	—	—	—	17以上
ビタミン	脂溶性	ビタミンA（μgRAE/日）[3]	550	800	—	2,700	—	450	650	—	2,700	—
ビタミン	脂溶性	ビタミンD（μg/日）	—	—	8.5	100	—	—	—	8.5	100	—
ビタミン	脂溶性	ビタミンE（mg/日）[4]	—	—	6.5	750	—	—	—	6.5	650	—
ビタミン	脂溶性	ビタミンK（μg/日）	—	—	150	—	—	—	—	150	—	—
ビタミン	水溶性	ビタミンB_1（mg/日）	1.0	1.2	—	—	—	0.8	0.9	—	—	—
ビタミン	水溶性	ビタミンB_2（mg/日）	1.1	1.3	—	—	—	0.9	1.0	—	—	—
ビタミン	水溶性	ナイアシン（mgNE/日）[5]	11	13	—	300（75）	—	9	10	—	250（60）	—
ビタミン	水溶性	ビタミンB_6（mg/日）	1.1	1.4	—	50	—	1.0	1.1	—	40	—
ビタミン	水溶性	ビタミンB_{12}（μg/日）	2.0	2.4	—	—	—	2.0	2.4	—	—	—
ビタミン	水溶性	葉酸（μg/日）	200	240	—	900	—	200	240	—	900	—
ビタミン	水溶性	パントテン酸（mg/日）	—	—	6	—	—	—	—	5	—	—
ビタミン	水溶性	ビオチン（μg/日）	—	—	50	—	—	—	—	50	—	—
ビタミン	水溶性	ビタミンC（mg/日）	80	100	—	—	—	80	100	—	—	—
ミネラル	多量	ナトリウム（mg/日）	600	—	—	—	—	600	—	—	—	—
ミネラル	多量	（食塩相当量）（g/日）	1.5	—	—	—	7.5未満	1.5	—	—	—	6.5未満
ミネラル	多量	カリウム（mg/日）	—	—	2,500	—	3,000以上	—	—	2,000	—	2,600以上
ミネラル	多量	カルシウム（mg/日）	600	700	—	2,500	—	500	600	—	2,500	—
ミネラル	多量	マグネシウム（mg/日）[6]	270	320	—	—	—	220	260	—	—	—
ミネラル	多量	リン（mg/日）	—	—	1,000	3,000	—	—	—	800	3,000	—
ミネラル	微量	鉄（mg/日）	6.0	7.0	—	50	—	5.0	6.0	—	40	—
ミネラル	微量	亜鉛（mg/日）	9	10	—	40	—	6	8	—	30	—
ミネラル	微量	銅（mg/日）	0.7	0.8	—	7	—	0.6	0.7	—	7	—
ミネラル	微量	マンガン（mg/日）	—	—	4.0	11	—	—	—	3.5	11	—
ミネラル	微量	ヨウ素（μg/日）	95	130	—	3,000	—	95	130	—	3,000	—
ミネラル	微量	セレン（μg/日）	25	30	—	400	—	20	25	—	350	—
ミネラル	微量	クロム（μg/日）	—	—	10	500	—	—	—	10	500	—
ミネラル	微量	モリブデン（μg/日）	20	25	—	600	—	20	25	—	500	—

1：65歳以上の高齢者について、フレイル予防を目的とした量を定めることは難しいが、身長・体重が参照体位に比べて小さい者や、特に75歳以上であって加齢に伴い身体活動量が大きく低下した者など、必要エネルギー摂取量が低い者では、下限が推奨量を下回る場合があり得る。この場合でも、下限は推奨量以上とすることが望ましい。
2：範囲に関しては、おおむねの値を示したものであり、弾力的に運用すること。
3：推定平均必要量、推奨量はプロビタミンAカロテノイドを含む。耐容上限量は、プロビタミンAカロテノイドを含まない。
4：α-トコフェロールについて算定した。α-トコフェロール以外のビタミンEは含んでいない。
5：耐容上限量は、ニコチンアミドの重量（mg/日）、（ ）内はニコチン酸の重量（mg/日）。
6：通常の食品以外からの摂取量の耐容上限量は、成人の場合350 mg/日とした。通常の食品からの摂取の場合、耐容上限量は設定しない。

2 学校給食摂取基準

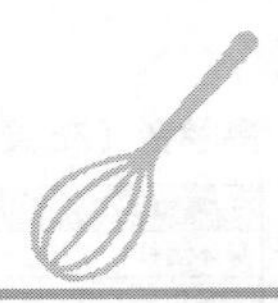

学校給食摂取基準は、学校給食における児童または生徒1人1回当たりの各栄養素の摂取基準値等を示したものである。文部科学大臣が定め、学校の設置者が実施する。

平成20（2008）年6月に学校給食法が改正され、学校給食の目標として、新たに、適切な栄養の摂取による健康の保持増進を図ること等が加わった。この改正により、「学校給食実施基準」が改正され、従前の平均栄養所要量に代わる「学校給食摂取基準」が定められた。平成21（2009）年4月1日から施行されている。

学校給食実施基準は、令和3（2021）年2月に一部改正され、4月1日から施行された。新基準は「日本人の食事摂取基準（2020年版）」、「食事摂取基準を用いた食生活改善に資するエビデンスの構築に関する研究（食事状況調査）」および「食事状況調査」の調査結果より算出した、小学3年生・5年生・中学2年生が昼食である学校給食において摂取することが期待される栄養量（昼食必要摂取量）を踏まえた内容となっている。

1 学校給食摂取基準の概要

学校給食摂取基準

学校給食摂取基準については、**表2-9**に掲げる基準による。

基準設定の基本的な考え方

学校給食摂取基準は、厚生労働省が定めた食事摂取基準を参考とし、その考え方を踏まえるとともに、平成26（2014）年に行った食事状況調査の調査結果を勘案し、児童生徒の健康の増進および食育の推進を図るために望ましい栄養量を算出したものである。

各栄養素の基準値については、日本人の食事摂取基準（2020年版）が定めた目標量（DG）または推奨量（RDA）の3分の1とすることを基本とした。不足または摂取過剰が考えられる栄養素については、推奨量または目標量に対する割合を定め、基準値を設定した。なお、学校給食摂取基準は児童生徒1人1回当たりの全国的な平均値を示すものである。適用に当たっては、

表 2-9　学校給食において摂取すべき各栄養素の基準値等

区分	幼児	児童			生徒	
	5歳	6～7歳	8～9歳	10～11歳	12～14歳	15～17歳
エネルギー（kcal）	490	530	650	780	830	860
たんぱく質(%エネルギー)	13 ～ 20					
脂質（%エネルギー）	20 ～ 30					
食物繊維（g）	3 以上	4 以上	4.5 以上	5 以上	7 以上	7.5 以上
ビタミンA（μgRAE）	190	160	200	240	300	310
ビタミンB_1（mg）	0.3	0.3	0.4	0.5	0.5	0.5
ビタミンB_2（mg）	0.3	0.4	0.4	0.5	0.6	0.6
ビタミンC（mg）	15	20	25	30	35	35
ナトリウム（食塩相当量）（g）	1.5 未満	1.5 未満	2 未満	2 未満	2.5 未満	2.5 未満
カルシウム（mg）	290	290	350	360	450	360
マグネシウム（mg）	30	40	50	70	120	130
鉄（mg）	2	2	3	3.5	4.5	4

注　表に掲げるもののほか、亜鉛についても示した摂取について配慮すること。
　　亜鉛…幼児(5歳)：1 mg、児童(6～ 11 歳)：2 mg、生徒(12 ～ 17 歳)：3 mg
文部科学省　学校給食における児童生徒の食事摂取基準策定に関する調査研究協力者会議(令和２年 12月)「学校給食摂取基準の策定について(報告)」より

個々の児童生徒の健康状態および生活活動等の実態並びに地域の実情等に十分に配慮し、弾力的に適用することが必要である。また、本基準は、男女比１：１で算定したため、各学校においては、実態に合わせてその比率に配慮することも必要である。

各栄養素等の基準値の設定

1．エネルギー

文部科学省が毎年実施する学校保健統計調査の平均身長から求めた標準体重と身体活動レベルのレベルⅡ（ふつう）を用いて、推定エネルギー必要量の３分の１を算出したところ、昼食必要摂取量の中央値との差も少なく四分位範囲内であるため、学校保健統計調査により算出したエネルギーを基準値とした。

なお、性別、年齢、体重、身長、身体活動レベルなど、必要なエネルギーには個人差があることから、成長曲線に照らして成長の程度を考慮するなど、個々に応じて弾力的に運用することが求められる。

2．たんぱく質

食事摂取基準の目標量を用いることとし、学校給食による摂取エネルギー全体の13～20%エネルギーを学校給食の基準値とした。

3．脂質

食事摂取基準の目標量を用いることとし、学校給食による摂取エネルギー全体の20～30%エネルギーを学校給食の基準値とした。

4．ミネラル

●ナトリウム（食塩相当量）

昼食必要摂取量で摂ることが許容される値の四分位範囲の最高値を用いても献立作成上味付けが困難となることから、食事摂取基準の目標量の３分の１未満を学校給食の基準値とした。

●カルシウム

昼食必要摂取量の中央値は、食事摂取基準の推奨量の50%を超えているが、献立作成の実情に鑑み、四分位範囲内で、食事摂取基準の推奨量の50%を学校給食の基準値とした。

●マグネシウム

昼食必要摂取量の中央値は、小学生は食事摂取基準の推奨量の３分の１以下であるが、中学生は約40%である。このため、小学生以下については、食事摂取基準の推奨量の３分の１程度を、中学生以上については40%を学校給食の基準値とした。

●鉄

昼食必要摂取量の中央値は、小学生は食事摂取基準の推奨量の約40%であるが、中学生は40%を超えている。献立作成の実情に鑑み、四分位範囲内で、食事摂取基準の推奨量の40%を学校給食の基準値とした。

●亜鉛

昼食必要摂取量の中央値は、食事摂取基準の推奨量の３分の１以下であるが、望ましい献立としての栄養バランスの観点から、食事摂取基準の推奨量の３分の１を学校給食において配慮すべき値とした。

5．ビタミン

●ビタミンA

昼食必要摂取量の中央値は、食事摂取基準の推奨量の40%を超えているが、献立作成の実情に鑑み、四分位範囲内で、食事摂取基準の推奨量の40%を学校給食の基準値とした。

●ビタミンB_1

昼食必要摂取量の中央値は、食事摂取基準の推奨量の約40%であり、

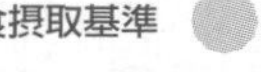

食事摂取基準の推奨量の40%を学校給食の基準値とした。

●ビタミンB_2

昼食必要摂取量の中央値は、食事摂取基準の推奨量の約40%であり、食事摂取基準の推奨量の40%を学校給食の基準値とした。

●ビタミンC

昼食必要摂取量の中央値は、食事摂取基準の推奨量の３分の１以下であるが、望ましい献立としての栄養バランスの観点から、四分位範囲内で、食事摂取基準の推奨量の３分の１を学校給食の基準値とした。

6．食物繊維

昼食必要摂取量の中央値は、小学３年生は食事摂取基準の目標量の約40%、小学５年生は約３分の１であるが、中学２年生は40%を超えている。献立作成の実情に鑑み、四分位範囲内で、食事摂取基準の目標量の40%以上を学校給食の基準値とした。

2 特別支援学校における食事内容の改善について

学校給食摂取基準の適用に当たって

特別支援学校の児童生徒については、障害の種類と程度が多様であり、身体活動レベルもさまざまであることから、学校給食摂取基準の適用に当たっては、児童生徒の個々の健康や生活活動等の実態並びに地域の実情等に十分配慮し、弾力的に運用するとともに次の点に留意する。

①障害のある児童生徒が無理なく食べられるような献立および調理について十分配慮すること。

②食に関する指導の教材として、学校給食が障害に応じた効果的な教材となるよう創意工夫に努めること。

食事管理

特別支援学校における児童生徒に対する食事の管理については、家庭や寄宿舎における食生活や病院における食事と密接に関連していることから、学級担任、栄養教諭、学校栄養職員、養護教諭、学校医、主治医および保護者等の関係者が連携し、共通理解を図りながら、児童生徒の生活習慣全体を視野に入れた食事管理に努める。

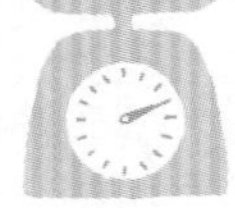

3 日本食品標準成分表 2020年版（八訂）

日本食品標準成分表は、わが国において常用される食品について標準的な成分値を、１食品１標準成分値を原則として可食部100 g当たりの数値で収載するものである。学校給食等の集団給食や栄養指導の場、一般家庭、教育・研究面において活用されているほか、行政では日本人の食事摂取基準、国民健康・栄養調査、食料需給表、食品規格基準等の作成等に際しての基礎資料となる。

食品成分表は、平成12（2000）年以降、５年おきに全面改訂を行っている。ただし、食品成分表に収載する食品の成分分析や収載する成分値の追加・変更の検討は、改訂のない中間年においても継続的に実施されている。

主な改訂のポイント

令和2（2020）年12月に公表された日本食品標準成分表2020年版（八訂）は、食品成分表2015年版以来5年ぶりの全面改訂版である（**表2-10**）。特徴は次のとおりである。

- 食品成分表2015年版に七訂追補等で新たに収載または成分値を変更した食品の成分値をすべて反映するとともに、食品成分表2015年版において、他の食品からの計算等により成分値を推計していた食品の成分値について、七訂追補等での原材料となる食品の成分値の変更等を踏まえた変更を行い、全体の整合を図った。
- 食品成分表2015年版以降の主要な一般成分に対する組成に基づく成分値の充実を踏まえ、これまで食品毎に修正Atwater係数等の種々のエネルギー換算係数を乗じて算出していたエネルギーについて、FAO/INFOODSが推奨する組成成分を用いる計算方法を導入して、エネルギー値の科学的推計の改善を図った。
- このほか、調理後の食品に対する栄養推計の一助とするため、調理の概要と質量変化の記録および18群に収載する調理済み流通食品の成分値等の情報の充実を図った。

1 日本食品標準成分表の概要

食品成分表の目的と性格

●**目的**：国民が日常摂取する食品の成分を明らかにすることは、国民の健康の維持、増進を図るうえできわめて重要であり、また、食料の安定供給を

表 2-10　日本食品標準成分表の沿革

名　称	公表年	食品数	成分項目数
日本食品標準成分表	昭和 25 (1950) 年	538	14
改訂日本食品標準成分表	昭和 29 (1954) 年	695	15
三訂日本食品標準成分表	昭和 38 (1963) 年	878	19
四訂日本食品標準成分表	昭和 57 (1982) 年	1,621	19
五訂日本食品標準成分表―新規食品編	平成 9 (1997) 年	213	36
五訂日本食品標準成分表	平成 12 (2000) 年	1,882	36
五訂増補日本食品標準成分表	平成 17 (2005) 年	1,878	43
日本食品標準成分表2010	平成 22 (2010) 年	1,878	50
日本食品標準成分表 2015 年版（七訂）	平成 27 (2015) 年	2,191	52
日本食品標準成分表 2015 年版（七訂）追補 2016 年	平成 28 (2016) 年	2,222	53
日本食品標準成分表 2015 年版（七訂）追補 2017 年	平成 29 (2017) 年	2,236	53
日本食品標準成分表 2015 年版（七訂）追補 2018 年	平成 30 (2018) 年	2,294	54
日本食品標準成分表 2015 年版（七訂）データ更新 2019 年	令和元（2019）年	2,375	54
日本食品標準成分表 2020 年版（八訂）	令和 2（2020）年	2,478	54

（注）食品成分表の策定に当たっては、初版から今回改訂に至るまでのそれぞれの時点において最適な分析方法を用いている。したがって、この間の技術の進歩等により、分析方法等に違いがある。また、分析に用いた試料についても、それぞれの時点において一般に入手できるものを選定しているため、同一のものではなく、品種等の違いもある。このため、食品名が同一であっても、各版の間における成分値の比較は適当ではないことがある。

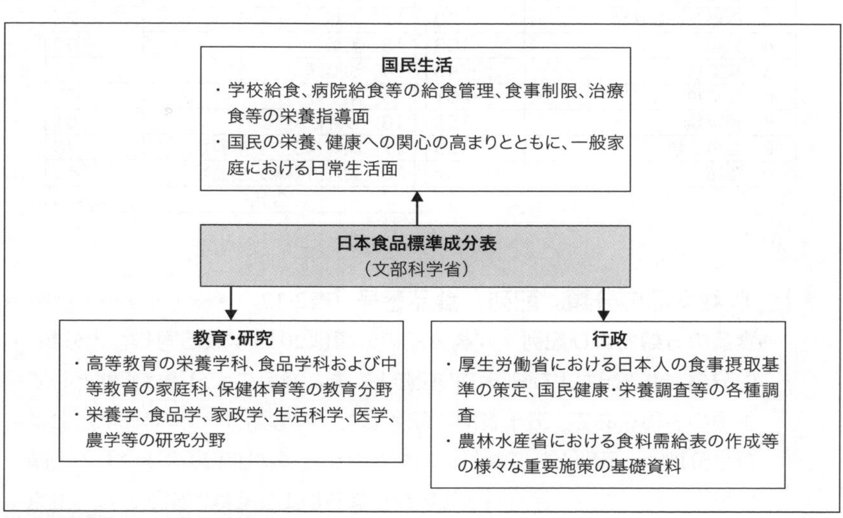

図 2-12　食品成分表の活用

確保するための計画を策定する基礎としても必要不可欠である。日本食品標準成分表は、昭和25（1950）年に初めて公表されて以降、食品成分に関する基礎データとして、幅広い利用に供することを目的としている（**図2-12**）。平成13（2001）年の省庁再編後は、文部科学省が引き継いでいる。

●**性格**：食品の成分値は、品種、生産環境、加工方法等の相違により変動幅があるが、食品成分表においては年間を通じて普通に摂取する場合の全国的な代表値を表すという概念に基づき、1食品1標準成分値を原則として収載している。

2 日本食品標準成分表2020年版（八訂）の概要

収載食品の概要および食品群の分類と配列

収載食品については、一部食品名および分類の変更を行っている。収載食品数は、2015年版より287食品増加し、2,478食品となっている。

2020年版での食品群の名称と配列は**表2-11**のとおりである。

表2-11 **食品群別収載食品数**

食品群	食品数	食品群	食品数
1 穀類	205	10 魚介類	453
2 いも及びでん粉類	70	11 肉類	310
3 砂糖及び甘味類	30	12 卵類	23
4 豆類	108	13 乳類	59
5 種実類	46	14 油脂類	34
6 野菜類	401	15 菓子類	185
7 果実類	183	16 し好飲料類	61
8 きのこ類	55	17 調味料及び香辛料類	148
9 藻類	57	18 調理済み流通食品類	50
		合計	2,478

収載食品の分類、配列、食品番号（表2-12）

●**食品の分類および配列**：収載食品の分類は2015年版と同じく大分類、中分類、小分類および細分の四段階とした。食品の大分類は原則として生物の名称をあて、五十音順に配列した。中分類（[ ] で表示）および小分類は、原則として原材料的なものから順次加工度の高いものの順に配列した。なお、原材料が複数からなる加工食品は、原則として主原材料の位置に配列した。

表2-12　食品の分類、配列、食品番号の表示例

食品番号	食品群	区分	大分類	中分類	小分類	細分
	穀類	―	あわ	―	精白粒	―
01002	01	―	―	―	002	―
	穀類	―	こむぎ	［小麦粉］	強力粉	1等
01020	01	―	―	―	―	020
	魚介類	（かに類）	がざみ	―	生	―
10332	10	―	―	―	332	―

●**食品番号**：食品番号は5桁とし、初めの2桁は食品群にあて、次の3桁を小分類または細分にあてた。なお、食品番号は、五訂成分表（2000年）編集時に収載順に付番したものを基礎としており、その後に新たに追加された食品に対しては、食品群ごとに、下3桁の連番を付している。

収載成分の項目

2015年版では炭水化物に含まれていた成分のうち、2020年版では新たにエネルギー産生成分とした食物繊維総量、糖アルコール、有機酸についても表頭項目として配置した（**表2-13**）。

1．エネルギー

●食品のエネルギー値は、可食部100 g当たりのたんぱく質、脂質、炭水

表2-13　収載成分項目

エネルギー		
水分		
たんぱく質	アミノ酸組成によるたんぱく質	
脂質	脂肪酸のトリアシルグリセロール当量	
	コレステロール	
炭水化物	利用可能炭水化物	利用可能炭水化物（単糖当量）
		利用可能炭水化物（質量計）
		差引き法による利用可能炭水化物
	食物繊維総量	
	糖アルコール	
有機酸		
灰分		

無機質	ナトリウム
	カリウム
	カルシウム
	マグネシウム
	リン
	鉄
	亜鉛
	銅
	マンガン
	ヨウ素
	セレン
	クロム
	モリブデン

ビタミン	A	レチノール
		α-カロテン
		β-カロテン
		β-クリプトキサンチン
		β-カロテン当量
		レチノール活性当量
	D	
	E	α-トコフェロール
		β-トコフェロール
		γ-トコフェロール
		δ-トコフェロール
	K	
	B_1	
	B_2	
	ナイアシン	
	ナイアシン当量	
	B_6	
	B_{12}	
	葉酸	
	パントテン酸	
	ビオチン	
	C	
アルコール		
食塩相当量		

化物等の量（g）に各成分のエネルギー換算係数を乗じて算出した。

●エネルギーの単位については、キロカロリー（kcal）単位に加えてキロジュール（kJ）を併記した。2015年版ではkcal単位のエネルギーに換算係数4.184を乗じてkJ単位のエネルギーを算出していたが、2020年版では、FAO/INFOODSが推奨しているそれぞれに適用されるエネルギー換算係数を用いて行った（**表2-14**）。

表2-14 適用したエネルギー換算係数

成分名	換算係数（kJ/g）	換算係数（kcal/g）	備考
アミノ酸組成によるたんぱく質／たんぱく質*1	17	4	
脂肪酸のトリアシルグリセロール当量／脂質*1	37	9	
利用可能炭水化物（単糖当量）	16	3.75	
差引き法による利用可能炭水化物*1	17	4	
食物繊維総量	8	2	成分値はAOAC.2011.25法、プロスキー変法又はプロスキー法による食物繊維総量を用いる。
アルコール	29	7	
糖アルコール*2			
ソルビトール	10.8	2.6	
マンニトール	6.7	1.6	
マルチトール	8.8	2.1	
還元水あめ	12.6	3.0	
その他の糖アルコール	10	2.4	
有機酸*2			
酢酸	14.6	3.5	
乳酸	15.1	3.6	
クエン酸	10.3	2.5	
リンゴ酸	10.0	2.4	
その他の有機酸	13	3	

注：＊1 アミノ酸組成によるたんぱく質、脂肪酸のトリアシルグリセロール当量、利用可能炭水化物（単糖当量）の成分値がない食品では、それぞれたんぱく質、脂質、差引き法による利用可能炭水化物の成分値を用いてエネルギー計算を行う。利用可能炭水化物（単糖当量）の成分値がある食品でも、水分を除く一般成分等の合計値と100gから水分を差引いた乾物値との比が一定の範囲に入らない食品の場合（資料「エネルギーの計算方法」参照）には、利用可能炭水化物（単糖当量）に代えて、差引き法による利用可能炭水化物を用いてエネルギー計算をする。

＊2 糖アルコール、有機酸のうち、収載値が1g以上の食品がある化合物で、エネルギー換算係数を定めてある化合物については、当該化合物に適用するエネルギー換算係数を用いてエネルギー計算を行う。

表2-15　一般成分の測定法の概要

成分	測定法
水分	常圧加熱乾燥法、減圧加熱乾燥法、カールフィッシャー法または蒸留法。ただし、アルコールまたは酢酸を含む食品は、乾燥減量からアルコール分または酢酸の質量をそれぞれ差し引いて算出。
たんぱく質	改良ケルダール法、サリチル酸添加改良ケルダール法または燃焼法（改良デュマ法）によって定量した窒素量からカフェイン、テオブロミンおよび/あるいは硝酸態窒素に由来する窒素量を差し引いた基準窒素量に、「窒素－たんぱく質換算係数」を乗じて算出。 ・食品とその食品において考慮した窒素含有成分：コーヒー、カフェイン；ココアおよびチョコレート類、カフェインおよびテオブロミン；野菜類、硝酸態窒素；茶類、カフェインおよび硝酸態窒素。
アミノ酸組成によるたんぱく質	アミノ酸成分表2020年版の各アミノ酸量に基づき、アミノ酸の脱水縮合物の量（アミノ酸残基の総量）として算出[*1]。
脂質	溶媒抽出－重量法：ジエチルエーテルによるソックスレー抽出法、酸分解法、液－液抽出法、クロロホルム－メタノール混液抽出法、レーゼ・ゴットリーブ法、酸・アンモニア分解法、ヘキサン－イソプロパノール法またはフォルチ法。
脂肪酸のトリアシルグリセロール当量	脂肪酸成分表2020年版の各脂肪酸量をトリアシルグリセロールに換算した量の総和として算出[*2]。
コレステロール	けん化後、不けん化物を抽出分離後、水素炎イオン化検出－ガスクロマトグラフ法。
炭水化物	差引き法。100 gから、水分、たんぱく質、脂質および灰分の合計（g）を差し引く。硝酸イオン、アルコール、酢酸、ポリフェノール（タンニンを含む）、カフェインまたはテオブロミンを多く含む食品や、加熱により二酸化炭素等が多量に発生する食品ではこれらも差し引いて算出。ただし、魚介類、肉類および卵類のうち原材料的食品はアンスロン－硫酸法による全糖。
利用可能炭水化物（単糖当量）	炭水化物成分表2020年版の各利用可能炭水化物量（でん粉、単糖類、二糖類、80％エタノールに可溶性のマルトデキストリンおよびマルトトリオース等のオリゴ糖類）を単糖に換算した量の総和として算出[*3]。 ただし、魚介類、肉類および卵類の原材料的食品のうち、炭水化物としてアンスロン－硫酸法による全糖の値が収載されているものは、その値を推定値とする。
利用可能炭水化物（質量計）	炭水化物成分表2020年版の各利用可能炭水化物量（でん粉、単糖類、二糖類、80％エタノールに可溶性のマルトデキストリンおよびマルトトリオース等のオリゴ糖類）の総和として算出。 ただし、魚介類、肉類および卵類の原材料的食品のうち、炭水化物としてアンスロン－硫酸法による全糖の値が収載されているものは、その値に0.9を乗じた値を推定値とする。
差引き法による利用可能炭水化物	100 gから、水分、アミノ酸組成によるたんぱく質（この収載値がない場合には、たんぱく質）、脂肪酸のトリアシルグリセロール当量として表した脂質（この収載値がない場合には、脂質）、食物繊維総量、有機酸、灰分、アルコール、硝酸イオン、ポリフェノール（タンニンを含む）、カフェイン、テオブロミン、加熱により発生する二酸化炭素等の合計（g）を差し引いて算出。
食物繊維総量	酵素－重量法（プロスキー変法またはプロスキー法）、または、酵素－重量法・液体クロマトグラフ法（AOAC.2011.25法）。
糖アルコール	高速液体クロマトグラフ法。
有機酸	5％過塩素酸水で抽出、高速液体クロマトグラフ法、酵素法。
灰分	直接灰化法（550℃）。

注：＊1　{可食部100g当たりの各アミノ酸の量×（そのアミノ酸の分子量－18.02）/そのアミノ酸の分子量}の総量。

＊2　{可食部100g当たりの各脂肪酸の量×（その脂肪酸の分子量＋12.6826）/その脂肪酸の分子量}の総量。ただし、未同定脂肪酸は計算に含まない。12.6826は、脂肪酸をトリアシルグリセロールに換算する際の脂肪酸当たりの式量の増加量〔グリセロールの分子量×1/3－（エステル結合時に失われる）水の分子量〕。

＊3　単糖当量は、でん粉及び80％エタノール可溶性のマルトデキストリンには1.10を、マルトトリオース等のオリゴ糖類には1.07を、二糖類には1.05をそれぞれの成分値に乗じて換算し、それらと単糖類の量を合計したもの。

第2章 栄養指導

2．一般成分

一般成分とは、水分、たんぱく質、脂質、炭水化物、有機酸および灰分である。一般成分の測定法の概要を**表2-15**に示した。

3．無機質

無機質の成分項目の配列は、各成分の栄養上の関連性を配慮し、ナトリウム、カリウム、カルシウム、マグネシウム、リン、鉄、亜鉛、銅、マンガン、ヨウ素、セレン、クロム、モリブデンの順とした。

4．ビタミン

脂溶性ビタミンのビタミンA（レチノール、α-およびβ-カロテン、β-クリプトキサンチン、β-カロテン当量およびレチノール活性当量）、ビタミンD、ビタミンE（α-、β-、γ-およびδ-トコフェロール）およびビタミンK、水溶性ビタミンのビタミンB_1、ビタミンB_2、ナイアシン、ナイアシン当量、ビタミンB_6、ビタミンB_{12}、葉酸、パントテン酸、ビオチン、ビタミンCを収載した。

β-カロテン当量、レチノール活性当量およびナイアシン当量は**表2-16**の式により算出した（計算に使用する各成分の値は、収載値として丸める前のものを使用）。

5．食塩相当量

食塩相当量は、次の式により算出した（計算に使用するナトリウムの値は、収載値として丸める前のものを使用）。

食塩相当量（g）＝ナトリウム（mg）×1/1000（g/mg）×2.54*

＊ナトリウム量に乗じる2.54は、食塩（NaCl）を構成するナトリウム（Na）の原子量（22.989770）と塩素（Cl）の原子量（35.453）の和であるNaClの式量とNaの原子量との比である。

NaClの式量／Naの原子量＝(22.989770＋35.453)／22.989770≒2.54

6．アルコール

アルコールは、従来と同様、エネルギー産生成分と位置付けている。し好飲料および調味料に含まれるエチルアルコールの量を収載した。

表 2-16　ビタミンの表示とビタミンの算出法

項目		内容
ビタミンA		●成分値：レチノール、カロテンおよびレチノール活性当量(μg)で表示
	レチノール（μg）	●成分値：異性体の分離を行わず全トランスレチノール相当量を求め、レチノールとして記載
	α-カロテン、β-カロテン、β-クリプトキサンチン（μg）	●算出法：原則として、β-カロテンとともにα-カロテンおよびβ-クリプトキサンチンを測定し、下式に従ってβ-カロテン当量を算出 ●β-カロテン当量（μg）[*1]の算出法：β-カロテン(μg)＋1/2 α-カロテン(μg)＋ 1/2 β-クリプトキサンチン(μg)
	レチノール活性当量(μg RAE)[*1]	●算出法：レチノール(μg)＋ 1/12 β-カロテン当量（μg）
ビタミンD（μg）		●成分値：重量（μg）で表示
ビタミンE（mg）		●成分値：α-、β-、γ-、δ-トコフェロール （五訂成分表（初版）からそれまで用いていたビタミンE効力に代えてビタミンEとし、α-トコフェロール当量（mg）で表示していたが、五訂増補成分表からビタミンEとしてトコフェロールの成分値を表示）
ビタミンK（μg）		●成分値：原則としてビタミンK_1とK_2（メナキノン-4）の合計[*2]
ビタミンB_1（mg）		●成分値：チアミン塩酸塩相当量
ビタミンB_2（mg）		●成分値：リボフラビン量
ナイアシン（mg）		●成分値：ニコチン酸相当量 ●食品からの摂取以外に、生体内でトリプトファンから一部生合成される（トリプトファンの活性はナイアシンの1/60）
ナイアシン当量(mg NE)		●算出法：ナイアシン（mg）＋ 1/60 トリプトファン（mg）
ビタミンB_6（mg）		●成分値：ピリドキシン相当量
ビタミンB_{12}（μg）		●成分値：シアノコバラミン相当量
葉酸（μg）		●成分値：葉酸量
パントテン酸（mg）		●成分値：パントテン酸量
ビオチン（μg）		●成分値：ビオチン量
ビタミンC（mg）		●成分値：L-アスコルビン酸（還元型）とL-デヒドロアスコルビン酸（酸化型）の合計（両者の効力値については同等とみなされる）

*1　β-カロテン当量およびレチノール活性当量は、各成分の分析値の四捨五入前の数値から算出した。したがって、本成分表の収載値から算出した値と一致しない場合がある。
*2　糸引き納豆などではメナキノン-7を多量に含むため、メナキノン-7含量に444.7/649.0を乗じ、メナキノン-4換算値とした後、ビタミンK含量に合算した。

数値の表示方法

成分値の表示は、すべて可食部100 g当たりの値とし、数値の表示は、**表2-17～19**による。

なお、数値の丸め方は、最小表示桁の一つ下の桁を四捨五入したが、整数で表示するもの（エネルギーを除く）については、原則として大きい位から3桁目を四捨五入して有効数字2桁で示した。

表 2-17 数値の表示方法（一般成分）

項目	単位	最小表示の位	数値の丸め方等
廃棄率	%	1の位	10未満は小数第1位を四捨五入。10以上は元の数値を2倍し、10の単位に四捨五入で丸め、その結果を2で除する。
エネルギー	kJ kcal	1の位	小数第1位を四捨五入。
水分	g	小数第1位	小数第2位を四捨五入。
たんぱく質			
アミノ酸組成によるたんぱく質			
たんぱく質			
脂質			
トリアシルグリセロール当量			
脂質			
炭水化物			
利用可能炭水化物（単糖当量）			
利用可能炭水化物（質量計）			
差引き法による利用可能炭水化物			
食物繊維総量			
糖アルコール			
炭水化物			
有機酸			
灰分			

●廃棄率の単位は質量％とし、10未満は整数、10以上は5の倍数で表示した。

●エネルギーの単位はkJおよびkcalとし、整数で表示した。

●一般成分の水分、たんぱく質、脂質、炭水化物、有機酸および灰分の単位はgとし、小数第1位まで表示した。

●無機質については、ナトリウム、カリウム、カルシウム、マグネシウムおよびリンの単位はmgとして、整数で表示した。鉄および亜鉛の単位はmgとし、小数第1位まで、銅およびマンガンの単位はmgとし、小数第2位までそれぞれ表示した。ヨウ素、セレン、クロムおよびモリブデンの単位はμgとし、整数でそれぞれ表示した。

●脂溶性ビタミンについては、ビタミンAの単位はμgとして、整数で表示した。ビタミンDの単位はμgとし、小数第1位まで（注：五訂成分表では整数）表示した。ビタミンEの単位はmgとして小数第1位まで表示した。ビタミンKの単位はμgとして整数で表示した。

表 2-18　数値の表示方法（無機質、ビタミン等）

<table>
<tr><th colspan="3">項目</th><th>単位</th><th>最小表示の位</th><th>数値の丸め方等</th></tr>
<tr><td rowspan="13">無機質</td><td colspan="2">ナトリウム</td><td rowspan="5">mg</td><td rowspan="5">1の位</td><td rowspan="13">整数表示では、大きい位から3桁目を四捨五入して有効数字2桁。ただし、10未満は小数第1位を四捨五入。小数表示では、最小表示の位の一つ下の位を四捨五入。</td></tr>
<tr><td colspan="2">カリウム</td></tr>
<tr><td colspan="2">カルシウム</td></tr>
<tr><td colspan="2">マグネシウム</td></tr>
<tr><td colspan="2">リン</td></tr>
<tr><td colspan="2">鉄</td><td rowspan="4">mg</td><td rowspan="2">小数第1位</td></tr>
<tr><td colspan="2">亜鉛</td></tr>
<tr><td colspan="2">銅</td><td rowspan="2">小数第2位</td></tr>
<tr><td colspan="2">マンガン</td></tr>
<tr><td colspan="2">ヨウ素</td><td rowspan="4">μg</td><td rowspan="4">1の位</td></tr>
<tr><td colspan="2">セレン</td></tr>
<tr><td colspan="2">クロム</td></tr>
<tr><td colspan="2">モリブデン</td></tr>
<tr><td rowspan="22">ビタミン</td><td rowspan="6">ビタミンA</td><td>レチノール</td><td rowspan="7">μg</td><td rowspan="6">1の位</td><td rowspan="7">整数表示では、大きい位から3桁目を四捨五入して有効数字2桁。ただし、10未満は小数第1位を四捨五入。小数表示では、最小表示の位の一つ下の位を四捨五入。</td></tr>
<tr><td>α-カロテン</td></tr>
<tr><td>β-カロテン</td></tr>
<tr><td>β-クリプトキサンチン</td></tr>
<tr><td>β-カロテン当量</td></tr>
<tr><td>レチノール活性当量</td></tr>
<tr><td colspan="2">ビタミンD</td><td>小数第1位</td></tr>
<tr><td rowspan="4">ビタミンE</td><td>α-トコフェロール</td><td rowspan="4">mg</td><td rowspan="4">小数第1位</td><td rowspan="15">整数表示では、大きい位から3桁目を四捨五入して有効数字2桁。ただし、10未満は小数第1位を四捨五入。小数表示では、最小表示の位の一つ下の位を四捨五入。</td></tr>
<tr><td>β-トコフェロール</td></tr>
<tr><td>γ-トコフェロール</td></tr>
<tr><td>δ-トコフェロール</td></tr>
<tr><td colspan="2">ビタミンK</td><td>μg</td><td>1の位</td></tr>
<tr><td colspan="2">ビタミンB$_1$</td><td rowspan="5">mg</td><td rowspan="2">小数第2位</td></tr>
<tr><td colspan="2">ビタミンB$_2$</td></tr>
<tr><td colspan="2">ナイアシン</td><td rowspan="2">小数第1位</td></tr>
<tr><td colspan="2">ナイアシン当量</td></tr>
<tr><td colspan="2">ビタミンB$_6$</td><td>小数第2位</td></tr>
<tr><td colspan="2">ビタミンB$_{12}$</td><td rowspan="2">μg</td><td>小数第1位</td></tr>
<tr><td colspan="2">葉酸</td><td>1の位</td></tr>
<tr><td colspan="2">パントテン酸</td><td>mg</td><td>小数第2位</td></tr>
<tr><td colspan="2">ビオチン</td><td>μg</td><td>小数第1位</td></tr>
<tr><td colspan="2">ビタミンC</td><td>mg</td><td>1の位</td></tr>
<tr><td colspan="3">アルコール</td><td>g</td><td>小数第1位</td><td>小数第2位を四捨五入。</td></tr>
<tr><td colspan="3">食塩相当量</td><td>g</td><td>小数第1位</td><td>小数第2位を四捨五入。</td></tr>
<tr><td colspan="3">備考欄</td><td>g</td><td>小数第1位</td><td>小数第2位を四捨五入。</td></tr>
</table>

表 2-19　数値の表示

–	未測定であるもの
0	食品成分表の最小記載量の 1/10*未満または検出されなかったもの（食塩相当量の場合、最小記載量（0.1g）の 5/10 未満）
Tr （微量、トレース）	最小記載量の 1/10*以上含まれているが、5/10 未満であるもの
(0)	文献等により含まれていないと推定されるもの（多くは未測定）
(Tr)	微量に含まれていると推定されるもの
（　）つき数値	●諸外国の食品成分表の収載値から借用した場合や原材料配合割合（レシピ）等を基に計算した場合 ●無機質・ビタミン等において類似食品の収載値から類推や計算により求めた成分

＊ ヨウ素、セレン、クロムおよびモリブデンにあっては 3/10、ビオチンにあっては 4/10

●水溶性ビタミンについては、ビタミンB_1、B_2、B_6およびパントテン酸の単位はmgとして小数第2位まで、ナイアシン、ナイアシン当量の単位はmgとして小数第1位まで、ビタミンCの単位はmgとして整数でそれぞれ表示した。ビタミンB_{12}およびビオチンの単位はμgとして小数第1位まで、葉酸の単位はμgとして整数でそれぞれ表示した。

●アルコールおよび食塩相当量の単位はgとして小数第1位まで表示した。

食品の調理条件

●**重量変化率**：食品の調理に際しては、水さらしや加熱により食品中の成分が溶出や変化し、一方、調理に用いる水や油の吸着により食品の質量が増減するため、次式により重量変化率を求めた。

$$\text{重量変化率(\%)} = \frac{\text{調理後の同一試料の質量}}{\text{調理前の試料の質量}} \times 100$$

●**調理による成分変化率**：本成分表における調理した食品の成分値は、調理前の食品の成分値との整合性を考慮し、原則として次式により調理による成分変化率を求めた。

$$\text{調理による成分変化率（\%）} = \frac{\text{調理した食品の可食部100 g当たりの成分値} \times \text{重量変化率（\%）}}{\text{調理前の食品の可食部100 g当たりの成分値}}$$

●**調理した食品の可食部100 g当たりの成分値**：調理による成分変化率を用いて次式により調理した食品の可食部100 g当たりの成分値を算出した。

$$\text{調理した食品の可食部100 g当たりの成分値} = \frac{\text{調理前の食品の可食部100 g当たりの成分値} \times \text{調理による成分変化率（\%）}}{\text{重量変化率（\%）}}$$

●**調理した食品全質量に対する成分量（g）**：実際に摂取した成分量に近似させるため、栄養価計算では、本成分表の調理した食品の成分値（可食部100 g当たり）と、調理前の食品の可食部質量を用い、次式により調理した食品全質量に対する成分量が算出できる。

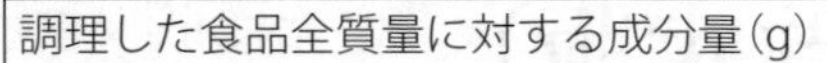

調理した食品全質量に対する成分量(g)

$$= \text{調理した食品の成分値}\,(\text{g}/100\text{gEP}) \times \frac{\text{調理前の可食部質量（g）}}{100\text{（g）}} \times \frac{\text{重量変化率（\%）}}{100}$$

●**購入量**：「本成分表の廃棄率」と「調理前の食品の可食部重量」から廃棄部を含めた原材料質量（購入量）が算出できる。

$$\text{廃棄部を含めた原材料質量（g）} = \frac{\text{調理前の可食部質量（g）} \times 100}{100 - \text{廃棄率（\%）}}$$

まとめて CHECK!! **食品に関する計算式**

❶ P/S 比＝多価不飽和脂肪酸量 ÷ 飽和脂肪酸量

❷ 見かけの消化吸収率(%)

　＝(摂取食品中の栄養素量－糞便中の排泄量)÷摂取食品中の栄養素量×100

真の消化吸収率(%)

　＝{摂取食品中の栄養素量－(糞便中の排泄量－内因性損失量)}

　　÷摂取食品中の栄養素量×100

　＝見かけの消化吸収率＋(内因性損失量÷摂取食品中の栄養素量)×100

❸ 酵素反応速度(v)＝ Vmax[S]÷(Km ＋[S])

※ Vmax ＝最高速度、S ＝基質濃度、Km ＝ミカエリス定数

❹ 食塩相当量(g)＝ナトリウム量(mg)×2.54 ÷1,000

❺ K 値(%)＝(イノシン＋ヒポキサンチン)/(ATP ＋ ADP ＋ AMP ＋ IMP ＋イノシン＋ヒポキサンチン)×100

❻ 生物価(BV)＝体内保留窒素量÷吸収窒素量×100

❼ 呼吸商(RQ)＝酸化により生じる炭酸ガス量(mol)÷酸化に要する酸素量(mol)

❽ ナトリウム / カリウム比＝尿中ナトリウム量÷尿中カリウム量

4 授乳・離乳の支援ガイド（2019年改定版）

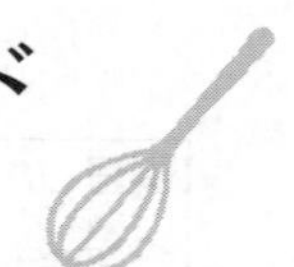

　授乳・離乳の支援ガイドは、妊産婦や子どもにかかわる保健医療従事者が、母子の健康と愛着形成に重要な授乳・離乳に関する理解を深めることを目的として、平成19（2007）年３月に作成された。多くの場で妊産婦や子どもに関する基本的事項が共有され、妊娠中から離乳の完了まで一貫して適切な育児支援が展開されることをねらいとしている。

　本ガイドの作成から約10年が経過するなかで、科学的知見の集積、育児環境や就業状況の変化、母子保健施策の充実等、授乳および離乳を取り巻く社会環境などの変化がみられたことから、本ガイドの内容を検証し、改定することとなった。

1 授乳・離乳の状況

妊娠、出産、子育てを取り巻く状況

- 近年、少子高齢化や核家族化が進み、晩婚化・晩産化、育児の孤立化など妊産婦等の環境が変化している。
- 合計特殊出生率は平成17（2005）年の1.26を底として、令和2（2020）年は1.34であり、出生数は840,832人と1899年の調査開始以来過去最少である（令和2年人口動態統計）。
- 平成28（2016）年での平均初婚年齢（妻）は29.4歳、第1子平均出生時年齢は30.7歳で年々上昇傾向にある。夫婦の最終的な平均出生子ども数も減少傾向にあり、平成22（2010）年以降、2人に達していない。
- 児童のいない世帯は平成28（2016）年で76.6%と増加する一方、妊娠・出産・産後に何かしらの不安や負担を抱えている妊産婦は8～9割程度おり、子育ての悩みを相談できる人がいる人の割合が減少しているなど、子育てが孤立化し負担感が大きくなっている。
- 育児環境の変化や新たな課題としては、低出生体重児の出生割合の増加、女性の就業率の増加、子どもの食物アレルギーの増加、産後うつなどの妊産婦のメンタルヘルスなどがある。

最近の母子保健関連施策の状況

- **健やか親子21（第二次）**：「すべての子どもが健やかに育つ社会」を目標に、妊娠・出産から子育て期にわたるまでの切れ目のない支援を提供するため、子育て世代包括支援センターを立ち上げ、同センターを法定化する改正母子保健法が平成29（2017）年４月から施行された。
- **産前・産後サポート事業**：特に支援が必要とされる産前・産後の時期において助産師等による相談支援を行う。
- **産後ケア事業**：退院直後の母子に対して、保健指導および授乳指導、療養上の世話等の心身のケアや育児サポートなどきめ細かい支援の推進を図る。
- **災害時の妊産婦および乳幼児等に対する支援**：厚生労働省は、災害が発生した場合、保健師、助産師、管理栄養士等の専門職が、避難所等で生活している妊産婦および乳幼児を支援する際のポイントを整理して自治体に周知している。

授乳の状況（2015年度）

- 母乳栄養の割合は増加傾向で、生後１か月で51.3%、生後３か月で54.7%、混合栄養も含めると、生後１か月で96.5%、生後３か月で89.8%であった。
- 母乳栄養を行っており出産後１年未満に働いていた者は49.3%で、平成17（2005）年度より22.6ポイント増加した。
- 妊娠中に母乳で育てたいと思った者の割合は９割を超えており、平成17（2005）年度と比べて大きな変化はない。
- 母乳育児に関する出産施設での支援があったと回答した者は、そうでない者に比べて母乳栄養の割合が高かった。
- 授乳について困ったと回答した者は77.8%であり、「母乳が足りているかどうかわからない」が40.7%、次いで「母乳が不足ぎみ」が20.4%、「授乳が負担、大変」が20.0%であった。一方、「特にない」と回答した者は22.2%であり、栄養方法別にみると母乳栄養では30.4%、混合栄養では11.8%、人工栄養では30.2%であった。

離乳の状況

●離乳の開始時期は「6か月」が44.9%と最も高く、「4か月未満」は減少し2.1%であった。一方、離乳の完了時期は、「13～15か月」が33.3%と最も高く、離乳の開始・完了のピークは平成17（2005）年度より遅くなっていた。

●離乳開始の目安は、「月齢」が84.3%と最も高い。

●離乳について困っている者は74.1%であり、「作るのが負担、大変」が33.5%、次いで「もぐもぐ、かみかみが少ない」が28.9%、「食べる量が少ない」が21.8%、「食べものの種類が偏っている」が21.2%であった。

●離乳の進め方を学ぶ機会が「あった」と回答した者は83.5%であり、離乳食について学んだ場所（人）は、「保健所・市町村保健センター」が67.5%で最も高い。

●3歳時点における食物アレルギーの有病率の推移は増加傾向にあり、有病者は年齢が低いほど多い。食事が原因と思われるアレルギー症状を起こしたことがある者は14.8%、そのうち医療機関を受診した者は87.8%、受診時に「食物アレルギー」と医師に診断された者は76.1%であった。

2 授乳の支援

授乳の支援に関する基本的考え方

●**授乳**：乳汁（母乳または育児用ミルク）を子どもに与えることを授乳という。子どもに栄養素等を与えるとともに、母子・親子の絆を深め、子どもの心身の健やかな成長・発達を促す上で極めて重要である。

●**母乳育児**：母乳で育てたいと思っている母親が無理せず自然に母乳育児に取り組めるよう、衛生面等のリスクについて注意喚起しながら支援する。

●**授乳の支援**：授乳では母乳だけにこだわらず、必要に応じて育児用ミルクを使う等、適切な支援を行い、母子の健康の維持とともに、健やかな母子・親子関係の形成を促し、育児に自信をもたせることを基本とする。

●**育児用ミルク**：母子の健康等の理由から選択する場合は、その決定を尊重するとともに母親の心の状態等に十分に配慮し、母親に安心感を与えるような支援を行う。

●**母親等の不安**：授乳について困りごとをもつ母親等に対しては、子育て

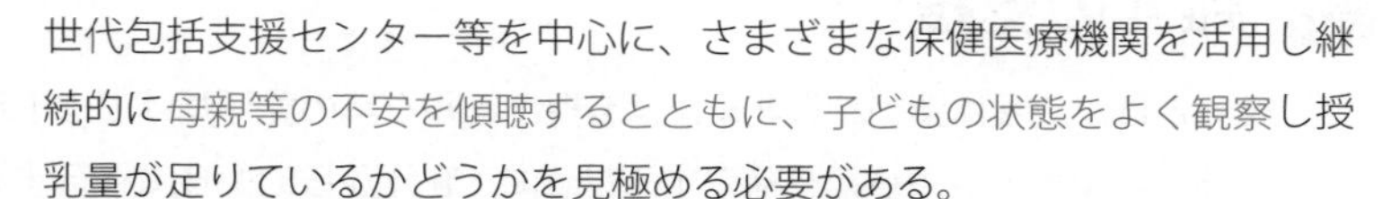

世代包括支援センター等を中心に、さまざまな保健医療機関を活用し継続的に母親等の不安を傾聴するとともに、子どもの状態をよく観察し授乳量が足りているかどうかを見極める必要がある。

- **母親が授乳や育児に関する不安が強い場合**：産後うつ予防や安心して授乳や育児ができるように、早期からの産科医師、小児科医師、助産師、保健師等による専門的なアプローチを検討する。

授乳の支援方法

表 2-20　授乳等の支援のポイント

<table>
<tr><th></th><th>母乳の場合</th><th>育児用ミルクを用いる場合</th></tr>
<tr><td>妊娠期</td><td colspan="2">●母子にとって母乳は基本であり、母乳で育てたいと思っている人が無理せず自然に実現できよう、妊娠中から支援を行う。
●妊婦やその家族に対して、具体的な授乳方法や母乳（育児）の利点等について、両親学級や妊婦健康診査等の機会を通じて情報提供を行う。
●母親の疾患や感染症、薬の使用、子どもの状態、母乳の分泌状況等の様々な理由から育児用ミルクを選択する母親に対しては、十分な情報提供の上、その決定を尊重するとともに、母親の心の状態に十分に配慮した支援を行う。
●妊婦および授乳中の母親の食生活は、母子の健康状態や乳汁分泌に関連があるため、食事のバランスや禁煙等の生活全般に関する配慮事項を示した「妊産婦のための食生活指針」を踏まえた支援を行う。</td></tr>
<tr><td rowspan="2">授乳の開始～授乳のリズムの確立まで</td><td colspan="2">●特に出産後から退院までの間は母親と子どもが終日、一緒にいられるように支援する。
●子どもが欲しがるとき、母親が飲ませたいときには、いつでも授乳できるように支援する。
●母親と子どもの状態を把握するとともに、母親の気持ちや感情を受けとめ、あせらず授乳のリズムを確立できるよう支援する。
●子どもの発育は出生体重や出生週数、栄養方法、子どもの状態によって変わってくるため、乳幼児身体発育曲線を用い、これまでの発育経過を踏まえるとともに、授乳回数や授乳量、排尿排便の回数や機嫌等の子どもの状態に応じた支援を行う。
●できるだけ静かな環境で、適切な子どもの抱き方で、目と目を合わせて、優しく声をかける等授乳時の関わりについて支援を行う。
●父親や家族等による授乳への支援が、母親に過度の負担を与えることのないよう、父親や家族等への情報提供を行う。
●体重増加不良等への専門的支援、子育て世代包括支援センター等をはじめとする困った時に相談できる場所の紹介や仲間づくり、産後ケア事業等の母子保健事業等を活用し、きめ細かな支援を行うことも考えられる。</td></tr>
<tr><td>●出産後はできるだけ早く、母子がふれあって母乳を飲めるように支援する。
●子どもが欲しがるサインや、授乳時の抱き方、乳房の含ませ方等について伝え、適切に授乳できるよう支援する。
●母乳が足りているか等の不安がある場合は、子どもの体重や授乳状況等を把握するとともに、母親の不安を受け止めながら、自信をもって母乳を与えることができるよう支援する。</td><td>●授乳を通して、母子・親子のスキンシップが図られるよう、しっかり抱いて、優しく声かけを行う等あたたかいふれあいを重視した支援を行う。
●子どもの欲しがるサインや、授乳時の抱き方、哺乳瓶の乳首の含ませ方等について伝え、適切に授乳できるよう支援する。
●育児用ミルクの使用方法や飲み残しの取扱等について、安全に使用できるよう支援する。</td></tr>
<tr><td rowspan="2">授乳の進行</td><td colspan="2">●母親等と子どもの状態を把握しながらあせらず授乳のリズムを確立できるよう支援する。
●授乳のリズムの確立以降も、母親等がこれまで実践してきた授乳・育児が継続できるように支援する。</td></tr>
<tr><td>●母乳育児を継続するために、母乳不足感や体重増加不良などへの専門的支援、困った時に相談できる母子保健事業の紹介や仲間づくり等、社会全体で支援できるようにする。</td><td>●授乳量は、子どもによって異なるので、回数よりも1日に飲む量を中心に考えるようにする。そのため、育児用ミルクの授乳では、1日の目安量に達しなくても子どもが元気で、体重が増えているならば心配はない。
●授乳量や体重増加不良などへの専門的支援、困った時に相談できる母子保健事業の紹介や仲間づくり等、社会全体で支援できるようにする。</td></tr>
<tr><td>離乳への移行</td><td colspan="2">●いつまで乳汁を継続することが適切かに関しては、母親等の考えを尊重して支援を進める。
●母親等が子どもの状態や自らの状態から、授乳を継続するのか、終了するのかを判断できるように情報提供を心がける。</td></tr>
</table>

※混合栄養の場合は母乳の場合と育児用ミルクの場合の両方を参考にする。

3 離乳の支援

離乳とは、成長に伴い、母乳または育児用ミルク等の乳汁だけでは不足してくるエネルギーや栄養素を補完するために、乳汁から幼児食に移行する過程をいう。

離乳の開始

●**離乳の開始**：なめらかにすりつぶした状態の食物を初めて与えたとき（生後５～６か月頃が目安）。

●**発達状況の目安**：首のすわりがしっかりして寝返りができ、５秒以上座れる、スプーンなどを口に入れても舌で押し出すことが少なくなる（哺乳反射の減弱）、食べ物に興味を示すなど。

●離乳の開始前に果汁やイオン飲料を与えることの栄養学的な意義は認められておらず、最適な栄養源は乳汁（母乳または育児用ミルク）である。また、乳児ボツリヌス症を引き起こすリスクがあるため、蜂蜜は１歳を過ぎるまでは与えない。

離乳の進行

❶**離乳初期（生後５～６か月頃）**：離乳食は１日１回。離乳食を飲み込むこと、その舌ざわりや味に慣れることが主な目的である。母乳または育児用ミルクは、授乳のリズムに沿って子どもの欲するままに与える。

❷**離乳中期（生後７～８か月頃）**：離乳食は１日２回。舌でつぶせる固さのものを与え、生活リズムを確立していく。母乳または育児用ミルクは離乳食の後に与え、母乳は子どもの欲するままに、育児用ミルクは１日に３回程度与える。

❸**離乳後期（生後９～11か月頃）**：離乳食は１日３回。歯ぐきでつぶせる固さのものを、食欲に応じた量で与える。母乳または育児用ミルクは離乳食の後に与え、母乳は子どもの欲するままに、育児用ミルクは１日２回程度与える。手づかみ食べは生後９か月頃から始まり、食べ物を触ったり、握ったりすることで、その固さや触感を体験し、食べ物への関心につながり、自らの意志で食べようとする行動につながるため、親に納得してもらい、子どもに手づかみ食べを働きかけることが大切である。

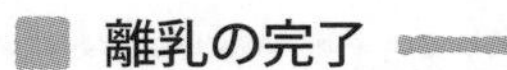

離乳の完了

形のある食物をかみつぶすことができるようになり、エネルギーや栄養素の大部分が母乳または育児用ミルク以外の食物から摂取できるようになった状態（生後12～18か月頃）を離乳の完了という。母乳または育児用ミルクを飲んでいない状態を意味するものではない。食事は１日３回で、必要に応じて１日１～２回の補食を与える。

食べ方は、手づかみ食べで前歯で噛み取る練習をして、一口量を覚え、やがて食具を使うようになって、自分で食べる準備をしていく。

離乳の進め方の目安を**表2-21**に示す。

表2-21　離乳食の進め方の目安

			離乳の開始 → 離乳の完了			
			以下に示す事項は、あくまでも目安であり、子どもの食欲や成長・発達の状況に応じて調整する。			
			離乳初期 生後５～６か月頃	離乳中期 生後７～８か月頃	離乳後期 生後９～11か月頃	離乳完了期 生後12～18か月頃
食べ方の目安			●子どもの様子をみながら１日１回１さじずつ始める。 ●母乳や育児用ミルクは飲みたいだけ与える。	●１日２回食で食事のリズムをつけていく。 ●いろいろな味や舌ざわりを楽しめるように食品の種類を増やしていく。	●食事のリズムを大切に、１日３回食に進めていく。 ●共食を通じて食の楽しい体験を積み重ねる。	●１日３回の食事リズムを大切に、生活リズムを整える。 ●手づかみ食べにより、自分で食べる楽しみを増やす。
調理形態			なめらかにすりつぶした状態	舌でつぶせる固さ	歯ぐきでつぶせる固さ	歯ぐきで噛める固さ
1回当たりの目安量	Ⅰ	穀類（g）	つぶしがゆから始める。 すりつぶした野菜なども試してみる。 慣れてきたら、つぶした豆腐・白身魚・卵黄などを試してみる。	全がゆ 50～80	全がゆ90～ 軟飯80	軟飯80～ ご飯80
	Ⅱ	野菜・果物（g）		20～30	30～40	40～50
	Ⅲ	魚（g）		10～15	15	15～20
		または肉（g）		10～15	15	15～20
		または豆腐（g）		30～40	45	50～55
		または卵（個）		卵黄１～全卵1/3	全卵1/2	全卵1/2～2/3
		または乳製品（g）		50～70	80	100
歯の萌出の目安				乳歯が生え始める。	１歳前後で前歯が８本生えそろう。	
						離乳完了期の後半頃に奥歯（第一乳臼歯）が生え始める。
摂食機能の目安			口を閉じて取り込みや飲み込みができるようになる。	舌と上あごで潰していくことができるようになる。	歯ぐきで潰すことができるようになる。	歯を使うようになる。

※衛生面に十分配慮して食べやすく調理したものを与える。

食品の種類と調理

与える食品は、離乳の進行に応じて、食品の種類・量を増やしていく。

❶**離乳の開始**：おかゆ（米）から始める。新しい食品を始める時には離乳食用のスプーンで１さじずつ与え、子どもの様子をみながら量を増やしていく。慣れてきたらじゃがいもや人参等の野菜、果物、さらに慣れたら豆腐や白身魚、固ゆでした卵黄など、種類を増やしていく。

❷**離乳の進行**：魚は白身魚から赤身魚・青皮魚へ、卵は卵黄から全卵へと進めていく。食べやすく調理した脂肪の少ない肉類、豆類、各種野菜、海藻と種類を増やしていく。脂肪の多い肉類は少し遅らせる。野菜類には緑黄色野菜も用いる。ヨーグルト、塩分や脂肪の少ないチーズも用いてよい。牛乳は１歳を過ぎてからが望ましい（鉄欠乏性貧血の予防の観点から）。

❸**１日２回食に進む頃**：穀類（主食）、野菜（副菜）・果物、たんぱく質性食品（主菜）を組み合わせた食事とする。食品の種類や調理方法が多様となるような食事内容とする。

●**母乳育児の場合**：生後６か月の時点で、ヘモグロビン濃度が低く、鉄欠乏を生じやすいとの報告がある。また、ビタミンD欠乏の指摘もあることから、適切な時期に離乳を開始し、鉄やビタミンDの供給源となる食品を積極的に取り入れる。フォローアップミルクは母乳代替食品ではなく、離乳が順調に進んでいる場合は、摂取する必要はない。

●**調理形態・調理方法**：子どもは細菌への抵抗力が弱いので、調理を行う際には衛生面に十分に配慮する。食品は、子どもが口の中で押しつぶせるように十分な固さになるよう加熱調理する。

●**調味料**：離乳の開始時期は不要である。離乳の進行に応じて食塩、砂糖など調味料を使用する場合は、薄味でおいしく調理する。油脂類の使用は少量とする。

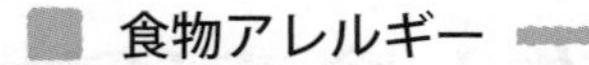

食物アレルギー

特定の食物を摂取した後にアレルギー反応を介して皮膚・呼吸器・消化器あるいは全身性に生じる症状を食物アレルギーという。

- ●**症状**：食物アレルギーによるアナフィラキシーが起こった場合、アレルギー反応により、じん麻疹などの皮膚症状、腹痛や嘔吐などの消化器症状、ゼーゼー、息苦しさなどの呼吸器症状が、複数同時にかつ急激に出現する。特にアナフィラキシーショックが起こった場合、血圧や意識レベルの低下等がみられ、生命にかかわることがある。
- ●**疫学**：有病者は乳児期が最も多く、加齢とともに漸減する。
- ●**発症リスクに影響する因子**：遺伝的素因、皮膚バリア機能の低下、秋冬生まれ、特定の食物の摂取開始時期の遅れ。
- ●**主要原因食物（乳児から幼児早期）**：鶏卵、牛乳、小麦の割合が高く、そのほとんどが小学校入学前までに治ることが多い。
- ●**情報提供**：離乳の開始や特定の食物の摂取開始を遅らせても、食物アレルギーの予防効果があるという科学的根拠はないことから、生後５～６か月頃から離乳を始めるように情報提供を行う。また、子どもに湿疹がある場合や既に食物アレルギーの診断がされている場合、または離乳開始後に発症した場合は、基本的には原因食物以外の摂取を遅らせる必要はない。しかし、自己判断で対応することで状態が悪化する可能性も想定されるため、必ず医師の指示に基づいて行うよう情報提供を行う。
- ●**食物アレルギーが疑われる場合**：自己判断で対応せずに、必ず医師の診断に基づいて進める。
- ●**食物アレルギーの診断がされている場合**：必要な栄養素等を過不足なく摂取できるよう、具体的な離乳食を提案する。

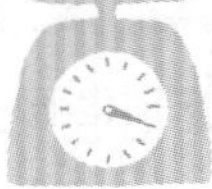

5 肥満症の診断基準と食事療法

肥満は脂肪組織にトリグリセリドが過剰に蓄積した状態であり、糖尿病や脂質異常症などの代謝性疾患、それを基盤に発症する冠動脈疾患や脳血管疾患、さらに腎障害などのさまざまな健康障害を引き起こす。しかし、肥満は疾患ではないため、治療が必要な肥満を「肥満症」として区別している。

日本肥満学会より、平成29（2017）年に「小児肥満症診療ガイドライン2017」が、平成30（2018）年には日本老年医学会とで作成した「高齢者肥満症診療ガイドライン2018」が公開されている。

1 肥満の判定

1．肥満の定義

肥満とは、脂肪組織にトリグリセリド（中性脂肪）が過剰に蓄積した状態をいう。肥満の判定基準にはBMI〔体格指数＝体重（kg）/身長（m）^{2}〕が用いられ、WHOの診断基準ではBMI≧30を肥満としている。わが国では高度な肥満の者が少ないため、WHOの基準ではなく、BMI≧25を肥満、BMI≧35を高度肥満と定義し、肥満判定基準を設定している。

2．肥満の判定

身長当たりのBMIをもとに**表2-22**のように判定する。

表2-22　肥満度分類

BMI（kg/m^2）	判定	WHO基準
＜18.5	低体重	Underweight
18.5≦～＜25	普通体重	Normal range
25≦～＜30	肥満（1度）	Pre-obese
30≦～＜35	肥満（2度）	Obese class Ⅰ
35≦～＜40	肥満（3度）	Obese class Ⅱ
40≦	肥満（4度）	Obese class Ⅲ

注1　肥満（BMI≧25）は、医学的に減量を要する状態とは限らない。
なお、標準体重（理想体重）はもっとも疾病の少ないBMI22を基準として、
標準体重（kg）＝身長（m）^{2}×22で計算された値とする。
2　BMI≧35を高度肥満と定義する。
日本肥満学会編：肥満症診療ガイドライン2016．ライフサイエンス出版，2016

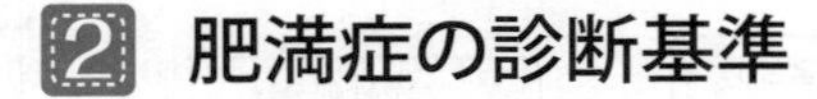

2 肥満症の診断基準

1．肥満症の定義

肥満症とは肥満に起因ないし関連する健康障害（**表2-23**）を合併するか、その合併が予測される場合で、医学的に減量を必要とする病態をいい、疾患単位として取り扱う。

2．肥満症の診断（図2-13）

肥満（BMI≧25）のうち、以下のいずれかの条件を満たすと肥満症と診断される。

❶肥満に起因ないし関連し、減量を要する（減量により改善する、または進展が防止される）健康障害を有するもの

❷健康障害を伴いやすい高リスク肥満：ウエスト周囲長（男性85 cm以上、女性90 cm以上）のスクリーニングにより内臓脂肪蓄積を疑われ、腹部CT検査（内臓脂肪面積100 cm^{2}以上）によって確定診断された内臓脂肪型肥満

表2-23　肥満に起因ないし関連し、減量を要する健康障害

1．肥満症の診断基準に必須な健康障害	2．診断基準には含めないが、肥満に関連する健康障害
①耐糖能障害（２型糖尿病・耐糖能異常など） ②脂質異常症 ③高血圧 ④高尿酸血症・痛風 ⑤冠動脈疾患：心筋梗塞・狭心症 ⑥脳梗塞：脳血栓症・一過性脳虚血発作（TIA） ⑦非アルコール性脂肪性肝疾患（NAFLD） ⑧月経異常・不妊 ⑨閉塞性睡眠時無呼吸症候群（OSAS）・肥満低換気症候群 ⑩運動器疾患：変形性関節症（膝・股関節）・変形性脊椎症、手指の変形性関節症 ⑪肥満関連腎臓病	①悪性疾患：大腸がん、食道がん（腺がん）、子宮体がん、膵臓がん、腎臓がん、乳がん、肝臓がん ②良性疾患：胆石症、静脈血栓症・肺塞栓症、気管支喘息、皮膚疾患、男性不妊、胃食道逆流症、精神疾患 **3．高度肥満症の注意すべき健康障害** ①心不全 ②呼吸不全 ③静脈血栓 ④閉塞性睡眠時無呼吸症候群（OSAS） ⑤肥満低換気症候群 ⑥運動器疾患

日本肥満学会編：肥満症診療ガイドライン 2016．ライフサイエンス出版，2016

第2章　栄養指導

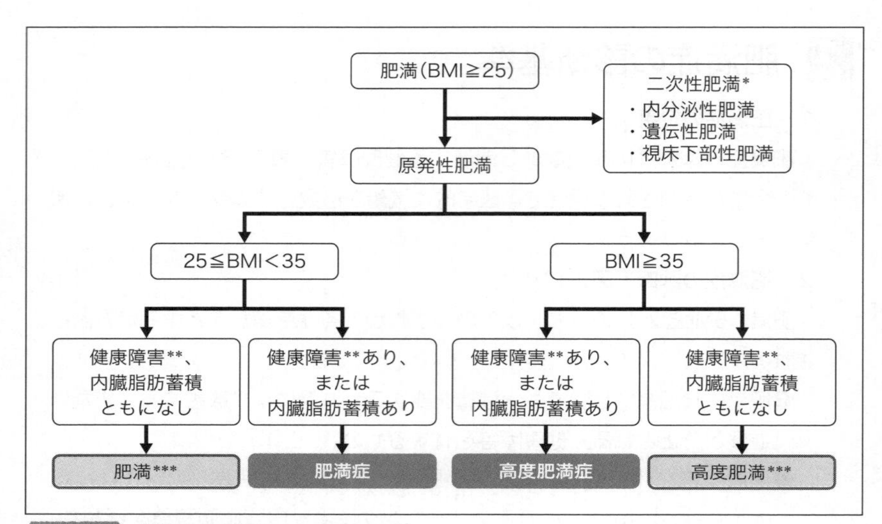

図 2-13　肥満症診断のフローチャート

＊常に念頭において診療する　＊＊表 2-22 の 1 に相当　＊＊＊肥満、高度肥満でも減量指導は必要
日本肥満学会編：肥満症診療ガイドライン 2016．ライフサイエンス出版，2016

3 肥満症の治療

表 2-24　肥満症の食事療法

摂取エネルギー量の算定基準	●25 kg/m² ≦ BMI ＜ 35 kg/m² の場合： 25 kcal/kg×標準体重/日以下を目安とし、現在の体重から３～６か月で３％の減少を目指す。 ●BMI ≧ 35 kg/m²（高度肥満症）の場合： 20 ～ 25 kcal/kg×標準体重 / 日以下を目安とした低エネルギー食（LCD）とし、現在の体重から５～ 10%以上の減少を目指す。減量が得られない場合は入院管理下で 600 kcal/ 日以下の超低エネルギー食（VLCD）の選択を考慮する。
PFC 比	指示エネルギーの 50～60%を糖質、15～20%をたんぱく質、20～25%を脂質とする。
体重減少	食事摂取エネルギーの減量が有効。
糖質摂取制限	体重減少に対する有効性が報告されているが、長期継続が困難であり安全性も確認されていないことから、極端な制限は望ましくない。短期間であれば指示エネルギーの 40%程度までの糖質制限も個々の患者の特性に応じて指示可能である。
十分な摂取が必要な栄養素	肥満症の食事療法でも必須アミノ酸を含むたんぱく質、ビタミン、ミネラルの十分な摂取が必要である。
フォーミュラ食	必要なたんぱく質とビタミンやミネラル、微量元素も含んだフォーミュラ食（約 180 kcal/ 袋）は肥満症食事療養の補助として有用である。１日１回だけ食事と交換することでも有効な減量が期待できる。
その他の食品成分	●微量栄養素：食事制限下では不足する可能性があるため、少量の赤身肉、青身魚、緑黄色野菜、海藻、キノコ類、大豆たんぱくを毎日摂取するよう努める。 ●食物繊維：20 g / 日以上の摂取が望ましい。 ●単純糖質：単純糖質よりも複雑糖質のほうが摂取により減量効果が大きいことから、単純糖質の摂取は制限することが望ましい。 ●アルコール：内臓脂肪蓄積や肥満症に伴う種々の代謝異常を増悪させるリスクがあるため、原則的に禁酒が望ましい。飲酒の許可があるときは、エタノール 25 g/日以下とする。

日本肥満学会編：肥満症診療ガイドライン 2016 をもとに作成

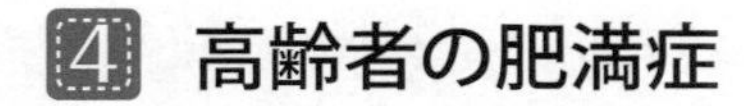

4 高齢者の肥満症

高齢者の肥満症の診断

- 診断基準は**図2-13**と同じだが、BMIが体脂肪量を正確に反映しない場合もあることに注意する。
- ウエスト周囲長やウエスト・ヒップ比はBMIよりも死亡のリスク指標となる。
- 加齢とともに肥満にサルコペニアが合併したサルコペニア肥満が増える。

高齢者の肥満症の影響

表2-25　高齢者における肥満症の影響

	リスク要因となるもの	リスク要因とならないもの
認知症・認知機能低下	中年期の肥満、高齢者のBMI低値や体重減少、高インスリン血症などのインスリン抵抗性、高齢者のメタボリックシンドローム	高齢者の肥満（発症リスク低下と関連）、高齢者のBMI高値、75歳以上のメタボリックシンドローム*
ADL低下	高齢期・中年期からの肥満、サルコペニア肥満（転倒・骨折、死亡をきたしやすい）	高齢者のメタボリックシンドローム*
移動能力の低下	ウエスト周囲長高値	
心血管疾患	ウエスト・ヒップ比の高値やメタボリックシンドローム	高齢者の肥満**
死亡	—	高齢者の肥満**

*：関連は明らかではない
**：明らかなエビデンスはない
日本老年医学会編：高齢者肥満症診療ガイドライン2018をもとに作成

高齢者の肥満症の治療

- **体重・BMIの是正**：生活習慣の改善により、ADL低下、疼痛（変形性膝関節症または変形性股関節症による）、QOLを改善できる。70歳までの高齢者では減量手術により、ADL低下・糖尿病・血圧・脂質異常症などを改善することができる。
- **認知機能**：治療により改善する可能性がある。
- **減量**：脂肪量とともに骨格筋量の減少、エネルギー制限による骨密度減少の可能性があるが、適切なカロリー設定・運動を併用することで骨格筋量または身体機能、骨密度を低下させずに減量が可能である。
- **サルコペニア肥満の治療**：エネルギー制限と充分なたんぱく質摂取を行ったうえで、レジスタンス運動を行う。

5 小児の肥満

●**肥満小児の定義**：肥満度が＋20%以上、かつ有意に体脂肪率が増加（男児：年齢を問わず25%以上、女児：11歳未満は30%以上・11歳以上は35%以上）した状態をいう。

●**肥満症の定義**：肥満に起因ないし関連する健康障害（医学的異常）を合併するか、その合併が予測される場合で、医学的に肥満を軽減する治療の必要がある状態をいう。

●**適用年齢**：6歳0か月から18歳未満

小児の肥満の状況

●小児の肥満は年齢層によりばらつきはあるが、この10年でおおむね横ばいもしくは増加傾向にある。小児の肥満は成人の肥満へ移行しやすい。

小児の肥満の判定

●小児の肥満判定にはローレル指数や肥満度などを用いる（**表2-26～28**）。

表2-26　小児（乳幼児・児童・生徒）における肥満判定

指標		対象	計算式	判定
カウプ指数（BMI）		乳幼児（満3か月～5歳まで）	体重(g)÷身長(cm)^2×10	年齢により異なるが、「18以上」がふとりぎみ
ローレル指数		児童・生徒（6～17歳）	体重(kg)÷身長(cm)^3×10^7	「145以上」がふとりぎみ
肥満度判定	幼児身長体重曲線計算式	幼児（3～5歳まで）	実測体重(kg)－標準体重(kg)÷標準体重(kg)×100(%)	「＋15%以上」を肥満
	学校保健統計調査方式	児童・生徒（6～17歳）		「＋20%以上」を肥満
	日本肥満学会			「20%以上」を肥満

※「標準体重(kg)＝年齢別の係数a×実測身長(cm)－年齢別の係数b」であり、係数a・bは各方式で規定されている

表2-27　幼児（1～5歳）の肥満判定（幼児身長体重曲線）

評価	やせすぎ	やせ	ふつう	ふとりぎみ	ややふとりぎみ	ふとりすぎ
肥満度	－20%以下	－20%超 －15%以下	－15%超 ＋15%未満	＋15%以上 ＋20%未満	＋20%以上 ＋30%未満	＋30%以上

日本小児医療保健協議会（四者協）編；日本小児科学会、日本小児保健協会、日本小児科医会、日本小児期外科系関連学会協議会「幼児肥満ガイド」(2019)

表 2-28 児童・生徒（6～17歳）の肥満判定（学校保健統計調査方式）

判定	やせ傾向		ふつう	肥満傾向		
	高度やせ	軽度やせ		軽度肥満	中等度肥満	高度肥満
肥満度	－30％以下	－30％超 －20％以下	－20％超 ＋20％未満	20％以上 30％未満	30％以上 50％未満	50％以上

公益財団法人日本学校保健会編「児童生徒等の健康診断マニュアル 平成27年度改定」(2015)

小児肥満症の診断

●小児肥満症の診断基準は**表2-29**のとおりである。

表 2-29 小児肥満症の診断基準

定義		肥満に起因ないし関連する健康障害（医学的異常）を合併するか、その合併が予測される場合で、医学的に肥満を軽減する必要がある状態	
診断基準	A項目：肥満治療を必要とする医学的異常	①高血圧 ②睡眠時無呼吸症候群など換気障害 ③２型糖尿病・耐糖能障害 ④内臓脂肪型肥満 ⑤早期動脈硬化	１項目以上あり
	B項目：肥満と関連が深い代謝異常	①非アルコール性脂肪性肝疾患 (NAFLD) ②高インスリン血症かつ／または黒色表皮症 ③高TC血症かつ／または高non HDL-C血症 ④高TG血症かつ／または低HDL-C血症 ⑤高尿酸血症	●B項目の１項目以上あり、肥満度が50％以上 もしくは ●B項目の２項目以上あり、肥満度が50％未満
	参考項目：身体的因子や生活面の問題	①皮膚線条などの皮膚所見 ②肥満に起因する運動器機能障害 ③月経異常 ④肥満に起因する不登校・いじめなど ⑤低出生体重児または高出生体重児	２項目以上あれば、B項目１項目と同等とする

日本肥満学会「小児肥満症診療ガイドライン 2017」より作成

小児肥満症の治療

●**食事療法**：成長・発達の過程にある小児であることを常に意識し、厳しいエネルギー制限によって正常な発育を妨げることがないようにする。指示エネルギー量は日本人の食事摂取基準に掲載されている性別・年齢群別エネルギー必要量を参考とする。治療導入時には推定エネルギー必要量相当から約90％のエネルギー量とする。

●**運動療法**：毎日60分以上の身体活動を行う。

●**認知行動療法**：体重・ウエスト周囲長の記録、生活習慣チェックリストを活用する。

第2章 栄養指導

6 糖尿病の診断基準と食事療法

糖尿病は、インスリンの絶対的不足あるいは相対的な作用の減弱により、慢性的に高血糖が持続する疾患である。無症状の状態から、高血糖による合併症、最終的な昏睡まで、さまざまな病態をもつ。なお、生活習慣と無関係に小児期から発症する１型糖尿病（インスリン依存型糖尿病）と、日本の糖尿病患者の大部分を占める２型糖尿病（インスリン非依存型糖尿病）に分けられる。

２型糖尿病の治療は、食事療法と運動療法が基本となる。これらの生活指導を継続しても血糖値やその他の指標が目標値に到達できない場合には、薬物治療が検討される。

なお、日本糖尿病学会作成の治療ガイドラインは２年ごとに改定されており、令和２（2020）年に「糖尿病治療ガイド2020-2021」が公開された。

糖尿病では合併症が重大な問題となっており、糖尿病網膜症、糖尿病腎症、糖尿病神経障害が三大合併症といわれている。日本透析医学会の調査報告〔令和元（2019）年12月31日時点〕によると、慢性透析患者の原因疾患として、糖尿病腎症は39.1％と最多であり、2011年以降継続して第１位である。なお、新規に透析導入された患者数は年々増加しており、近年の慢性透析患者数は約35万人となっている。

令和元（2019）年の国民健康・栄養調査では、「糖尿病が強く疑われる者」の割合（20歳以上）は、男性19.7％、女性10.8％、「糖尿病の可能性が否定できない者」の割合（20歳以上）は、男性12.4％、女性12.9％であり、年齢階級別にみると、年齢が高い層でその割合が高い。

- **糖尿病が強く疑われる者**：HbA1c（NGSP）の値が6.5％以上、または質問票で「現在糖尿病の治療を受けている」と答えた者
- **糖尿病の可能性が否定できない者**：HbA1c（NGSP）の値が6.0％以上6.5％未満で「糖尿病が強く疑われる者」以外の者

なお、糖尿病は重大な合併症を引き起こすおそれがあり、「健康日本21（第二次）」でも目標が設定されている（**p.6**）。

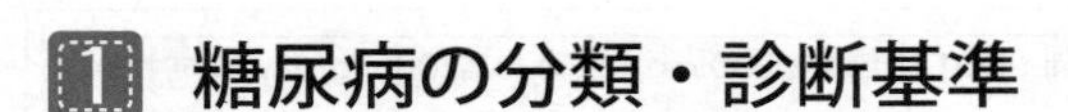

1 糖尿病の分類・診断基準

糖尿病の分類を**表2-30**に、判定基準を**表2-31**に、診断のフローチャートを**図2-14**に示した。

表2-30　糖尿病と糖代謝異常[*1]の成因分類[*2]

Ⅰ．1型（膵β細胞の破壊、通常は絶対的インスリン欠乏に至る） A．自己免疫性 B．特発性
Ⅱ．2型（インスリン分泌低下を主体とするものと、インスリン抵抗性が主体で、それにインスリンの相対的不足を伴うものなどがある）
Ⅲ．その他の特定の機序、疾患によるもの A．遺伝因子として遺伝子異常が同定されたもの （1）膵β細胞機能にかかわる遺伝子異常 （2）インスリン作用の伝達機構にかかわる遺伝子異常 B．他の疾患、条件に伴うもの （1）膵外分泌疾患 （2）内分泌疾患 （3）肝疾患 （4）薬剤や化学物質によるもの （5）感染症 （6）免疫機序によるまれな病態 （7）その他の遺伝的症候群で糖尿病を伴うことの多いもの
Ⅳ．妊娠糖尿病[*3]

*1：一部には、糖尿病特有の合併症をきたすかどうかが確認されていないものも含まれる。
*2：現時点では上記のいずれにも分類できないものは、分類不能とする。
*3：p.133 参照。
日本糖尿病学会編・著：糖尿病治療ガイド 2020-2021. 東京, 文光堂；2020, p.18 より転載

表2-31　空腹時血糖値[*1]および 75 gOGTT による判定区分と判定基準

	血糖測定時間			判定区分
	空腹時		負荷後2時間	
血糖値（静脈血漿値）	126 mg/dL 以上	◀または▶	200 mg/dL 以上	糖尿病型
	糖尿病型にも正常型にも属さないもの			境界型
	110 mg/dL 未満	◀および▶	140 mg/dL 未満	正常型[*2]

＊1：血糖値は、とくに記載のない場合には静脈血漿値を示す。
＊2：正常型であっても1時間値が 180 mg/dL 以上の場合は 180 mg/dL 未満のものに比べて糖尿病に悪化する危険が高いので、境界型に準じた取り扱い（経過観察など）が必要である。また、空腹時血糖値が 100 ～109 mg/dL は正常域ではあるが、「正常高値」とする。この集団は糖尿病への移行や OGTT 時の耐糖能障害の程度からみて多様な集団であるため、OGTT を行うことが勧められる。
日本糖尿病学会編・著：糖尿病治療ガイド 2020-2021. 東京, 文光堂；2020, p.24 より転載

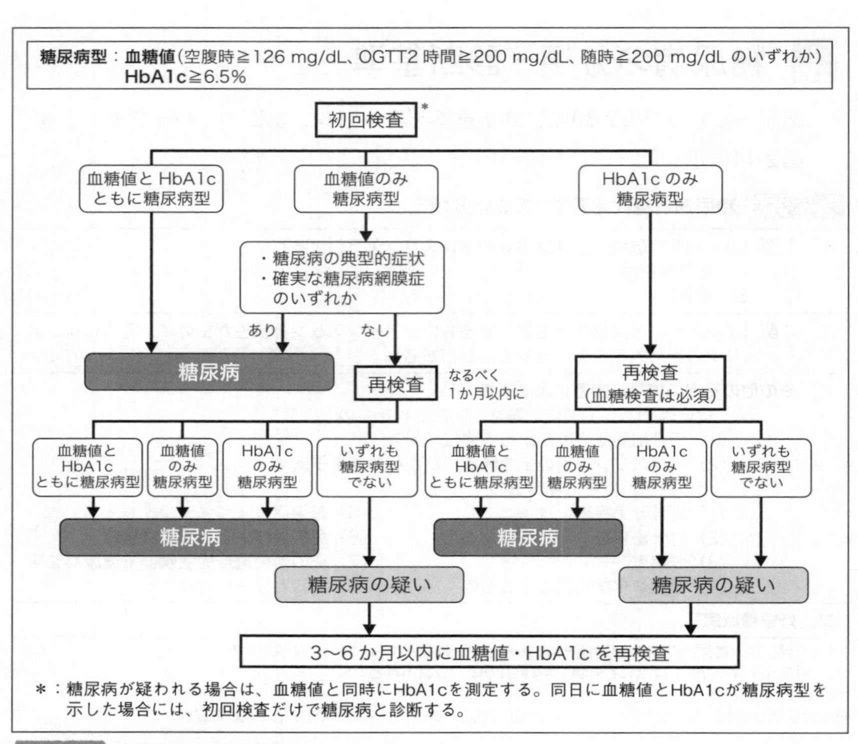

図 2-14　**糖尿病の臨床診断のフローチャート**

日本糖尿病学会 編・著：糖尿病治療ガイド 2020-2021．東京，文光堂；2020，p.26 より転載

2 糖尿病の食事療法（表2-32）

食事療法は、すべての糖尿病患者において治療の基本である。食事療法のスムーズな開始と継続のためには、個々人の生活習慣を尊重した個別対応が必要である。また、実際の食事指導には、管理栄養士があたることが血糖コントロールに有用である。その際、主に「糖尿病食事療法のための食品交換表」を用いて指導する。なお、初診時には**表2-33**を参考とする。

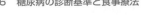

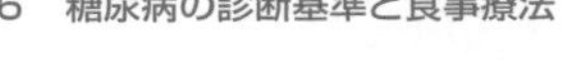

表 2-32　糖尿病の食事療法

	項目	内容
食事療法	エネルギー摂取量の決定	●性、年齢、肥満度、身体活動量、病態、患者のアドヒアランスなどを考慮し、エネルギー摂取量を決定する。 ●治療開始の目安とするエネルギー摂取量[*1]＝目標体重[*2]× エネルギー係数[*3] ＊1：小児・思春期では、発育を身体計測（身長、体重、腹囲、血圧、性成熟度）の性・年齢の基準に従って評価しながら行い、成長に必要な栄養素やエネルギー量が不足しないように注意する。妊婦では、胎児の健全な発育、母体の産科的合併症予防、厳格な血糖コントロール達成のために十分な栄養を付加し、適正な体重増加を目指すものとする。非肥満妊婦では、目標体重 ×30 kcal を基本とし、妊娠中に増大するエネルギー需要を付加する。一方、肥満妊婦では、目標体重 ×30 kcal を基本とし、エネルギー付加を行わない。 ＊2：総死亡率が低い BMI は年齢によって異なるため、目標体重は以下の式から算出する。 65 歳未満　：身長（m）^{2} × 22 65 ～ 74 歳（前期高齢者）：身長（m）^{2} × 22 ～ 25 75 歳以上（後期高齢者）：身長(m)^2 × 22 ～ 25(フレイルや ADL 低下、摂食状況・代謝状況の評価などを踏まえて判断) ＊3：エネルギー係数は、kg 目標体重当たり 軽い労作（大部分が座位の静的活動）　：25 ～ 30 kcal 普通の労作（座位中心だが通勤・家事・軽い運動あり）：30 ～ 35 kcal 重い労作（力仕事、活発な運動習慣あり）：35 ～　kcal ●肥満者の場合には、まず 3%の体重減少を目指す。
食事療法	三大栄養素の配分	●炭水化物を 40 ～ 60%エネルギー、たんぱく質 20%エネルギー以下を目安とし、残りを脂質とする。 ●脂質の摂取比率が 25%エネルギーを超える場合は、飽和脂肪酸を減じるなど脂肪酸組成に配慮する。
食事療法	食品の種類数	●炭水化物、たんぱく質、脂質、ビタミン、ミネラルなどの各栄養素が必要量摂取できるように配慮する。
食事療法		●高血圧発症前：男性 7.5 g/ 日未満、女性 6.5 g/ 日未満。
食事療法・合併症予防	食塩	●高血圧合併患者：6 g/ 日未満が推奨される。 ●腎症合併症患者：食塩制限は病期によって異なる。
食事療法・合併症予防	食物繊維	●食物繊維は食後の血糖値上昇・血清コレステロール増加を抑制し、便通の改善に有効である。 ● 20 g/ 日以上の摂取を促す。
食事療法・合併症予防	たんぱく質	●顕性アルブミン尿（300 mg/g クレアチニン以上）あるいは持続性たんぱく尿（0.5 g/g クレアチニン以上）があれば（顕性腎症：第 3 期）、たんぱく質制限食を 0.8 ～ 1.0 g/kg 目標体重から開始する。
食事療法・合併症予防	アルコール	●適量（1 日 25 g 程度まで）に留め、肝疾患や合併症など問題のある症例では禁酒とする。

日本糖尿病学会編・著：糖尿病治療ガイド 2020-2021．東京．文光堂；2020．p.48-50 より作成

表 2-33　初診時の食事指導のポイント

これまでの食習慣を聞きだし、明らかな問題点がある場合はまずその是正から進める。 1．腹八分目とする。 2．食品の種類はできるだけ多くする。 3．動物性脂質（飽和脂肪酸）は控えめに。 4．食物繊維を多く含む食品（野菜、海藻、きのこなど）を摂る。 5．朝食、昼食、夕食を規則正しく。 6．ゆっくりよくかんで食べる。 7．単純糖質を多く含む食品の間食を避ける。

日本糖尿病学会編・著：糖尿病治療ガイド 2020-2021．東京．文光堂；2020．p.48 より転載

3　糖尿病の運動療法

運動療法は、糖尿病治療の基本の1つである（**表2-34**）。

表 2-34　運動療法による効果

1．運動の急性効果として、ブドウ糖、脂肪酸の利用が促進され血糖値が低下する。 2．運動の慢性効果として、インスリン抵抗性が改善する。 3．エネルギー摂取量と消費量のバランスが改善され、減量効果がある。 4．加齢や運動不足による筋萎縮や、骨粗鬆症の予防に有効である。 5．高血圧や脂質異常症の改善に有効である。 6．心肺機能をよくする。 7．運動能力が向上する。 8．爽快感、活動気分など日常生活の QOL を高める効果も期待できる。

日本糖尿病学会編・著：糖尿病治療ガイド 2020-2021．東京．文光堂；2020．p.52 より転載

4 妊娠糖尿病

妊娠糖尿病とは、妊娠中にはじめて発見または発症した糖尿病に至っていない糖代謝異常である。妊娠中の明らかな糖尿病、糖尿病合併妊娠は含めない。妊娠糖尿病の診断基準を**表2-35**に示した。

表2-35　妊娠糖尿病の診断基準

1．**妊娠糖尿病**（gestational diabetes mellitus：GDM）
75 gOGTT において次の基準の１点以上を満たした場合に診断する。
①空腹時血糖値≧ 92 mg/dL（5.1 mmol/L）
②１時間値≧ 180 mg/dL（10.0 mmol/L）
③２時間値≧ 153 mg/dL（8.5 mmol/L）

2．**妊娠中の明らかな糖尿病**（overt diabetes in pregnancy）[注1)]
以下のいずれかを満たした場合に診断する。
①空腹時血糖値≧ 126 mg/dL
② HbA1c 値≧ 6.5%
＊随時血糖値≧ 200 mg/dL あるいは 75 gOGTT で２時間値≧ 200 mg/dL の場合は、妊娠中の明らかな糖尿病の存在を念頭に置き、①または②の基準を満たすかどうか確認する[注2)]。

3．**糖尿病合併妊娠**（pregestational diabetes mellitus）
①妊娠前にすでに診断されている糖尿病
②確実な糖尿病網膜症があるもの

注１．妊娠中の明らかな糖尿病には、妊娠前に見逃されていた糖尿病と、妊娠中の糖代謝の変化の影響を受けた糖代謝異常、および妊娠中に発症した１型糖尿病が含まれる。いずれも分娩後は診断の再確認が必要である。
注２．妊娠中、特に妊娠後期は妊娠による生理的なインスリン抵抗性の増大を反映して糖負荷後血糖値は非妊時よりも高値を示す。そのため、随時血糖値や75gOGTT 負荷後血糖値は非妊時の糖尿病診断基準をそのまま当てはめることはできない。

これらは妊娠中の基準であり、出産後は改めて非妊娠時の「糖尿病の診断基準」に基づき再評価することが必要である。

日本糖尿病学会編・著：糖尿病治療ガイド 2020-2021．東京．文光堂；2020．p.102 より転載

5 高齢者糖尿病

わが国は高齢化の進行により、高齢糖尿病患者のさらなる増加が懸念されている。高齢糖尿病患者は、腎機能の低下や多剤併用などから、糖尿病治療薬によって重症低血糖をきたしやすい。特に、高齢者における重症低血糖は、死亡や心血管疾患、認知症などのリスクになり得るため、血糖コントロールがより重要となる。

これらを背景に、平成28（2016）年５月に「高齢者糖尿病の血糖コントロール目標」が作成された（**表2-36**）。

表2-36 高齢者糖尿病の血糖コントロール目標（HbA1c値）

<table>
<tr><td colspan="2">患者の特徴・健康状態[注1)]</td><td colspan="2">カテゴリーⅠ
①認知機能正常
かつ
② ADL自立</td><td>カテゴリーⅡ
①軽度認知障害
～軽度認知症
または
②手段的ADL低下、基本的ADL自立</td><td>カテゴリーⅢ
①中等度以上の認知症または
②基本的ADL低下
または
③多くの併存疾患や機能障害</td></tr>
<tr><td rowspan="2">重症低血糖が危惧される薬剤（インスリン製剤、SU薬、グリニド薬など）の使用</td><td>なし
注2)</td><td colspan="2">7.0%未満</td><td>7.0%未満</td><td>8.0%未満</td></tr>
<tr><td>あり
注3)</td><td>65歳以上
75歳未満
7.5%未満
（下限6.5%）</td><td>75歳以上
8.0%未満
（下限7.0%）</td><td>8.0%未満
（下限7.0%）</td><td>8.5%未満
（下限7.5%）</td></tr>
</table>

治療目標は、年齢、罹病期間、低血糖の危険性、サポート体制などに加え、高齢者では認知機能や基本的ADL、手段的ADL、併存疾患なども考慮して個別に設定する。ただし、加齢に伴って重症低血糖の危険性が高くなることに十分注意する。

注1：認知機能や基本的ADL（着衣、移動、入浴、トイレの使用など）、手段的ADL（IADL:買い物、食事の準備、服薬管理、金銭管理など）の評価に関しては、日本老年医学会のホームページ(http://www.jpn-geriat-soc.or.jp/)を参照する。エンドオブライフの状態では、著しい高血糖を防止し、それに伴う脱水や急性合併症を予防する治療を優先する。

注2：高齢者糖尿病においても、合併症予防のための目標は7.0%未満である。ただし、適切な食事療法や運動療法だけで達成可能な場合、または薬物療法の副作用なく達成可能な場合の目標を6.0%未満、治療の強化が難しい場合の目標を8.0%未満とする。下限を設けない。カテゴリーⅢに該当する状態で、多剤併用による有害作用が懸念される場合や、重篤な併存疾患を有し、社会的サポートが乏しい場合などには、8.5%未満を目標とすることも許容される。

注3：糖尿病罹病期間も考慮し、合併症発症・進展阻止が優先される場合には、重症低血糖を予防する対策を講じつつ、個々の高齢者ごとに個別の目標や下限を設定してもよい。65歳未満からこれらの薬剤を用いて治療中であり、かつ血糖コントロール状態が図の目標や下限を下回る場合には、基本的に現状を維持するが、重症低血糖に十分注意する。グリニド薬は、種類・使用量・血糖値等を勘案し、重症低血糖が危惧されない薬剤に分類される場合もある。

【重要な注意事項】

糖尿病治療薬の使用にあたっては、日本老年医学会編「高齢者の安全な薬物療法ガイドライン」を参照すること。薬剤使用時には多剤併用を避け、副作用の出現に十分に注意する。

日本老年医学会・日本糖尿病学会 編・著：高齢者糖尿病診療ガイドライン2017，南江堂；2017．p.46より転載

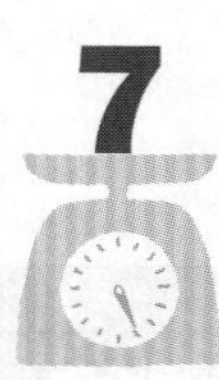

7 脂質異常症の診断基準と食事療法

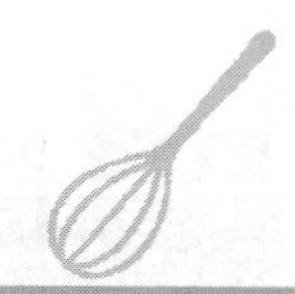

脂質異常症は、死亡に直結する疾患ではなく、動脈硬化性疾患、特に心筋梗塞と脳梗塞の危険因子となる疾患であり、高LDL-コレステロール血症、低HDL-コレステロール血症、高トリグリセリド血症の三つのタイプに分かれている。エネルギーの過剰摂取（身体活動レベルが不足しているための相対的なエネルギーの過剰摂取を含む）によって体重の増加や肥満が進行すると、その結果、上記三つのすべてのリスクが上昇する。

治療は、標準体重の維持や食生活の改善、運動療法など、生活習慣の改善が基本となる。

1 脂質異常症の診断基準・目標値

脂質異常症の診断基準（**表2-37**）は動脈硬化発症リスクを判断するためのスクリーニング値であり、治療の開始を意味するものではない。個々の患者の背景は大きく異なるので、発症リスクが高い者には積極的な治療を行い、発症リスクが低い者には必要以上の治療を行わないよう、リスク区分に応じた脂質管理目標値（**表2-38**）を定めることが重要である。

表2-37 脂質異常症の診断基準（空腹時採血[*1]）

LDL-コレステロール	140 mg/dL 以上	高 LDL-コレステロール血症
	120 ～ 139 mg/dL	境界域高 LDL-コレステロール血症[*2]
HDL-コレステロール	40 mg/dL 未満	低 HDL-コレステロール血症
トリグリセリド（TG）	150 mg/dL 以上	高トリグリセリド血症
Non-HDL-コレステロール	170 mg/dL 以上	高 non-HDL-コレステロール血症
	150 ～ 169 mg/dL	境界域高 non-HDL-コレステロール血症[*2]

*1：10 時間以上の絶食を「空腹時」とする。ただし水やお茶などカロリーのない水分の摂取は可とする。
*2：スクリーニングで境界域高 LDL-C 血症、境界域高 non-HDL-C 血症を示した場合は、高リスク病態がないか検討し、治療の必要性を考慮する。
・LDL-C は Friedewald 式（TC － HDL-C － TG/ 5）または直接法で求める。
・TG が 400 mg/dL 以上や食後採血の場合は non-HDL-C（TC － HDL-C）か LDL-C 直接法を使用する。ただし、スクリーニング時に高 TG 血症を伴わない場合は LDL-C と non-HDL-C の差が＋ 30 mg/dL より小さくなる可能性を念頭においてリスクを評価する。
日本動脈硬化学会：動脈硬化性疾患予防ガイドライン 2017．東京．日本動脈硬化学会；2017．p.14

表 2-38 リスク管理区分別の脂質管理目標値

<table>
<tr><th rowspan="2">治療方針の原則</th><th rowspan="2">管理区分</th><th colspan="4">脂質管理目標値（mg/dL）</th></tr>
<tr><th>LDL-C</th><th>Non-HDL-C</th><th>TG</th><th>HDL-C</th></tr>
<tr><td rowspan="3">一次予防
まず生活習慣の改善を行った後薬物療法の適用を考慮する</td><td>低リスク</td><td>＜160</td><td>＜190</td><td rowspan="4">＜150</td><td rowspan="4">≧40</td></tr>
<tr><td>中リスク</td><td>＜140</td><td>＜170</td></tr>
<tr><td>高リスク</td><td>＜120</td><td>＜150</td></tr>
<tr><td>二次予防
生活習慣の是正とともに薬物治療を考慮する</td><td>冠動脈疾患の既往</td><td>＜100
（＜70）*</td><td>＜130
（＜100）*</td></tr>
</table>

*：家族性高コレステロール血症、急性冠症候群の時に考慮する。糖尿病でも他の高リスク病態（非心原性脳梗塞、末梢動脈疾患（PAD）、慢性腎臓病（CKD）、メタボリックシンドローム、主要危険因子の重複、喫煙）を合併する時はこれに準ずる。

- 一次予防における管理目標達成の手段は非薬物療法が基本であるが、低リスクにおいても LDL-C 値が 180 mg/dL 以上の場合は薬物治療を考慮するとともに、家族性高コレステロール血症の可能性を念頭においておくこと。
- まず LDL-C の管理目標値の達成を目指し、その後 non-HDL-C の管理目標値の達成を目指す。
- これらの値はあくまでも到達努力目標値であり、一次予防においては LDL-C 低下率 20 ～ 30%、二次予防においては LDL-C 低下率 50% 以上も目標値となりうる。
- 高齢者（75 歳以上）の脂質低下治療による冠動脈疾患の一次予防効果の意義は明らかでなく、主治医の判断で個々の患者に対応する。

日本動脈硬化学会：動脈硬化性疾患予防のための脂質異常症診療ガイド 2018 年版．東京．日本動脈硬化学会；2018．p.37

2 脂質異常症の治療と食事療法

はじめに続発性に脂質異常症をきたしうる原疾患の有無を確認し、原疾患があればその治療を行う。それ以外の脂質異常症は個々の患者のリスクを評価して治療方針を決定する。冠動脈疾患の既往がない場合は、禁煙や食事療法（**表 2-39、40**）、あるいは運動習慣といった生活習慣の改善をまず行う。肥満があれば減量する。なお、冠動脈疾患の既往がある場合は、生活習慣の改善とともに薬物療法を考慮する。

3 脂質異常症の予防

脂質異常症の予防には、禁煙、減塩に留意した食事、毎日の有酸素運動といった、生活習慣の改善が基本である（**表 2-41、42**）。

表 2-39　基本となる食事療法

①適正体重の維持と栄養素配分のバランス	●標準体重と日常生活活動量を基に、総摂取エネルギー量を適正化する。 ●肥満の解消：エネルギー摂取量（kcal/日）＝標準体重（(身長 m)^2×22)(kg)×身体活動量*1（kcal）を目指すが、まずは、現状から1日に250 kcal程度を減じることから始める。 ●エネルギー配分：脂質20～25%、炭水化物50～60% ＊1：軽い労作で25～30、普通の労作で30～35、重い労作で35～
②脂質の選択	●飽和脂肪酸の多い食品を摂りすぎない(エネルギー比率として4.5%以上7%未満) ●n-3系多価不飽和脂肪酸の摂取を増やす。 ●工業由来のトランス脂肪酸の摂取を控える。
③炭水化物の選択	●グリセミックインデックス（GI）*2の低い食事が望ましく、グリセミックロード（GL）*3を低く保つ工夫をする。食物繊維はできるだけ多く摂る（1日25 g以上を目安とする）。 ●ショ糖（砂糖）、ブドウ糖、果糖の過剰摂取に注意する。 ＊2：食品の炭水化物50 gを摂取した際の血糖値上昇の度合いを、ブドウ糖（グルコース）を100とした場合の相対値で表す指標 ＊3：GL＝GI×食品中の炭水化物量÷100
④大豆・大豆製品、野菜、糖質含有量の少ない果物を十分に摂る	
⑤食塩摂取を6 g/日未満にする	
⑥アルコール摂取を25 g/日以下に抑える	

日本動脈硬化学会：動脈硬化疾患予防のための脂質異常症診療ガイド2018年版．東京．日本動脈硬化学会；2018．p.50をもとに作成

表 2-40　脂質異常症を改善する食事

高LDL-コレステロール血症（140 mg/dL以上）	●飽和脂肪酸を多く含むもの（肉の脂身、内臓、皮、乳製品、およびトランス脂肪酸を含む菓子類、加工食品）の摂取を抑える。コレステロール摂取量の目安として1日200 mg未満を目指す。 ●食物繊維と植物ステロールを含むもの（未精製穀類、大豆製品、海藻、きのこ、野菜類）の摂取を増やす。
高トリグリセリド血症（150 mg/dL以上）	●炭水化物エネルギー比率を低めにするために、糖質を多く含むもの（菓子類、糖含有飲料、穀類、糖質含有量の多い果物）の摂取を減らす。 ●アルコールの摂取を控える。 ●n-3系多価不飽和脂肪酸を多く含む魚類の摂取を増やす。
高カイロミクロン血症	●脂質の摂取を20 g以下あるいは総エネルギーの15%以下に制限する。 ●中鎖脂肪酸を利用する。
低HDL-コレステロール血症（40 mg/dL未満）	●炭水化物エネルギー比率を低くする。 ●トランス脂肪酸の摂取を控える。 ●n-6系多価不飽和脂肪酸の過剰を避けるために、植物油の過剰摂取を控える。
メタボリックシンドローム	●炭水化物エネルギー比率を低めとし、GIが低い食材を選び、GLを上げない工夫をする。

日本動脈硬化学会：動脈硬化性疾患予防のための脂質異常症診療ガイド2018年版．東京．日本動脈硬化学会；2018．p.51より作成

表 2-41 生活習慣の改善

禁煙	必須。受動喫煙を防止。
食事管理	●適切なエネルギー量と、三大栄養素（たんぱく質・脂肪・炭水化物）およびビタミン・ミネラルをバランスよく摂取する。 ●飽和脂肪酸やコレステロール、トランス脂肪酸の摂取を抑える。 ●n-3 系多価不飽和脂肪酸、食物繊維の摂取を増やす。 ●食塩摂取量 6 g/ 日未満を目指す。
体重管理	定期的に体重を測定する。 ● BMI < 25 の場合：適正体重を維持する。 ● BMI ≧ 25 の場合：摂取エネルギーを消費エネルギーより少なくし、体重減少を図る。
身体活動・運動	運動：中強度以上*1 の有酸素運動を中心に、習慣的に（毎日 30 分以上を目標に）行う*2。 運動療法以外の時間：こまめに歩くなど、座ったままの生活にならないよう、活動的な生活を送るように注意を促す。
飲酒	アルコールはエタノール換算で 1 日 25 g*3 以下にとどめる。

*1：中強度以上とは3メッツ以上の強度を意味する。メッツは安静時代謝の何倍に相当するかを示す活動強度の単位。通常歩行は3メッツ、速歩は4メッツ、ジョギングは7メッツに相当する。
*2：運動習慣がない者には、軽い運動や短時間の運動から実施するように指導する。
*3：およそ日本酒1合、ビール中瓶1本、焼酎半合、ウイスキー・ブランデーダブル1杯、ワイン2杯に相当する。
日本動脈硬化学会：動脈硬化性疾患予防のための脂質異常症診療ガイド 2018 年版．東京．日本動脈硬化学会；2018．p.10 をもとに作成

表 2-42 動脈硬化性疾患予防のための運動療法指針

種　類	有酸素運動を中心に実施する（ウォーキング、速歩、水泳、エアロビクスダンス、スロージョギング、サイクリング、ベンチステップ運動など）
強　度	中強度以上を目標にする（通常速度のウォーキングに相当する運動強度）
頻度・時間	毎日合計 30 分以上を目標に実施する（少なくとも週に 3 日は実施する）
そ の 他	運動療法以外の時間もこまめに歩くなど、できるだけ座ったままの生活を避ける

日本動脈硬化学会：動脈硬化性疾患予防のための脂質異常症診療ガイド2018年版．東京．日本動脈硬化学会；2018．p.58より転載

4 高齢者・女性の脂質異常症

●**高齢者**：前期高齢者（65歳以上75歳未満）では、高LDL-コレステロール血症が冠動脈疾患の重要な危険因子となる。後期高齢者（75歳以上）では、脂質低下治療による冠動脈疾患の一次予防効果が明らかではない。

●**女性**：閉経後に脂質異常症の発症率が上昇する。冠動脈疾患のリスクの中で、特に糖尿病と喫煙が高リスクである。閉経前女性の脂質異常症には生活習慣改善が中心だが、ハイリスク患者には薬物療法も考慮する。

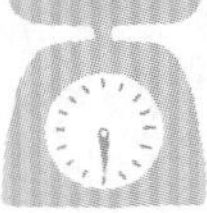

8 高血圧の診断基準と食事療法

安静時の動脈圧が正常より高い状態を高血圧という。原因が明確でない本態性高血圧と、腎疾患、内分泌疾患など基礎疾患が明らかな二次性高血圧に分かれ、約９割の患者が前者である。高血圧は、脳血管疾患や虚血性心疾患、慢性心不全などあらゆる循環器疾患の危険因子となる。高血圧はほとんど自覚症状がないため、血圧測定の結果指導を受けてようやく治療に結びつく。治療としてはまず、食生活、適正体重の維持といった生活習慣の修正が中心となる。

わが国の高血圧者数は、約4300万人と推定されている。「健康日本21（第二次）」では、食生活・身体活動・飲酒などの対策により、収縮期血圧平均値を4 mmHg低下させることを目標としている。これにより脳卒中死亡数が年間約1万人、冠動脈疾患死亡数が年間約5千人減少すると推計されている。

なお、令和元（2019）年に日本高血圧学会から「高血圧治療ガイドライン2019」が公開され、令和２（2020）年に同ガイドラインに準拠した「高血圧診療ガイド2020」が公開された。

1 血圧値の分類

「高血圧治療ガイドライン2019」では、5年ぶりに正常血圧と正常高値血圧の値が変更された（**表2-43**）。なお、Ⅰ度高血圧以上の高血圧の基準は、従来どおり140/90 mmHg以上とされている。

表2-43　成人における血圧値の分類

分類	診察室血圧（mmHg）			家庭血圧（mmHg）		
	収縮期血圧		拡張期血圧	収縮期血圧		拡張期血圧
正常血圧	＜120	かつ	＜80	＜115	かつ	＜75
正常高値血圧	120～129	かつ	＜80	115～124	かつ	＜75
高値血圧	130～139	かつ／または	80～89	125～134	かつ／または	75～84
Ⅰ度高血圧	140～159	かつ／または	90～99	135～144	かつ／または	85～89
Ⅱ度高血圧	160～179	かつ／または	100～109	145～159	かつ／または	90～99
Ⅲ度高血圧	≧180	かつ／または	≧110	≧160	かつ／または	≧100
（孤立性）収縮期高血圧	≧140	かつ	＜90	≧135	かつ	＜85

日本高血圧学会高血圧治療ガイドライン作成委員会編：高血圧治療ガイドライン2019. 東京. 日本高血圧学会;2019. p.18より転載

2 降圧目標

高血圧治療の対象は、血圧が140/90 mmHg以上の者であり、すべての年齢層が該当する。

治療は、生活習慣の修正（第１段階）と降圧薬治療（第２段階）により行われる。過度の降圧による合併症で死亡率が増加する傾向が示されている病態について、慎重に治療を行うため、具体的な降圧目標が設定された（**表2-44**）。

表2-44　降圧目標

<table>
<tr><th colspan="2"></th><th>診察室血圧
（mmHg）</th><th>家庭血圧
（mmHg）</th></tr>
<tr><td rowspan="3">75歳
未満</td><td>通常例</td><td>130/80 未満</td><td>125/75 未満</td></tr>
<tr><td rowspan="2">・脳血管障害
（両側頸動脈狭窄や脳主幹動脈閉塞あり、または未評価）
・尿たんぱく陰性のCKD</td><td>140/90 未満</td><td>135/85 未満</td></tr>
<tr><td colspan="2">（通常例と同じ降圧目標とするかは個別判断）</td></tr>
<tr><td rowspan="3">75歳
以上</td><td>通常例</td><td>140/90 未満</td><td>135/85 未満</td></tr>
<tr><td rowspan="2">・脳血管障害（両側頸動脈狭窄や脳主幹動脈閉塞なし）
・冠動脈疾患
・尿たんぱく陽性のCKD
・糖尿病
・抗血栓薬内服中</td><td>130/80 未満</td><td>125/75 未満</td></tr>
<tr><td colspan="2">（忍容性があれば）</td></tr>
</table>

・自力で外来通院できない健康状態の患者では、降圧治療のメリットとデメリット、実行可能性を含めて個別に判断する。
・診察室血圧と家庭血圧に乖離が生じた場合は、家庭血圧の値を優先して判断する。
・診察室血圧130～139/80～89 mmHgの場合は、まずは生活習慣の修正を開始または強化する。
日本高血圧学会高血圧診療ガイド2020作成委員会編：高血圧診療ガイド2020. 東京. 日本高血圧学会;2020. p.41より作成

3 高血圧における生活習慣指導・食事療法

生活習慣の修正は、高血圧予防や降圧薬開始前のみならず、降圧薬開始後においても重要である。**表2-45**に、生活習慣の修正項目を示した。以下、表の内容について、一部補足する。

- 減量については、BMI 25 kg/m^{2}未満を目標とする。
- 禁煙については、禁煙の推進と受動喫煙の防止に努める。
- 寒冷、心理的・社会的ストレス、便秘に伴ういきみは血圧上昇のリスクとなるため、防寒や情動ストレスの管理などを行う。

表 2-45　生活習慣の修正項目

1. 食塩制限	6 g/ 日未満
2. 野菜・果物	野菜・果物の積極的摂取 * 飽和脂肪酸、コレステロールの摂取を控える 多価不飽和脂肪酸、低脂肪乳製品の積極的摂取
3. 適正体重の維持	BMI（体重［kg］÷身長［m］^{2}）25 未満
4. 運動療法	軽強度の有酸素運動（動的および静的筋肉負荷運動）を毎日 30 分、または 180 分 / 週以上行う
5. 節酒	エタノールとして男性 20 ～ 30 mL/ 日以下、女性 10 ～ 20 mL/ 日以下に制限する
6. 禁煙	受動喫煙の防止も含む

生活習慣の複合的な修正はより効果的である。
＊カリウム制限が必要な腎障害患者では、野菜・果物の積極的摂取は推奨しない。
　肥満や糖尿病患者などエネルギー制限が必要な患者における果物の摂取は 80 kcal/ 日程度にとどめる。
日本高血圧学会高血圧診療ガイド 2020 作成委員会編：高血圧診療ガイド 2020．東京．日本高血圧学会；2020．p.44 より転載

4 高齢者の高血圧

- 加齢により高血圧は増加し、65～74歳の62.1%、75歳以上の73.1%が高血圧症に罹患している（令和元年国民健康・栄養調査報告）。
- **治療**：生活機能の維持や低下抑制を目的に、生活習慣の修正など積極的に行う。食塩制限は6 g/日未満を目標とする。薬物治療は原則血圧140/90 mmHg以上から開始する。75歳以上での降圧目標は、原則収縮期血圧140 mmHg未満を推奨する。

5 妊娠高血圧症候群

●**定義**：わが国における妊娠高血圧症候群の定義は、平成30（2018）年に改定された。妊娠時に高血圧（140/90 mmHg以上）を認めた場合、妊娠高血圧症候群と診断される。妊娠高血圧症候群は、妊娠高血圧腎症、妊娠高血圧、加重型妊娠高血圧腎症、高血圧合併妊娠の４つに分類される。高血圧合併妊娠はこれまで妊娠高血圧症候群に含まれなかったが、欧米諸国に準ずる形でわが国でも含まれるようになった。

このうち、妊娠高血圧腎症と妊娠高血圧は妊娠20週以降に初めて高血圧を発症し、分娩後12週までに正常に回復するものをいう。

●**治療**：妊娠20週未満の高血圧（高血圧合併妊娠）では降圧薬による治療が推奨されている。また、妊娠後期の高血圧では、収縮期血圧≧160 mmHgあるいは拡張期血圧≧110 mmHgの場合、速やかに降圧治療を開始する。

妊娠高血圧症候群の食事療法

❶**エネルギー**：30 kcal×理想体重（標準体重）
（非妊娠時BMIが24以上の場合。24以下の場合は＋200 kcal/日）

❷**たんぱく質**：理想体重（標準体重）×1.0 g

❸**食塩**：高血圧では一般に6 g/日未満が目標だが、妊娠高血圧への非薬物療法として6 g/日未満は推奨されていない（日本高血圧学会ガイドライン2019）。一方、妊娠高血圧症候群の診療指針2015では極端に制限しないよう7～8 g/日を推奨しており、他より指導の優先順位が高い栄養素となっている。

❹**カリウム**：血圧上昇を抑える効果があり、積極的に摂ることが推奨されている。日本人の食事摂取基準（2020年版）でのカリウム摂取の目標量は、15歳以上の女性では、2,600 mg以上となっている。

❺**水分**：1日尿量500 mL以下や肺水腫の場合では循環血流量を減少させないよう、前日尿量に500 mLを加える程度に制限する。口渇を感じない程度の摂取が望ましい。

（❶～❸および❺は妊娠高血圧症候群の診療指針2015をもとに作成）

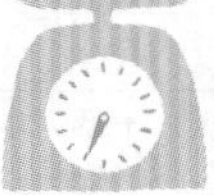

9 腎疾患の診断基準と食事療法

腎疾患とは、腎の組織・機能が侵されていく病態をいい、急性腎炎や慢性糸球体腎炎、腎盂炎、ネフローゼ症候群など、さまざまな疾患がある。

腎疾患のうち、腎機能低下が３か月以上続くものを慢性腎臓病（CKD）という。多くの場合ゆっくりと進行し、最終的には透析療法が必要となる。わが国では血液透析患者が年々増加傾向にある。その原因疾患であるCKDのうち、最も多いのは糖尿病腎症である。

1 腎疾患の分類・診断基準

腎疾患のうち、患者数の多い疾患であるネフローゼ症候群の診断基準（**表2-46、47**）と、糖尿病性腎症の病期分類を示す（**表2-48**）。

「CKD診療ガイド2012」（日本腎臓学会編）にて定められたCKD（慢性腎臓病）の定義（**表2-49**）と診断基準（**表2-50**）、重症度分類（**表2-51**）を示す。また、小児CKDのステージ分類についても**表2-52**に示す。

表2-46 成人ネフローゼ症候群の診断基準

1. たんぱく尿：3.5 g/日以上が持続する。
   （随時尿において尿たんぱく/尿クレアチニン比が3.5 g/gCr以上の場合もこれに準ずる）
2. 低アルブミン血症：血清アルブミン値3.0 g/dL以下。血清総たんぱく量6.0 g/dL以下も参考になる。
3. 浮腫
4. 脂質異常症（高LDLコレステロール血症）

注1　上記の尿たんぱく量、低アルブミン血症（低たんぱく血症）の両所見を認めることが本症候群の診断の必須条件である。
　2　浮腫は本症候群の必須条件ではないが、重要な所見である。
　3　脂質異常症は本症候群の必須条件ではない。
　4　卵円形脂肪体は本症候群の診断の参考となる。
厚生労働科学研究費補助金難治性疾患等克服研究事業：厚生労働省難治性疾患克服研究事業進行性腎障害に関する調査研究班難治性ネフローゼ症候群分科会：ネフローゼ症候群診療指針. 日腎会誌. 53. 2011；p.79-122

表 2-47　小児ネフローゼ症候群の定義

1．ネフローゼ症候群	高度たんぱく尿（夜間蓄尿で 40 mg/時 /m^2 以上）＋低アルブミン血症（血清アルブミン 2.5 g/dL 以下）
2．ステロイド感受性ネフローゼ症候群	プレドニゾロン連日投与 4 週以内に寛解に至るもの
3．再発	寛解後尿たんぱく 40 mg/時 /m^2 以上あるいは試験紙法で早朝尿たんぱく 100 mg/dL 以上を 3 日間示すもの

厚生労働科学研究費補助金難治性疾患等政策研究事業（難治性疾患政策研究事業）難治性腎疾患に関する調査研究班:エビデンスに基づくネフローゼ症候群診療ガイドライン 2017. 東京. 東京医学社;2017,p.2 より引用改変

表 2-48　糖尿病性腎症病期分類 2014＊1

病期	尿アルブミン値（mg/gCr）あるいは尿たんぱく値（g/gCr）	GFR（eGFR）（mL/分 /1.73m^2）
第 1 期（腎症前期）	正常アルブミン尿（30 未満）	30 以上＊2
第 2 期（早期腎症期）	微量アルブミン尿（30 ～ 299）＊3	30 以上
第 3 期（顕性腎症期）	顕性アルブミン尿（300 以上）あるいは持続性たんぱく尿（0.5 以上）	30 以上＊4
第 4 期（腎不全期）	問わない＊5	30 未満
第 5 期（透析療法期）	透析療法中	

＊1　糖尿病性腎症は必ずしも第 1 期から順次第 5 期まで進行するものではない。本分類は、厚労省研究班の成績に基づき予後（腎、心血管、総死亡）を勘案した分類である。

＊2　GFR 60 mL/分/1.73m^2 未満の症例は CKD に該当し、糖尿病性腎症以外の原因が存在し得るため、他の腎臓病との鑑別診断が必要である。

＊3　微量アルブミン尿を認めた症例では、糖尿病性腎症早期診断基準に従って鑑別診断を行った上で、早期腎症と診断する。

＊4　顕性アルブミン尿の症例では、GFR 60 mL/分/1.73m^2 未満から GFR の低下に伴い腎イベント（eGFR の半減、透析導入）が増加するため注意が必要である。

＊5　GFR 30 mL/分/1.73m^2 未満の症例は、尿アルブミン値あるいは尿たんぱく値にかかわらず、腎不全期に分類される。しかし、特に正常アルブミン尿・微量アルブミン尿の場合は、糖尿病性腎症以外の腎臓病との鑑別診断が必要である。

【重要な注意事項】本表は糖尿病性腎症の病期分類であり、薬剤使用の目安を示した表ではない。糖尿病治療薬を含む薬剤特に腎排泄性薬剤の使用に当たっては、GFR 等を勘案し、各薬剤の添付文書に従った使用が必要である。

糖尿病性腎症合同委員会:糖尿病性腎症病期分類 2014 の策定（糖尿病性腎症病期分類改訂）について. 日腎会誌. 56（5）2014；p.547-552

表 2-49 CKD（慢性腎臓病）の定義

❶ 尿異常、画像診断、血液、病理で腎障害の存在が明らか。
特に 0.15 g/gCr 以上のたんぱく尿（30 mg/gCr 以上のアルブミン尿）の存在が重要
❷ GFR < 60 mL/分 /1.73 m^2
❶、❷のいずれか、または両方が 3 か月以上持続する

日本腎臓学会編：CKD 診療ガイド 2012．東京．日本腎臓学会；2012，p.1

表 2-50 CKD（慢性腎臓病）の診断基準（以下のいずれかが 3 か月を超えて存在）

腎障害の指標	アルブミン尿（AER ≧ 30 mg/24 時間；ACR ≧ 30 mg/gCr） 尿沈渣の異常 尿細管障害による電解質異常やそのほかの異常 病理組織検査による異常、画像検査による形態異常 腎移植
GFR 低下	GFR < 60 mL/分 /1.73 m2

AER：尿中アルブミン排泄率、ACR：尿アルブミン /Cr 比
日本腎臓学会編：CKD 診療ガイド 2012．東京．日本腎臓学会；2012，p.3

表 2-51 CKD（慢性腎臓病）の重症度分類

<table>
<tr><th colspan="2">原疾患</th><th colspan="2">蛋白尿区分</th><th>A1</th><th>A2</th><th>A3</th></tr>
<tr><td colspan="2" rowspan="2">糖尿病</td><td colspan="2" rowspan="2">尿アルブミン定量
(mg/ 日)
尿アルブミン /Cr 比
(mg/gCr)</td><td>正常</td><td>微量アルブミン尿</td><td>顕性アルブミン尿</td></tr>
<tr><td>30 未満</td><td>30 ～ 299</td><td>300 以上</td></tr>
<tr><td colspan="2" rowspan="2">高血圧 / 腎炎 /
多発性嚢胞腎 /
移植腎 / 不明 /
その他</td><td colspan="2" rowspan="2">尿たんぱく定量
(g/ 日)
尿たんぱく /Cr 比
(g/gCr)</td><td>正常</td><td>軽度蛋白尿</td><td>高度蛋白尿</td></tr>
<tr><td>0.15 未満</td><td>0.15 ～ 0.49</td><td>0.50 以上</td></tr>
<tr><td rowspan="6">GFR 区分
(mL/ 分 /
1.73m^2)</td><td>G1</td><td>正常または
高値</td><td>≧ 90</td><td></td><td></td><td></td></tr>
<tr><td>G2</td><td>正常または
軽度低下</td><td>60 ～ 89</td><td></td><td></td><td></td></tr>
<tr><td>G3a</td><td>軽度～
中等度低下</td><td>45 ～ 59</td><td></td><td></td><td></td></tr>
<tr><td>G3b</td><td>中等度～
高度低下</td><td>30 ～ 44</td><td></td><td></td><td></td></tr>
<tr><td>G4</td><td>高度低下</td><td>15 ～ 29</td><td></td><td></td><td></td></tr>
<tr><td>G5</td><td>末期腎不全
(ESKD)</td><td>< 15</td><td></td><td></td><td></td></tr>
</table>

重症度は原疾患・GFR 区分・たんぱく尿区分を合わせたステージにより評価する。CKD の重症度は死亡、末期腎不全、心血管死発症のリスクを ■ のステージを基準に、■、■、■ の順にステージが上昇するほどリスクは上昇する。
日本腎臓学会編：CKD 診療ガイド 2012．東京．日本腎臓病学会；2012，p.3

表 2-52　小児 CKD のステージ分類（2歳以上）

病期ステージ	重症度の説明	GFR mL/分 /1.73 m^2	治療
1	腎障害*は存在するが GFR は正常または亢進	≧ 90	
2	腎障害が存在し、GFR 軽度低下	60 ～ 89	移植治療が行われている場合は 1-5T
3	GFR 中等度低下	30 ～ 59	
4	GFR 高度低下	15 ～ 29	
5	末期腎不全	＜ 15（または透析）	透析治療が行われている場合は 5D

*　腎障害：たんぱく尿、腎形態異常（画像診断）、病理の異常所見などを意味する。
日本腎臓学会編：エビデンスに基づく CKD 診療ガイドライン 2013. 東京. 日本腎臓学会；2013, p.167

2 腎疾患の食事療法

CKDでは、腎臓に負担をかけるたんぱく質摂取を制限するが（**表2-53**）、小児CKDでのたんぱく質摂取制限は抑制効果が明らかでないため、行わない。

また、ネフローゼ症候群では浮腫を軽減するために食塩制限を行うが、たんぱく質摂取制限についてはエビデンスが十分ではないため、行わない。ただし、窒素バランスを保つためには35 kcal/kg 標準体重/日が推奨される。

表 2-53　CKD ステージによる食事療法基準

<table>
<tr><th>ステージ(GFR)</th><th>エネルギー
(kcal/kgBW/日)</th><th>たんぱく質
(g/kgBW/日)</th><th>食塩
(g/日)</th><th>カリウム
(mg/日)</th></tr>
<tr><td>ステージ1
(GFR ≧ 90)</td><td rowspan="6">25 ～ 35</td><td>過剰な摂取をしない</td><td rowspan="6">3 ≦　＜ 6</td><td>制限なし</td></tr>
<tr><td>ステージ2
(GFR 60～89)</td><td>過剰な摂取をしない</td><td>制限なし</td></tr>
<tr><td>ステージ3a
(GFR 45～59)</td><td>0.8 ～ 1.0</td><td>制限なし</td></tr>
<tr><td>ステージ3b
(GFR 30～44)</td><td>0.6 ～ 0.8</td><td>≦ 2,000</td></tr>
<tr><td>ステージ4
(GFR 15～29)</td><td>0.6 ～ 0.8</td><td>≦ 1,500</td></tr>
<tr><td rowspan="2">ステージ5
(GFR ＜ 15)
5D
(透析療法中)</td><td>0.6 ～ 0.8</td><td>≦ 1,500</td></tr>
<tr><td colspan="4">別表</td></tr>
</table>

注　エネルギーや栄養素は、適正な量を設定するために、合併する疾患（糖尿病、肥満など）のガイドラインなどを参照して病態に応じて調整する。性別、年齢、身体活動度などにより異なる。

注　体重は基本的に標準体重(BMI ＝ 22)を用いる。

別表

ステージ 5D	エネルギー (kcal/kgBW/日)	たんぱく質 (g/kgBW/日)	食塩 (g/日)	水分	カリウム (mg/日)	リン (mg/日)
血液透析（週 3 回）	30 ～ 35 *1,2	0.9 ～ 1.2 *1	＜ 6 *3	できるだけ少なく	≦ 2,000	≦たんぱく質 (g) x15
腹膜透析	30 ～ 35 *1,2,4	0.9 ～ 1.2 *1	PD 除水量 (L) x7.5 ＋尿量 (L) x5	PD 除水量＋尿量	制限なし *5	≦たんぱく質 (g) x15

＊1　体重は基本的に標準体重(BMI ＝ 22)を用いる。
＊2　性別、年齢、合併症、身体活動度により異なる。
＊3　尿量、身体活動度、体格、栄養状態、透析間体重増加を考慮して適宜調整する。
＊4　腹膜吸収ブドウ糖からのエネルギー分を差し引く。
＊5　高カリウム血症を認める場合には血液透析同様に制限する。
日本腎臓学会編 :慢性腎臓病に対する食事療法基準 2014 年版. 日本腎臓病学会,日腎会誌. 56 (5) 2014;p.564

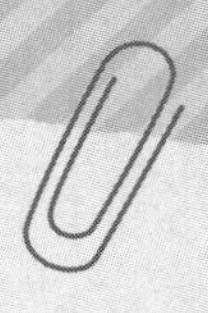

第３章 食品の表示・安全

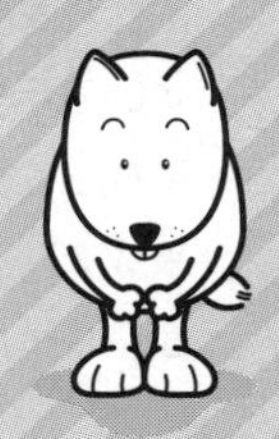

1 食品表示の法体系

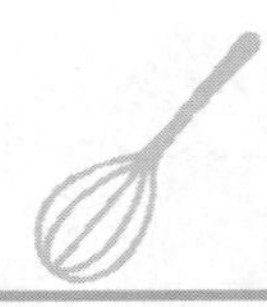

食品の表示は、食品衛生法をはじめ、JAS法（農林物資の規格化及び品質表示の適正化に関する法律）、健康増進法、景品表示法（不当景品類及び不当表示防止法）、計量法など多くの法令によって規定されていたが、平成27（2015）年4月1日に施行された食品表示法により、一元化された。

食品表示に関する業務は、消費者庁（食品表示企画課）が担当している。

1 食品表示制度一元化の経緯

わが国において、全食品に表示が求められるようになったのは、平成13（2001）年の改正JAS法（農林物資の規格化及び品質表示の適正化に関する法律）による。食品表示に関する基準は従来、主に食品衛生法、JAS法に基づき、それぞれ薬事・食品衛生審議会と農林物資規格調査会において別々に審議を経たうえで決定されてきた。しかし、偽装表示事件を契機とする消費者の食品表示に対する信頼の低下から、厚生労働省は平成14（2002）年に農林水産省と協力し、食品の表示に関する共同会議を設置、平成15（2003）年には「賞味期限」「消費期限」の用語・定義が統一された。

平成21（2009）年には、食品衛生法やJAS法に基づく表示基準の企画立案や執行が消費者庁に移管され、食品表示制度に関しては消費者庁が対応することになった。また、平成23（2011）年の消費者基本計画の改定により、当時の食品表示制度の問題点等を把握し、食品表示に関する一元的な法律について法案提出を目指すことが示された。

これを受け、食品表示の一元化に向けた法体系、消費者にとってわかりやすい表示方法、一元化された法体系下での表示事項のあり方等が検討され、平成24（2012）年8月に報告書がまとめられた。報告書の内容をもとに、平成25（2013）年4月に食品表示法案が閣議決定され、6月には食品表示法が可決・成立、公布、平成27（2015）年4月1日に施行されることとなった。

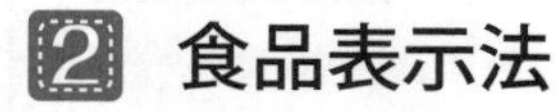

2 食品表示法

食品表示法の概要（図3-1）

食品表示法では、その目的として、「食品に関する表示が食品を摂取する際の安全性の確保および自主的かつ合理的な食品の選択の機会の確保に関し重要な役割を果たしていることに鑑み、販売（不特定または多数の者に対する販売以外の譲渡を含む。）の用に供する食品に関する表示について、基準の策定その他の必要な事項を定めることにより、その適正を確保し、もって一般消費者の利益の増進を図る」ことなどが掲げられている。すなわち、食品表示法はじめ食品表示のルールを理解するうえで重要なことは、"食品を摂取する際の安全性の確保"と"自主的かつ合理的な食品の選択の機会の確保"といえる。

食品を摂取する際の安全性および一般消費者の自主的かつ合理的な食品選択の機会を確保するため、食品衛生法、ＪＡＳ法および健康増進法の食品の表示に関する規定を統合して食品の表示に関する包括的かつ一元的な制度を創設。
（現行、任意制度となっている栄養表示についても、義務化が可能な枠組みとする）

整合性の取れた表示基準の制定
消費者、事業者双方にとって分かりやすい表示
消費者の日々の栄養・食生活管理による健康増進に寄与
効果的・効率的な法執行

目的　消費者基本法の基本理念を踏まえて、表示義務付けの目的を統一・拡大

【新制度】
・食品を摂取する際の安全性
・一般消費者の自主的かつ合理的な食品選択の機会の確保
←
【従前】
・食品衛生法 … 衛生上の危害発生防止
・ＪＡＳ法 … 品質に関する適正な表示
・健康増進法 … 国民の健康の増進

● 基本理念（第３条）
・食品表示の適正確保のための施策は、消費者基本法に基づく消費者政策の一環として、消費者の権利（安全確保、選択の機会確保、必要な情報の提供）の尊重と消費者の自立の支援を基本
・食品の生産の現況等を踏まえ、小規模の食品関連事業者の事業活動に及ぼす影響等に配慮

食品表示基準（第４条）
● 内閣総理大臣は、食品を安全に摂取し、自主的かつ合理的に選択するため、食品表示基準を策定
① 名称、アレルゲン、保存の方法、消費期限、原材料、添加物、栄養成分の量および熱量、原産地その他食品関連事業者等が表示すべき事項
② 前号に掲げる事項を表示する際に食品関連事業者等が遵守すべき事項
● 食品表示基準の策定・変更
～厚生労働大臣・農林水産大臣・財務大臣に協議／消費者委員会の意見聴取

図3-1　食品表示法の概要　（次ページへつづく）

食品表示基準の遵守（第5条）

- 食品関連事業者等は、食品表示基準に従い、食品の表示をする義務

指示等（第6条・第7条）

- 内閣総理大臣（食品全般）、農林水産大臣（酒類以外の食品）、財務大臣（酒類）
  〜食品表示基準に違反した食品関連事業者に対し、表示事項を表示し、遵守事項を遵守すべき旨を指示
- 内閣総理大臣〜指示を受けた者が、正当な理由なく指示に従わなかったときは、命令
- 内閣総理大臣〜緊急の必要があるとき、食品の回収等や業務停止を命令
- 指示・命令時には、その旨を公表

立入検査等（第8条〜第10条）

- 違反調査のため必要がある場合〜立入検査、報告徴収、書類等の提出命令、質問、収去

内閣総理大臣等に対する申出等（第11条・第12条）

- 著しく事実に相違する表示行為・おそれへの差止請求権
  （適格消費者団体〜特定商取引法、景品表示法と同様の規定）
- 何人も、食品の表示が適正でないため一般消費者の利益が害されていると認めるとき
  〜内閣総理大臣等に申出可
  ⇒内閣総理大臣等は、必要な調査を行い、申出の内容が事実であれば、適切な措置

権限の委任（第15条）

- 内閣総理大臣の権限の一部を消費者庁長官に委任
- 内閣総理大臣・消費者庁長官の権限の一部を都道府県知事・保健所設置市等に委任（政令）

罰則（第17条〜第23条）

- 食品表示基準違反（安全性に関する表示、原産地・原料原産地表示の違反）、命令違反等について罰則を規定

附則

- 施行期日〜公布の日から2年を超えない範囲内で政令で定める日から施行
- 施行から3年後に見直す旨規定を設けるほか、所要の規定を整備

（参考）表示基準（府令レベル）の取扱い（p.153参照）

- 表示基準の整理・統合は、府令レベルで別途実施➔**（法律の一元化による表示義務の範囲の変更はない）**

【今後の検討課題】

- 中食・外食（アレルギー表示）※、インターネット販売の取扱い〜当面、実態調査等を実施
- 遺伝子組換え表示、添加物表示の取扱い〜当面、国内外の表示ルールの調査等を実施
- 加工食品の原料原産地表示の取扱い
  〜当面、現行制度の下での拡充を図りつつ、表示ルールの調査等を実施

➔上記課題のうち、準備が整ったものから、順次、新たな検討の場で検討を開始

※平成26年4月より「外食等におけるアレルゲン情報の提供の在り方検討会」を開催し、同年12月に中間報告を取りまとめた。

- 食品表示の文字のポイント数の拡大の検討　等

図3-1　食品表示法の概要（つづき）

食品表示法制定に伴う表示基準の移行（図3-2）

法律

【従前】

食品衛生法	JAS法	健康増進法
内閣総理大臣は、一般消費者に対する食品に関する公衆衛生上必要な情報の正確な伝達の見地から、消費者委員会の意見を聴いて、販売の用に供する食品に関する表示につき、必要な基準を定めることができる。（第19条第1項） 表示につき基準が定められた食品、添加物、器具または容器包装は、その基準に合う表示がなければ、これを販売し、販売の用に供するために陳列し、または営業上使用してはならない。（第19条第2項）	内閣総理大臣は、飲食料品の品質に関する表示の適正化を図り一般消費者の選択に資するため、農林物資のうち飲食料品の品質に関する表示について、内閣府令で定める区分ごとに、次に掲げる事項のうち必要な事項につき、その製造業者等が守るべき基準を定めなければならない。 一　名称、原料または材料、保存の方法、原産地その他表示すべき事項 二　表示の方法その他前号に掲げる事項の表示に際して製造業者等が遵守すべき事項 （第19条の13） 製造業者等は、品質に関する表示の基準に従い、農林物資の品質に関する表示をしなければならない。（第19条の13の2）	内閣総理大臣は、販売に供する食品につき、栄養表示に関する基準を定めるものとする。 （第31条） 販売に供する食品につき、栄養表示をしようとする者および栄養表示食品を輸入する者は、栄養表示基準に従い、必要な表示をしなければならない。 （第31条の2）

【新制度】

食品表示法

内閣総理大臣は、次に掲げる事項のうち必要と認められる事項を内容とする食品に関する表示の基準を定めなければならない。
一　名称、アレルゲン、保存の方法、消費期限、原材料、添加物、栄養成分の量および熱量、原産地その他販売をする際に表示されるべき事項
二　一に掲げる事項を表示する際に遵守すべき事項（第4条）
食品関連事業者等は、食品表示基準に従った表示がされていない食品の販売をしてはならない。（第5条）

府令・告示

【従前】

食品衛生法第19条第1項の規定に基づく表示の基準に関する内閣府令	加工食品品質表示基準（告示）	栄養表示基準（告示）
・名称 ・消費期限、賞味期限 ・製造所等所在地、製造者等名 ・添加物（具体的な記載方法） ・アレルギー（対象物質） ・保存方法　等 この他、食品衛生法第19条第1項の規定に基づく乳および乳製品並びにこれらを主要原料とする食品の表示の基準に関する内閣府令がある。	・名称 ・原材料名 ・内容量 ・消費期限、賞味期限 ・保存方法 ・原産国（輸入品） ・原料原産地（対象品目） ・製造業者等の名称および住所 ・表示に用いる文字の大きさ　等 （原料原産地表示の対象品目の選定要件（※）は、共同会議報告書で示されているが、府令・告示には定められていない。） ※選定要件 要件Ⅰ：原産地に由来する原料の品質の差異が、加工食品としての品質に大きく反映されると一般に認識されている品目のうち、 要件Ⅱ：製品の原材料のうち、単一の農畜水産物の重量の割合が50%以上である商品 **生鮮食品品質表示基準（告示）** ・名称 ・原産地　等 **遺伝子組み換え食品に関する品質表示基準（告示）** ・表示の対象となる品目、表示方法　等 その他、個別品質表示基準がある。	・栄養成分（たんぱく質、脂質、炭水化物、ナトリウム等）の量および熱量並びにその表示方法 ・栄養成分の高い旨、含む旨、強化された旨、含まない旨、低い旨、低減された旨の表示をする場合の基準 等

（次ページへつづく）

図3-2　食品表示法制定に伴う表示基準の移行について

【新制度】

食品表示基準（府令）

- ・名称
- ・原産地（生鮮食品）
- ・原材料名
- ・アレルゲン
- ・遺伝子組換え表示（対象品目、表示方法）
- ・添加物（具体的な記載方法）
- ・内容量
- ・消費期限、賞味期限
- ・保存方法
- ・原産国（輸入品）
- ・原料原産地（対象品目）
- ・事業者の名称および所在地
- ・栄養成分および熱量（対象成分）並びにその表示方法
- ・表示に用いる文字の大きさ　等

図 3-2　食品表示法制定に伴う表示基準の移行について（つづき）

3 食品表示基準

食品表示制度における具体的な表示ルールは、食品表示基準（食品表示法第4・5条、平成27年3月20日内閣府令第10号）において規定されている。

食品表示基準は、従前58本あった基準を１本に統合し、消費者の求める情報提供と事業者の実行可能性とのバランスを図り、双方にわかりやすい表示基準とすることを方針に策定された。

なお、平成31（2019）年4月に、主に遺伝子組換え食品の表示について食品表示基準の一部を改正する内閣府令（平成31年4月25日内閣府令第24号）が出され、「原材料に使用している○○は、遺伝子組換えの混入を防ぐため分別生産流通管理を行っています」などの表示ができるよう変更された。また、後述（p.164）のように、安全性表示（アレルゲンやL-フェニルアラニンなど）は省略不可となった。

1．項目立て

表示ルールをわかりやすいものとするため、食品を、①加工食品、②生鮮食品、③添加物の3つに区分し、さらに食品の提供者を、Ⓐ食品関連事業者（一般消費者向け）、Ⓑ食品関連事業者（業務用食品）、Ⓒ食品関連事業者以外の販売者（バザーなどの販売者）の3つに区分している。

2．経過措置

事業者における表示の実行可能性（表示の改版など）を踏まえ、食品表示基準施行後、同基準に基づく表示への移行の経過措置期間は、加工食品および添加物の表示については令和2（2020）年3月31日までとされている。

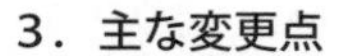

3．主な変更点

❶加工食品と生鮮食品の区分の統一（p.159参照）

JAS法と食品衛生法において異なる食品の区分について、JAS法の考え方に基づく区分に統一・整理した。

新たに加工食品に区分されるもの　軽度の撒塩、生干し、湯通し、調味料等により、簡単な加工等を施したもの（ドライマンゴーなど）についても、「加工食品」として整理。これにより、新たに、アレルゲン、製造所等の所在地等の表示義務が課せられる。

❷製造所固有記号の使用にかかわるルールの改善（p.164、図3-3参照）

❸アレルギー表示にかかわるルールの改善（p.184参照）

- **特定加工食品[*1]と、その拡大表記[*2]の廃止**：より広範囲の原材料について、アレルゲンを含む旨の表示を義務づけ
- **個別表示の原則**：消費者の商品選択の幅を広げるため、個別表示を原則とし、例外的に一括表示が可能
- **一括表示する場合**：一括表示欄を見ることでその食品に含まれるすべてのアレルゲンを把握できるよう、一括表示欄にすべて表示

従前は、「卵」や「小麦粉」が原材料として表示されている場合や、「たまご」、「コムギ」が代替表記[*3]で表示されている場合は、改めて一括表示欄に表示する必要はなかったが、今後は、「卵」、「小麦」も一括表示欄に改めて表示が必要

＊1　**特定加工食品**：表記に特定原材料等を含まないが、一般的にアレルゲンを含むことが予測できると考えられてきた食品
例）オムレツ（「卵」を含む）、うどん（「小麦」を含む）

＊2　**特定加工食品の拡大表記**：表記に特定加工食品の名称を含むことにより、アレルゲンを含むことが予測できると考えられてきた表記
例）からしマヨネーズ（「卵」を含む）、ロールパン（「小麦」を含む）

＊3　**代替表記**：表記方法や言葉が異なるが、アレルゲンを含む食品と同一であるということが理解できる表記
例）たまご（「卵」と同一）、コムギ（「小麦」と同一）

❹栄養成分表示の義務化（p.168～170参照）

原則として、すべての消費者向けの加工食品および添加物への栄養成分表示を義務づけた。

- **義務**：熱量（エネルギー）、たんぱく質、脂質、炭水化物、ナトリウム（「食塩相当量」で表示*）
- **任意（推奨）**：飽和脂肪酸、食物繊維
- **任意（その他）**：糖類、糖質、コレステロール、ビタミン・ミネラル類

＊ナトリウム塩を添加していない食品に限って、任意でナトリウムの量を表示することができる。この場合において、ナトリウムの量の次に、括弧等を付して食塩相当量を表示することが必要

❺栄養強調表示にかかわるルールの改善（p.170～172参照）

【相対表示（コーデックスの考え方を導入）**】**

- **栄養成分・熱量が適切に摂取できるように低減された旨の表示をする場合**（熱量、脂質、飽和脂肪酸、コレステロール、糖類、ナトリウム）：「低い旨」の基準値以上の絶対差に加え、新たに、25%以上の相対差が必要
- **栄養成分の補給ができるように強化された旨の表示をする場合**（たんぱく質、食物繊維）：「含む旨」の基準値以上の絶対差に加え、新たに、25%以上の相対差が必要
- **栄養成分の補給ができるように強化された旨の表示をする場合**〔ミネラル類（ナトリウムを除く）、ビタミン類〕：「含む旨」の基準値以上の絶対差に代えて、栄養素等表示基準値の10%以上の絶対差（固体と液体の区別なし）が必要

【無添加強調表示（コーデックスの考え方を導入、新規）**】**

- **食品への糖類無添加に関する強調表示・食品へのナトリウム塩無添加に関する強調表示**（食塩無添加表示を含む）：それぞれ一定の条件が満たされた場合にのみ行うことができる

❻栄養機能食品にかかわるルールの変更（p.175～176参照）

- **対象成分の追加**：n-3系脂肪酸、ビタミンK、カリウム
- **対象食品の範囲の変更**：鶏卵以外の生鮮食品についても、栄養機能食品の基準の適用対象とする。

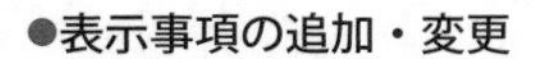

●**表示事項の追加・変更**

・栄養素等表示基準値の対象年齢（18歳以上）、基準熱量（2,200 kcal）に関する文言を表示する

・特定の対象者（疾病のある者、妊産婦など）に対し、定型文以外の注意を必要とするものにあっては、当該注意事項を表示する

・栄養成分の量および熱量を表示する際の食品単位は、1日当たりの摂取目安量とする

・生鮮食品に栄養成分の機能を表示する場合、保存方法を表示する

❼原材料名表示等にかかわるルールの変更

●**パン類、食用植物油脂、ドレッシング、ドレッシングタイプ調味料、風味調味料**：ほかの加工食品同様、原材料または添加物を区分し、それぞれに占める重量の割合の高いものから順に表示

●**複合原材料表示**：それを構成する原材料を分割して表示したほうがわかりやすい場合、構成する原材料を分割して表示可能

●**プレスハム、混合プレスハム**：原材料名中のでんぷんの表示に「でんぷん含有率」を併記していた点について、「ソーセージ」、「混合ソーセージ」同様、「でんぷん含有率」の表示事項の項目を立てて表示

❽販売の用に供する添加物の表示にかかわるルールの改善

●**一般消費者向けの添加物**：新たに「内容量」、「表示責任者の氏名または名称および住所」を表示

●**業務用の添加物**：新たに「表示責任者の氏名または名称および住所」を表示

❾通知等に規定されている表示ルールの一部を基準に規定

●通知等に規定されていた以下のルールを、新たに食品表示基準に規定

・安全性の確保の観点から、指導ではなく、義務表示とした（フグ食中毒対策の表示およびボツリヌス食中毒対策の表示）

・わかりやすい食品表示基準を策定するという観点から、食品表示基準と通知等にまたがって表示ルールが規定されるのではなく、基準にまとめて規定した（栄養素等表示基準値、栄養機能食品である旨および当該栄養成分の名称の表示の方法等）

⑩**表示レイアウトの改善**（p.161参照）

●**表示可能面積がおおむね 30 cm² 以下の場合**

・安全性に関する表示事項（「名称」「保存方法」「消費期限または賞味期限」「表示責任者」「アレルゲン」および「L-フェルニアラニン化合物を含む旨」）については、省略不可

・表示責任者を表示しなくてもよい場合〔食品を製造し、もしくは加工した場所で販売する場合、不特定もしくは多数の者に対して譲渡（販売を除く）する場合または食品関連事業者以外の販売者が容器包装入りの加工食品を販売する場合〕

・製造所または加工所の所在地（輸入品にあっては、輸入業者の営業所所在地）および製造者または加工者の氏名または名称（輸入者にあっては、輸入業者の氏名または名称）も省略不可

●**原材料と添加物**：区分を明確に表示

⑪**新たな機能性表示食品制度の創設**（p.179参照）

●疾病に罹患していない者〔未成年、妊産婦（妊娠を計画している者を含む）および授乳婦を除く〕に対し、機能性関与成分によって健康の維持および増進の手助けとなる特定の保健の目的（疾病リスクの低減にかかわるものを除く）が期待できる旨を科学的根拠に基づいて容器包装に表示をする食品

●特別用途食品、栄養機能食品、アルコールを含有する飲料、ナトリウム・糖分等を過剰摂取させる食品は除く

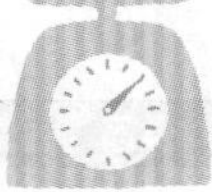

食品表示の種類（食品表示基準）

消費者が食品を選ぶときに大切な目安となるのが、食品表示である。また食品に関する事故が起こった場合には、その原因の究明や製品回収などの行政措置を進めるための手がかりとなる。ここでは、食品表示基準〔平成27（2015）年3月20日内閣府令第10号制定、令和3（2021）年3月17日内閣府令第10号最終改正〕における食品表示の種類について述べる。

1 食品別の表示

食品表示法では、消費者等に販売されるすべての食品に食品表示が義務付けられている。具体的な表示のルールは、食品表示基準に定められている。

食品の分類

食品表示基準では、食品について、①加工食品、②生鮮食品、③添加物の3つに区分している。

●加工食品と生鮮食品の区分の統一

JAS法と食品衛生法において異なっていた加工食品と生鮮食品の区分について、JAS法の考え方に基づく区分に統一・整理された（**表3-1**）。

・加工食品に区分されたもの

従前の食品衛生法では表示対象とはされていなかった、軽度の撒塩、生干し、湯通し、調味料等により、簡単な加工等を施したもの（例：ドライマンゴー）についても、「加工食品」として整理。その結果、新たに、アレルゲン、製造所等の所在地等の表示義務が課された。

加工食品

1．加工食品とは

「製造または加工された食品」と定義されている。

表 3-1　加工食品・生鮮食品の分類（例）

	具体例	加工食品	生鮮食品
農産物	単品の野菜を単に切断したもの（カット野菜）		○
	複数の野菜を切断した上で混ぜ合わせたもの（サラダミックス、炒め物ミックス）	○	
	オゾン水、次亜塩素酸ソーダ水による殺菌洗浄したもの		○
	ブランチングした上で冷凍した野菜	○	
	ベビーリーフ（複数種類の幼葉を混ぜ合わせたもの）		○
畜産物	合挽肉	○	
	複数の部位の食肉を切断した上で調味せずに一つのパックに包装したもの		○
	複数の部位の食肉を切断した上で調味液につけて一つのパックに包装したもの	○	
	複数の種類の食肉と野菜を切断した上で、調味せずに一つのパックに盛り合わせたもの	○	
	スパイスをふりかけた食肉	○	
	たたき牛肉	○	
	焼肉のたれを混合した食肉	○	
	パン粉を付けた豚カツ用豚肉	○	
水産物	マグロ単品の刺身		○
	マグロ単品の刺身にツマ・大葉が添えられているもの		○
	複数の種類の刺身を盛り合わせたもの	○	
	マグロのキハダとメバチを盛り合わせたもの		○
	赤身とトロを盛り合わせたもの		○
	尾部（および殻）のみを短時間の加熱（ブランチング）により赤変させた大正エビ	○	
	短時間の加熱（ブランチング）を行い殻を開けてむき身を取り出したアサリ	○	
	鍋セット	○	
	蒸しダコ	○	
	塩蔵ワカメを塩抜きしたもの	○	
	身を取り出し、開き、内臓を除いた上で冷凍した赤貝のむき身		○
	一種類の魚のカマや身アラの詰め合わせ		○

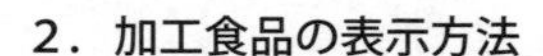

2．加工食品の表示方法

表示の対象となるのは、容器包装に入れられた消費者に販売される形態となっている加工食品（設備を設けて飲食させる場合を除く）である。

表示にあたっては、次のことに注意する。

・邦文の使用：購入者が読みやすく、理解しやすいような用語により、正確に表示。

・容器包装された食品に表示：開かずに容易に見ることができるように、見やすい箇所に表示。

●**義務表示：**加工食品を販売する際には、**表3-2**の表示方法に従って表示しなければならない。ただし、次の場合は例外となる。

・容器包装の表示可能面積がおおむね30 cm^2 以下の場合は省略できる。

・項目が省略できる食品もあるが、可能な限り表示することが望ましい。

・業務用加工食品（容器包装に入れずに飲食施設で使用する食品）には、そのほかにそれぞれ食品の種類によって表示すべき事項がある。

●**任意表示：**加工食品を販売する際、**表3-3**に該当する表示事項が表示される場合、定められた表示方法に従い、表示する必要がある。

●**原料原産地表示：**加工食品の原料に使われた一次産品（農畜水産物）の原産地に関する表示である。これまで一部の加工食品にのみ義務付けられていたが、平成29（2017）年９月から、対象が輸入品を除くすべての加工食品に拡大された（**表3-4**、**表3-5**）。これに伴い「商品名に特定の原材料名を冠している表示」または「商品名に近接した箇所に特定の原材料の使用を特に強調している表示」（＝冠表示）について、平成31（2019）年3月に「冠表示における原料原産地情報の提供に関するガイドライン」が策定された。なお、現在は経過措置期間であり、令和4（2022）年4月１日から完全施行となる。

●**推奨表示**：飽和脂肪酸の量、食物繊維の量

●**表示のレイアウト（図3-3）**

・**原材料と添加物の区分**：従前どおり、原材料の量の多い順に続き、食品添加物の量の多い順で表示するが、本基準では以下のように原材料と添加物の間を明確に区分して表示することが義務づけられた。

①原材料と添加物を記号（／スラッシュ）で区分する

②原材料と添加物を改行する

表 3-2　一般用加工食品の義務表示項目と表示方法

義務表示項目	名称	・一般的な名称を表示〔例外：乳（生乳、生山羊乳、生めん羊乳及び生水牛乳を除く）及び乳製品〕 ・主要原材料名をつける場合は、主要原材料と一致させる ・主要な原材料を2種以上混合している場合は、1種類のみの原材料名をつけることは認められない　など
	保存の方法	・食品の特性に従って表示する。 ・流通、家庭などにおいて可能な保存方法を表示 ・食品衛生法の規定により基準が定められているものは、その保存方法を表示　など
	消費期限／賞味期限	食品の特性等を十分考慮したうえで試験・検査を行い、設定(**p.188** 参照)
	原材料名	使用した原材料を重量に対する割合の大きい順に表示（**p.157** 参照）
	添加物	物質名／用途名：栄養強化の目的で使用した添加物、加工助剤、キャリーオーバーを除き、すべて表示（**p.166** 参照）
	原料原産地名	（**表 3-4** 参照）
	内容量（固形量）・内容総量	内容重量：g、kg　内容体積：mL、L　内容数量：個数などの単位を明記
	栄養成分量・熱量	（**p.168** 参照）
	事業者の名称・所在地など	・食品関連事業者の氏名（名称）・住所 ・製造所（加工所）の所在地・製造者（加工者）の氏名（名称）
該当する場合に表示すべき項目	アレルゲン	（**p.184** 参照）
	アスパルテームを含む食品	L-フェニルアラニン化合物を含む旨を表示
	指定成分等含有食品	・指定成分等含有食品である旨 ・体調に異変を感じた際は速やかに摂取を中止し医師に相談すべき旨および食品関連事業者に連絡すべき旨　など
	特定保健用食品	（**p.176** 参照）
	機能性表示食品	（**p.179** 参照）
	遺伝子組換え食品	（**p.186** 参照）
	乳児用規格適用食品	「乳児用規格適用食品」の文字（または、その旨を的確に示す文言）
	原料原産地名	対象加工食品*では原料原産地名を表示
	原産国名	輸入品では原産国名を表示
	個別表示が規定されている食品	食肉、食肉製品、乳・乳製品および乳または乳製品を主要原料とする食品、鶏の液卵、生かき、ふぐ、冷凍食品、容器包装に密封された常温で流通する食品、缶詰、清涼飲料水、豆乳など（食品表示基準別表第19）

*対象加工食品：食品表示基準別表第15の食品

表 3-3　一般用加工食品の任意表示項目

- 特色のある原材料等に関する事項：特定の原産地のものや有機農産物などを使用した旨を表示する場合、その割合を表示
- 栄養成分（たんぱく質、脂質、炭水化物、ナトリウムを除く）（**p.168** 参照）
- ナトリウムの量（ナトリウム塩を添加していない食品の表示に限る）（**p.168** 参照）
- 栄養機能食品にかかわる栄養成分の機能（**p.175** 参照）
- 栄養成分の補給ができる旨（**p.170**、**表 3-14** 参照）
- 栄養成分または熱量の適切な摂取ができる旨（**p.171**、**表 3-15** 参照）
- 糖類を添加していない旨（**p.172**、**表 3-17** 参照）
- ナトリウム塩を添加していない旨（**p.172**、**表 3-17** 参照）

表 3-4　新しい原料原産地表示制度の概要（一般用加工食品の場合）

	平成 29（2017）年8月まで	平成 29（2017）年9月以降 *1
対象食品	・食品表示基準別表第 15（表 3-5）に定められている 22 食品群、個別4品目	・すべての加工食品（輸入品を除く）*2
対象原材料	・重量割合が 50％以上の原材料（22 食品群） ・個別４品目の原材料	・重量割合上位１位の原材料
表示方法	・対象原材料の原産地を国名で表示 ・国別重量順表示 重量割合の高い順に国名を表示（３か国名以降は「その他」と表示できる）	・対象原材料の原産地を国名で表示 ・国別重量順表示 重量割合の高い順に国名を表示（３か国名以降は「その他」と表示できる） 対象原材料が加工原材料である場合、製造地を表示 ・国別重量順表示が困難な場合は、「又は表示*3」、「大括り表示*4」ができる

*1　令和４（2022）年3月 31 日まで経過措置期間が設けられている。
*2　別表第 15 に定められている食品〔22 食品群、個別4品目および新たに追加されたおにぎり（原材料のり）〕については、従前の基準のとおり。
*3　原産地として使用可能性がある複数国を、重量割合の高いものから「又は」でつないで表示する方法。
*4　3か国以上の外国の原産地表示を「輸入」と括って表示する方法。なお、国産品と混合して使用する場合は、重量割合の高いものから表示する。

表 3-5　食品表示基準 別表第 15（22 食品群と 5 品目）

1．食品群
① 乾燥きのこ類、乾燥野菜、乾燥果実 [a]
② 塩蔵したきのこ類、塩蔵野菜、塩蔵果実 [b]
③ ゆで、または蒸したきのこ類、野菜、豆類、あん [c]
④ 異種混合したカット野菜、異種混合したカット果実その他野菜、果実、きのこ類を異種混合したもの [d]
⑤ 緑茶、緑茶飲料
⑥ もち
⑦ いりさや落花生、いり落花生、あげ落花生、いり豆類
⑧ 黒糖、黒糖加工品
⑨ こんにゃく
⑩ 調味した食肉 [e]
⑪ ゆで、または蒸した食肉、食用鳥卵 [f]
⑫ 表面をあぶった食肉
⑬ フライ種として衣をつけた食肉 [g]
⑭ 合挽肉その他異種混合した食肉 *1
⑮ 素干魚介類、塩干魚介類、煮干魚介類、こんぶ、干のり、焼きのりその他干した海藻類 [h]
⑯ 塩蔵魚介類、塩蔵海藻類
⑰ 調味した魚介類、海藻類 [i]
⑱ こんぶ巻
⑲ ゆで、または蒸した魚介類、海藻類 [j]
⑳ 表面をあぶった魚介類
㉑ フライ種として衣をつけた魚介類 [k]
㉒ ④または⑭に掲げるもののほか、生鮮食品を異種混合したもの [l]
2．農産物漬物
3．野菜冷凍食品
4．うなぎ加工品
5．かつお削りぶし
6．おにぎり *2（米飯類を巻く目的でのりを原材料として使用しているものに限る。）

除外			
a	フレーク状または粉末状にしたもの	h	細切もしくは細刻したものまたは粉末状にしたもの
b	農産物漬物	i	加熱調理したもの、調理冷凍食品に該当するもの、缶詰、瓶詰、レトルトパウチ食品に該当するもの
c	缶詰、瓶詰、レトルトパウチ食品に該当するもの	j	缶詰、瓶詰、レトルトパウチ食品に該当するもの
d	切断せずに詰め合わせたもの	k	加熱調理したもの、調理冷凍食品に該当するもの
e	加熱調理したもの、調理冷凍食品に該当するもの	l	切断せずに詰め合わせたもの
f	缶詰、瓶詰、レトルトパウチ食品に該当するもの		
g	加熱調理したもの、調理冷凍食品に該当するもの		

*1　肉塊または挽肉を容器に詰め、成形したものを含む　*2　平成 29（2017）年９月に追加された

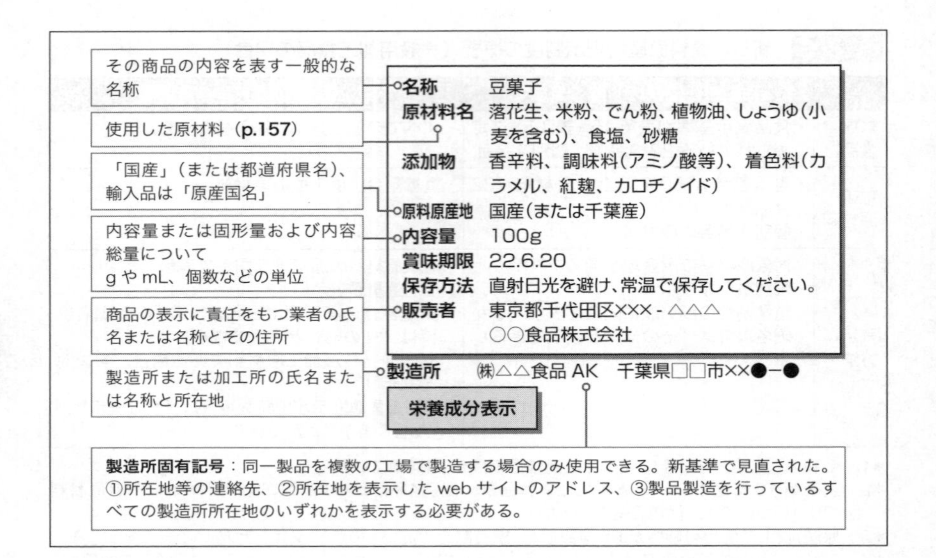

図 3-3　**加工食品の表示例**

③原材料と添加物の間にラインを引く

④原材料名の下に添加物の事項名を設ける

・**安全性に関する情報**：従前は、表示面積がおおむね 30 cm^2 以下の場合は表示が不要であったが、本基準では、安全性に関する次の項目について表示をしなくてはならないこととなった。①名称、②保存方法、③消費期限または賞味期限、④表示責任者、⑤アレルゲン、⑥L-フェニルアラニン化合物を含む旨

生鮮食品

1．生鮮食品とは

「加工食品および添加物以外の食品」と定義され、農産物、畜産物、水産物などがある（**表3-1**）。

2．生鮮食品の表示方法

●**義務表示（表3-6）**：消費者に販売されるすべての生鮮食品の見やすい箇所に名称と原産地などを表示する。生産場所で販売する場合、不特定もしくは多数の者に譲渡する場合、容器包装に入れずに販売する場合は、一部の表示項目を省略できる。

表 3-6　一般用生鮮食品の義務表示項目

	項目	内容
義務表示項目	名称	一般的な名称を表示
	原産地	・農産物：〔国産〕都道府県名　〔輸入品〕原産国名 ・畜産物：〔国産〕国産　〔輸入品〕原産国名 ・水産物：〔国産〕水域名または地域名　〔輸入品〕原産国名 ・玄米および精米：単一原料米（産地、品種、産年）〔国産〕都道府県名、市町村名その他一般に知られている地名〔輸入品〕原産国名または一般に知られている地名、複数原料米（産地、品種、産年、使用割合等）〔国産〕国内産〔輸入品〕原産国名
該当する場合に表示すべき項目	放射線を照射した食品	放射線を照射した旨と放射線を照射した年月日
	特定保健用食品	（p.176 参照）
	機能性表示食品	（p.179 参照）
	遺伝子組換え農産物	（p.186 参照）
	乳児用規格適用食品である旨	「乳児用規格適用食品」の文字（または、その旨を的確に示す文言）
	密封された特定商品*	・内容量 ・食品関連事業者の氏名（名称）・住所
	個別表示が規定されている食品	玄米・精米、あんず・おうとう・かんきつ類・キウィーなど、食肉、鶏の殻付き卵、生かきなど（食品表示基準別表第 24）

*特定商品：特定商品の販売に係る計量に関する政令第５条に規定されているもの

・**容器包装に入れられた生鮮食品の表示**：容器包装の形状等により、直接食品に表示することが困難な場合は、以下の箇所への表示とすることができる。

①透明な容器包装に包装されている等、必要な表示事項が外部から容易に確認できる場合には、当該容器包装に内封されている表示書

②容器包装に結び付ける等、当該容器包装と一体となっている場合には、当該容器包装に結び付けられた札、票せん、プレート等

・**「防かび剤または防ばい剤」を使用したばら売り等により販売される食品の表示**

①値札もしくは商品名を表示した札、またはこれらに近接した掲示物に表示

②陳列用容器に表示

③その他、消費者等が容易に識別できるような方法で表示

●**任意表示**：加熱等により栄養成分に大きく変化が生じる食品の場合、機能表示する栄養成分の量が、定められた上下限値の範囲内にあることを担保する調理法を表示する（**表3-7**）。

表3-7 一般用生鮮食品の任意表示

- 栄養成分・熱量（p.168 参照）
- ナトリウムの量（食塩相当量に加えて表示する場合）（p.168 参照）
- 栄養機能食品にかかわる栄養成分の機能（p.175 参照）
- 栄養成分の補給ができる旨（p.170、表 3-14 参照）
- 栄養成分または熱量の適切な摂取ができる旨（p.171、表 3-15 参照）

- **生鮮食品の表示禁止事項**：例）特定保健用食品、機能性表示食品、栄養機能食品の表示ルールは、容器包装に入れられた生鮮食品についてのみ規定されているため、「保健機能食品以外の食品にあっては、保健機能食品と紛らわしい名称、栄養成分の機能および特定の保健の目的が期待できる旨を示す用語」の表示の禁止も、容器包装に入れられた生鮮食品の容器包装についてのみ適用される。

添加物

1．添加物とは

「食品の製造の過程においてまたは食品の加工もしくは保存の目的で、食品に添加、混和、浸潤その他の方法によって使用する物」(食品衛生法第４条第２項）と定められている。食品に用いられる添加物は、**表3-8**のように分類されている。

表3-8 添加物の種類

指定添加物	472 品目	・安全性と有効性が確認され、国（厚生労働大臣）が使用を認めたもの（品目が決められている）。 ・化学的合成品だけでなく、天然物も含む。 ・簡略名での表示も可。
既存添加物	357 品目	・わが国においてすでに使用され、長い食経験があるものについて、例外的に使用が認められている添加物（品目が決められている）。 ・簡略名または類別名での表示も可。
天然香料	約 600 品目例示	・植物、動物を起源とし、着香の目的で使用されるもの。 ・基原物質名または別名に「香料」と表示。
一般飲食物添加物	約 100 品目例示	・通常、食品として用いられるが、食品添加物として使用されるもの。 ・簡略名または類別名での表示も可。

〔令和３（2021）年１月現在〕

表 3-9　**添加物の義務表示項目**

名称	一般的な名称を表示（**表 3-11** 参照）
添加物である旨	「食品添加物」と表示
保存の方法	添加物の特性に従って表示
消費期限／賞味期限	（**p.188** 参照）
内容量	内容重量：g、kg　内容体積：mL、L 内容数量：個数などの単位を明記
栄養成分の量・熱量	（**p.168** 参照）
事業者の 名称・所在地など	・表示内容に責任を有する者の氏名（名称）・住所 ・製造所（加工所）の所在地・製造者（加工者）の氏名（名称）
アレルゲン	（**p.184** 参照）
製剤である添加物	成分名・添加物に占める成分の重量パーセントを表示
その他	・タール色素の製剤：「製剤」と色名を表示 ・L - フェニルアラニン化合物である旨またはこれを含む旨：面積が狭く表示が困難な場合は「アスパルテーム（フェニルアラニン）」または「フェニルアラニンを含む」と表示 ・ビタミン A 誘導体：ビタミン A としての重量パーセントを表示

表 3-10　**添加物の任意表示**

●栄養成分（たんぱく質、脂質、炭水化物、ナトリウムを除く）（**p.168** 参照）
●ナトリウムの量（ナトリウム塩を添加していない添加物）（**p.168** 参照）

表 3-11　**添加物の表示方法**

	表示方法	表示例
使用目的や効果も表示する場合（用途名表示）	使用目的や効果を表示するほうがわかりやすいと考えられるものは、「保存料」「甘味料」「着色料」などの使用目的や効果が一緒に表示される。	着色料（カラメル、カロテン）、保存料（ソルビン酸）、酸化防止剤（ビタミンE、ビタミンC）など
まとめて表示する場合（一括名表示）	複数の添加物の組合せで効果を発揮することが多く、すべて表示する必要性が低いものや、食品中にも通常存在する成分と同じものは、まとめて表示される。	膨張剤、香料、乳化剤、調味料（アミノ酸等）など
表示しなくてもよい場合	栄養強化の目的で使用される添加物、加工助剤やキャリーオーバーといった最終的に食品に残らないものや、残っても量が少なく効果が発揮されないものは、表示しなくてもよい。	

・**加工助剤**：食品の加工時に添加されるもののうち、①食品の完成前に除去されるもの、②食品の原材料に起因してその食品の含有成分と同じ成分に変化するが、その成分量を明らかに増加させないもの、③食品中の含有量が少なくて、その成分によって影響を及ぼさないもの。
・**キャリーオーバー**：食品の原材料の製造・加工の過程で使用される一方、その食品の製造・加工の過程で使用されないもののうち、食品中で効果を発揮することができる量より少ない量しか含まれていないもの。

2．添加物の表示方法

原則的に、使用したすべての食品添加物が「物質名」で表示される。また、義務表示項目を**表3-9**、任意表示項目を**表3-10**に示した。

食品に含まれる添加物についてはすべてにおいて、添加物を含む旨（物質名）を表示する（栄養強化の目的で使用したもの、加工助剤、キャリーオーバーを除く）。具体的な表示方法は、**表3-11**に示した。

2 健康や栄養に関する表示

健康や栄養に関する食品表示制度が整備されてきているが、それらは平常の食生活のなかで健康の維持・増進を図りたいという消費者の需要に応えたものである。しかし、その背景には、少子高齢化が進むなかでの医療費の急増や、それを抑制するために個々人で健康を維持するよう栄養管理を行うことが望ましいという社会的要請がある。

栄養成分表示

1．栄養成分表示とは

食品表示基準のなかの一つで、食品に栄養成分を表示するときのルールが定められている。消費者にとっては栄養成分表示を見ることを習慣化することで、適切な食品選択や栄養成分の過不足の確認等に役立てることができる。

2．食品表示基準における栄養成分表示のポイント

・「ナトリウム」を「食塩相当量」として表示：
　ナトリウム（mg）×2.54÷1,000＝食塩相当量（g）
・「飽和脂肪酸」、「食物繊維」は推奨表示
・事業者の規模、対象食品によって、栄養表示の義務とならない場合がある
・栄養強調表示の数値の変更
・栄養強調表示の相対表示、無添加表示のルールの変更
・栄養機能食品のルールの変更

3．栄養成分表示の対象食品（表3-12）

4．表示できる栄養成分と表示方法

食品表示基準では、一般の消費者に販売する加工食品と添加物の義務表示である、熱量、たんぱく質、脂質、炭水化物、ナトリウム（食塩相当量に換

表 3-12 栄養成分表示の対象食品と省略対象食品

		加工食品（あらかじめ包装された食品）	生鮮食品	添加物
新基準（食品表示基準）	義務	○*	×	○*
	任意	○	○	○
旧基準（栄養表示基準）	任意	○	△（鶏卵）	×

○：対象、△：一部対象、×：対象外
*以下に該当する食品は表示義務を省略できる。

・栄養の供給源としての寄与の程度が小さい食品
・加工食品の原材料として使用される食品（業務用加工食品）
・酒類
・容器包装の表示可能面積がおおむね 30 cm² 以下である食品
・極短期間で原材料（その配合割合も含む）が変更される食品
・製造または加工場所で直接販売される食品
・学校給食や病院給食等への販売に供する食品

表 3-13 栄養表示ができる栄養成分等

義務表示*	
熱量（エネルギー）、たんぱく質、脂質、炭水化物、食塩相当量	
任意表示	
推奨	飽和脂肪酸、食物繊維
その他	糖質、糖類、コレステロール、n-3 系脂肪酸、n-6 系脂肪酸、ビタミン類、ミネラル類

*義務表示：一般用加工食品、一般用添加物。その他は任意表示。

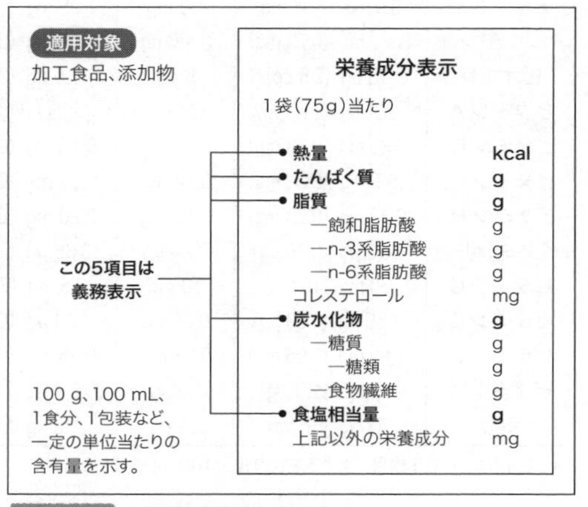

図 3-4 栄養成分表示の例

算して表示）の栄養成分と、任意表示である栄養成分の表示基準を定めている（**表3-13**）。なお、表示できる栄養成分は、次のとおりである。

- たんぱく質
- 脂質、飽和脂肪酸、n-3系脂肪酸、n-6系脂肪酸、コレステロール
- 炭水化物、糖質、糖類、食物繊維
- ミネラル類：亜鉛、カリウム、カルシウム、クロム、セレン、鉄、銅、ナトリウム（食塩相当量）、マグネシウム、マンガン、モリブデン、ヨウ素、リン
- ビタミン類：ナイアシン、パントテン酸、ビオチン、ビタミンA、B_1、

表3-14 栄養成分の補給ができる旨の表示について遵守すべき基準値一覧

栄養成分	高い旨の表示の基準値		含む旨の表示の基準値		強化された旨の表示の基準値
	食品 100 g 当たり*	100 kcal 当たり	食品 100 g 当たり*	100 kcal 当たり	食品 100 g 当たり*
たんぱく質	16.2 g (8.1 g)	8.1 g	8.1 g (4.1 g)	4.1 g	8.1 g (4.1 g)
食物繊維	6 g (3 g)	3 g	3 g (1.5 g)	1.5 g	3 g (1.5 g)
亜鉛	2.64 mg (1.32 mg)	0.88 mg	1.32 mg (0.66 mg)	0.44 mg	0.88 mg (0.88 mg)
カリウム	840 mg (420 mg)	280 mg	420 mg (210 mg)	140 mg	280 mg (280 mg)
カルシウム	204 mg (102 mg)	68 mg	102 mg (51 mg)	34 mg	68 mg (68 mg)
鉄	2.04 mg (1.02 mg)	0.68 mg	1.02 mg (0.51 mg)	0.34 mg	0.68 mg (0.68 mg)
銅	0.27 mg (0.14 mg)	0.09 mg	0.14 mg (0.07 mg)	0.05 mg	0.09 mg (0.09 mg)
マグネシウム	96 mg (48 mg)	32 mg	48 mg (24 mg)	16 mg	32 mg (32 mg)
ナイアシン	3.9 mg (1.95 mg)	1.3 mg	1.95 mg (0.98 mg)	0.65 mg	1.3 mg (1.3 mg)
パントテン酸	1.44 mg (0.72 mg)	0.48 mg	0.72 mg (0.36 mg)	0.24 mg	0.48 mg (0.48 mg)
ビオチン	15 μg (7.5 μg)	5 μg	7.5 μg (3.8 μg)	2.5 μg	5 μg (5 μg)
ビタミンA	231 μg (116 μg)	77 μg	116 μg (58 μg)	39 μg	77 μg (77 μg)
ビタミン B_1	0.36 mg (0.18 mg)	0.12 mg	0.18 mg (0.09 mg)	0.06 mg	0.12 mg (0.12 mg)
ビタミン B_2	0.42 mg (0.21 mg)	0.14 mg	0.21 mg (0.11 mg)	0.07 mg	0.14 mg (0.14 mg)
ビタミン B_6	0.39 mg (0.20 mg)	0.13 mg	0.20 mg (0.10 mg)	0.07 mg	0.13 mg (0.13 mg)
ビタミン B_{12}	0.72 μg (0.36 μg)	0.24 μg	0.36 μg (0.18 μg)	0.12 μg	0.24 μg (0.24 μg)
ビタミンC	30 mg (15 mg)	10 mg	15 mg (7.5 mg)	5 mg	10 mg (10 mg)
ビタミンD	1.65 μg (0.83 μg)	0.55 μg	0.83 μg (0.41 μg)	0.28 μg	0.55 μg (0.55 μg)
ビタミンE	1.89 mg (0.95 mg)	0.63 mg	0.95 mg (0.47 mg)	0.32 mg	0.63 mg (0.63 mg)
ビタミンK	45 μg (22.5 μg)	30 μg	22.5 μg (11.3 μg)	7.5 μg	15 μg (15 μg)
葉酸	72 μg (36 μg)	24 μg	36 μg (18 μg)	12 μg	24 μg (24 μg)

＊ ( )内は、一般に飲用に供する液状の食品 100 mL 当たりの場合

B_2、B_6、B_{12}、C、D、E、K、葉酸

表示例を**図3-4**に示した。義務表示以外の脂質類や炭水化物類は、それぞれの内訳として表示する。

5．栄養強調表示

●**絶対表示**（「高い旨」、「含む旨」、「低い旨」、「含まない旨」）：従前からコーデックスガイドラインを参考に定められていたが、基準値のベースとなる値の設定方法に若干の差異があったため、「日本人の食事摂取基準（2015年版）」を用いて約10年ぶりに栄養素等表示基準値の設定方法が見直された。見直しにあたっては、食事摂取基準の目標量または推奨量を基本に、18歳以上の値を用いて算出している（**表3-14**、**15**）。

表 3-15　栄養成分または熱量の適切な摂取ができる旨の表示について遵守すべき基準値一覧

栄養成分	含まない旨の表示の基準値	低い旨の表示の基準値	低減された旨の表示の基準値
	食品 100 g 当たり*	食品 100 g 当たり*	食品 100 g 当たり*
熱 量	5 kcal（5 kcal）	40 kcal（20 kcal）	40 kcal（20 kcal）
脂 質	0.5 g（0.5 g）注1)	3 g（1.5 g）	3 g（1.5 g）
飽和脂肪酸	0.1 g（0.1 g）	1.5 g（0.75 g） ただし、飽和脂肪酸由来の熱量が 10%以下のもの	1.5 g（0.75 g）
コレステロール注2)	5 mg（5 mg） ただし、飽和脂肪酸の含有量が 1.5 g（0.75 g）未満、かつ飽和脂肪酸由来の熱量が 10%未満のもの	20 mg（10 mg） ただし、飽和脂肪酸の含有量が 1.5 g（0.75 g）以下、かつ飽和脂肪酸由来の熱量が 10%以下のもの	20 mg（10 mg） ただし、他の食品に比べて低減された飽和脂肪酸の量が 1.5g（0.75g）以上のもの
糖 類	0.5 g（0.5 g）	5 g（2.5 g）	5 g（2.5 g）
ナトリウム	5 mg（5 mg）	120 mg（120 mg）	120 mg（120 mg）

注 1）ドレッシングタイプ調味料（いわゆるノンオイルドレッシング）について、脂質の「含まない旨の表示」については「0.5 g」を、「3 g」とする。

注 2）1 食分の量を 15 g 以下である旨を表示し、かつ、当該食品中の脂肪酸の量のうち飽和脂肪酸の量の占める割合が 15%以下である場合、コレステロールにかかわる含まない旨の表示および低い旨の表示のただし書きの規定は、適用しない。

＊（ ）内は、一般に飲用に供する液状の食品 100 mL 当たりの場合

表 3-16　相対表示

	従前	新基準
低減された旨の表示 （熱量、脂質、飽和脂肪酸、コレステロール、糖類、ナトリウム）	・「低い旨」の基準値以上の絶対差	・「低い旨」の基準値以上の絶対差 ・25%以上の相対差
強化された旨の表示 （たんぱく質、食物繊維）	・「含む旨」の基準値以上の絶対差	・「含む旨」の基準値以上の絶対差 ・25%以上の相対差
強化された旨の表示 ミネラル類（ナトリウムを除く） ビタミン類	・「含む旨」の基準値以上の絶対差〔栄養素等表示基準値の 15%（固体 100 g）もしくは 7.5%（液体 100 mL）または 5%（100 kcal 当たり）〕	・栄養素等表示基準値の 10%以上の絶対差（固体と液体の区別なし）

第3章　食品の表示・安全

表 3-17　無添加強調表示の基準

糖類無添加（①～④のすべてに該当する場合に表示可）	①いかなる糖類（単糖類または二糖類であって、糖アルコールでないもの。例：ショ糖、ブドウ糖、ハチミツ、糖蜜、コーンシロップなど）も添加されていないこと。 ②糖類を使用した原材料（例：ジャム、ゼリー、甘味のついたチョコレート、甘味のついた果実片など）または添加物（例：非還元濃縮果汁、乾燥果実ペーストなど）を使用していないこと。 ③酵素分解その他の何らかの方法により、その食品の糖類含有量が原材料や添加物に含まれていた量を超えていないこと。 ④その食品の 100 g、100 mL、一食分、一包装、その他の一単位当たりの糖類の含有量を表示していること。
ナトリウム塩無添加（①、②のすべてに該当する場合に表示可）	①いかなるナトリウム塩も添加されていないこと（ただし、食塩以外のナトリウム塩を技術的目的で添加する場合、その食品に含まれるナトリウム量が 5 mg 以下であるときを除く）。 ②添加ナトリウム塩に代わる原材料（ウスターソース、ピクルス、ペパローニ、しょう油、塩蔵魚、フィッシュソースなど）または添加物を使用していないこと。

表 3-18　「0（ゼロ）」と表示することができる基準

栄養成分	100 g（または 100 mL）当たりの量	栄養成分・熱量	100 g（または 100 mL）当たりの量
たんぱく質	< 0.5 g	糖質	< 0.5 g
脂質	< 0.5 g	糖類	< 0.5 g
飽和脂肪酸	< 0.1 g	ナトリウム	< 5 mg
コレステロール	< 5 mg	熱量	< 5 kcal
炭水化物	< 0.5 g		

- **相対表示**（「強化された旨」、「低減された旨」）：コーデックスガイドラインに全面的に準じ、基準値以上の絶対差が必要である「当社従来品○○%カット」などの表示では、さらに25%以上の相対差を必要とすることとした（ナトリウムの含有量を25%以上低減することにより保存性や品質等を保つことが難しい食品を除く、**表3-16**）。
- **無添加強調表示**：従前の栄養表示基準では、「不使用」や「無添加」に類する基準は規定されておらず、「砂糖不使用」、「食塩無添加」の考え方が示されていた。しかし、「砂糖不使用」ではショ糖以外の糖類を添加している場合表示が可能であり、「食塩無添加」では食塩以外の形でナトリウムを添加している場合表示が不可能であった。そこで、コーデックスガイドラインに準じ、「糖類無添加」と「ナトリウム塩無添加」の基準を設定した（**表3-17**）。

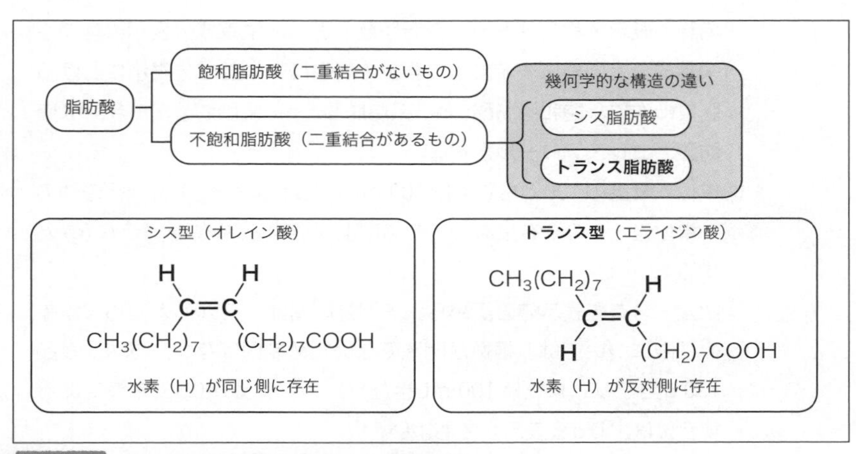

図3-5　**トランス脂肪酸の例（エライジン酸）**

●**含有量「0（ゼロ）」の表示**：栄養成分量と熱量を「0（ゼロ）」と表示することができる基準について、従前と同様とした（**表3-18**）。

6．トランス脂肪酸の表示

●**トランス脂肪酸をめぐる論点**：トランス脂肪酸を摂取すると、動脈硬化等による心臓疾患のリスクを高めるとの報告があり、北・南アメリカやアジア等の諸外国では、栄養成分表示の一環として、トランス脂肪酸の含有量の表示が義務づけられている。

わが国の1人1日当たりの平均摂取量は、総エネルギー摂取量の0.3%程度となっているが、脂肪の多い菓子類や食品の食べ過ぎなど偏った食事により、これを大きく上回る摂取値となる可能性があるとされている。

消費者庁では、食品事業者による自主的な情報開示の取組みを促進するため、平成23（2011）年2月に「トランス脂肪酸の情報開示に関する指針」を公表した。また、食品表示基準の策定にあたり検討が行われたが、わが国の摂取量はWHOの目標（総エネルギー摂取量の1%未満）を下回っていることから、今回は「任意表示」とすることとなった。

●**トランス脂肪酸とは**：マーガリンやショートニングなどの加工油脂や、これらを原料として製造される食品のほか、自然界において牛などの動物の脂肪や肉などに含まれる脂肪酸の一種である（**図3-5**）。

●**トランス脂肪酸の表示方法**：栄養成分表示中に脂質の内訳成分として「名称」と「含有量」を表示する。

①名称：表示名称を「トランス脂肪酸」とし、栄養成分表示に基づく栄養成分と同様に表示する。表示の順番は、栄養成分表示における脂質の次に、飽和脂肪酸、n-3系脂肪酸、n-6系脂肪酸、トランス脂肪酸、コレステロールとする。

②単位：食品の100 gもしくは100 mLまたは１食分、１包装その他の１単位当たりの含有量を一定の値により記載し、単位をグラム（g）とする。

③誤差：含有量表示値の認められる誤差範囲は、＋20%とする（誤差の下限については、根拠が明確でないため制限はない）。また、食品100 g当たり（または100 mL当たり）の含有量が0.3 g未満である場合には、０gと表示してもよい。

・**強調表示**

①「含まない旨」の表示（「無」「ゼロ」「ノン」「フリー」など）：次のいずれにも該当する場合には、トランス脂肪酸にかかわる「含まない旨」の表示ができる。

・食品100 g当たり（または100 mL当たり）の含有量が0.3 g未満である場合

・食品100 g当たりの飽和脂肪酸の量が1.5 g（清涼飲料水等にあっては食品100 mL当たりの飽和脂肪酸の量が0.75 g）未満、または食品の熱量のうち飽和脂肪酸に由来するものが当該食品の熱量の10%未満である場合

②「低減された旨」の表示（「○%減」「オフ」「カット」など）：比較対象食品名と、低減量または割合を表示する。

保健機能食品

1. 保健機能食品とは

現在、健康の維持増進等に役立つとしている食品が多く流通しているが、これらの食品には法律上の定義はない。適切に栄養摂取ができるよう、また、健康上の被害や過大な不安を与えることがないよう、こうした「いわゆる健康食品」とよばれるもののうち、一定の条件を満たした食品を「保健機能食品」と称することを認める「保健機能食品制度」が平成13（2001）年4月より施行された。

医薬品	食品			
	保健機能食品			
医薬品（医薬部外品を含む）	**栄養機能食品** （規格基準型） ➡国の審査不要	**特定保健用食品*** （個別許可型） ➡国の審査必要 ①特定保健用食品（②から⑤以外） ②条件付き特定保健用食品 ③規格基準型 ④疾病リスク低減表示 ⑤再許可等	**機能性表示食品** （届出型） ➡企業の責任で表示可能	一般食品（いわゆる健康食品を含む）

＊　特別用途食品の一つでもある。

図 3-6　**保健機能食品の位置づけ**

2. 保健機能食品の分類

保健機能食品には、特定保健用食品、栄養機能食品に加え、平成27（2015）年4月より新たに制度化された機能性表示食品がある（**図3-6**）。

栄養機能食品

栄養機能食品は、通常の食生活を行うことが難しく1日に必要な栄養成分を摂取できない場合、その補給・補完のために、栄養成分の機能を表示したうえで販売される食品である。

1. 栄養機能食品の表示の基準

栄養機能食品として販売するためには、次のような基準がある。

・1日当たりの摂取目安量に含まれる栄養成分量が、規定された上・下限値の規格基準に適合している。

・栄養機能表示だけでなく、注意喚起表示等も表示する。

・対象食品は、これまでの一般用加工食品に加え、新しく一般用生鮮食品が加わった。

・国への許可申請や届出は必要ない（自己認証制度）。

2. 表示できる栄養成分

●**脂肪酸**（1種類）：n-3系脂肪酸

●**ミネラル**（6種類）：亜鉛、カリウム、カルシウム、鉄、銅、マグネシウム

●**ビタミン**（13種類）：ナイアシン、パントテン酸、ビオチン、ビタミンA、B_1、B_2、B_6、B_{12}、C、D、E、K、葉酸

新たに食品表示基準で対象となったのは、n-3系脂肪酸、カリウム、ビタミンKであり、それらの栄養機能表示は次のとおりである。

・**n-3系脂肪酸**：「n-3系脂肪酸は、皮膚の健康維持を助ける栄養素です」

・**カリウム**：「カリウムは、正常な血圧を保つのに必要な栄養素です」
注意事項「腎機能が低下している方は本品の摂取を避けてください」

・**ビタミンK**：「ビタミンKは、正常な血液凝固能を維持する栄養素です」
注意事項「血液凝固阻止薬を服用している方は本品の摂取を避けてください」

3．表示が必要な事項（抜粋）

●栄養機能食品である旨と栄養成分の名称
例)「栄養機能食品（カルシウム）」等

●栄養成分の機能

●栄養成分量および熱量

●1日当たりの摂取目安量

●摂取方法および摂取をする上での注意事項

●バランスの取れた食生活の普及啓発を図る文言
「食生活は、主食、主菜、副菜を基本に、食事のバランスを。」

●消費者庁長官の個別の審査を受けたものではない旨
「本品は、特定保健用食品と異なり、消費者庁長官による個別審査を受けたものではありません。」

●1日当たりの摂取目安量に含まれる機能の表示を行う栄養成分の量の栄養素等表示基準値に占める割合

●栄養素等表示基準値の対象年齢（18歳以上）および基準熱量（2,200 kcal）に関する文言

●調理または保存の方法

●特定の対象者に対し注意を必要とするものにあってはその注意事項

特定保健用食品

特定保健用食品は、平成3（1991）年に制度化され、平成13（2001）年の保健機能食品制度で位置づけられた食品である。身体の生理学的機能等に影響を与える保健機能成分を含む食品で、血圧、血中コレステロールなどを正常に保つことを助けたり、おなかの調子を整えたりするのに役立つなどの、

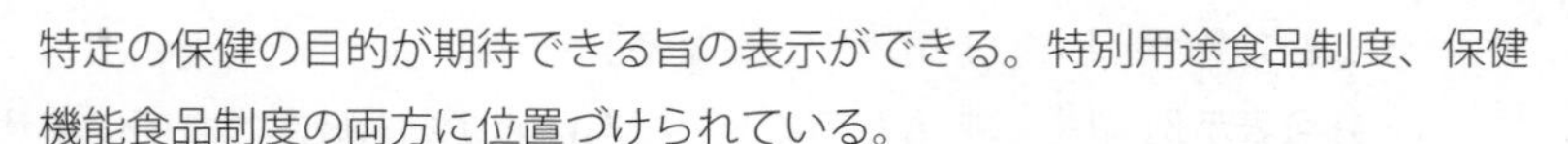

特定の保健の目的が期待できる旨の表示ができる。特別用途食品制度、保健機能食品制度の両方に位置づけられている。

特定保健用食品の区分

●特定保健用食品

特定保健用食品マーク

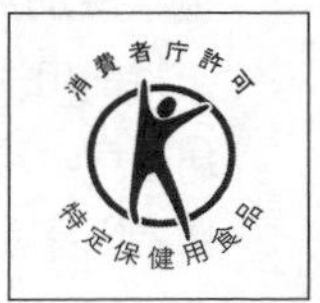

健康増進法第43条第１項の許可または同法第63条第１項の承認を受けて、食生活において特定の保健の目的で摂取をする者に対し、その摂取により当該保健の目的が期待できる旨の表示をする食品である。

・**許可表示例**：「おなかの調子を整えます」「血圧が高めの方に適しています」

●特定保健用食品（疾病リスク低減表示）

関与成分の疾病リスク低減効果が医学的・栄養学的に確立されている場合、疾病リスク低減表示が認められる（カルシウムと葉酸のみ）。

・**許可表示例**：「この食品はカルシウムを豊富に含みます。日頃の運動と、適切な量のカルシウムを含む健康的な食事は、若い女性が健全な骨の健康を維持し、歳をとってからの骨粗鬆症になるリスクを低減するかもしれません」

●特定保健用食品（規格基準型）

特定保健用食品としての許可実績が十分であるなど科学的根拠が蓄積されている関与成分について規格基準を定め、消費者委員会の個別審査なく、消費者庁において規格基準に適合するか否かの審査を行い許可するもの。

●特定保健用食品（再許可等）

特定保健用食品であって、既に許可等が行われた特定保健用食品から商品名、申請者名または風味（香料または着色料等の添加物によるもの）のみを変更したものについては、許可手続の迅速化のため、原則として、消費者委員会および食品安全委員会の審査を省略して消費者庁において審査するものである。

条件付き特定保健用食品マーク

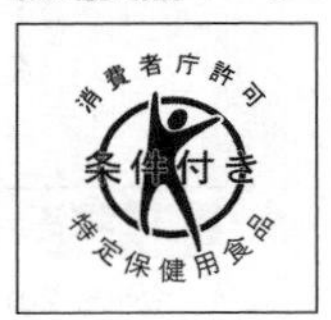

●条件付き特定保健用食品

特定保健用食品の審査で要求している有効性の科学的根拠のレベルには届かないものの、一定の有効性が確認される食品を、限定的な科学的根拠である旨の表示をすることを条件として、許可対象と認める。

- **許可表示例**：「○○を含んでおり、根拠は必ずしも確立されていませんが、△△に適している可能性がある食品です」

特別用途食品

特別用途食品は、健康増進法第43条第1項に基づき、乳幼児・妊産婦・病者等の発育、健康の保持・回復等に適するという特別の用途について、消費者庁長官からの表示の許可が必要な食品である。

高齢化や生活習慣病の増加、医学や栄養学の進歩や栄養機能表示に関する状況の変化を踏まえて見直しが行われている。

特定保健用食品は、特定の保健の目的が期待できることを表示することができる食品で、特別用途食品としても位置づけられている（**図3-7**）。

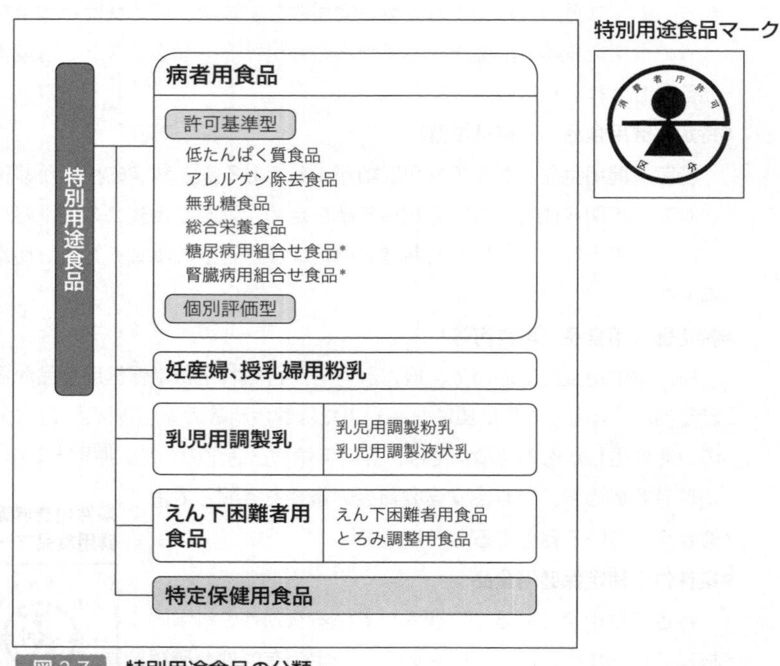

図3-7　**特別用途食品の分類**

＊　令和元(2019)年９月９日より追加された。

機能性表示食品

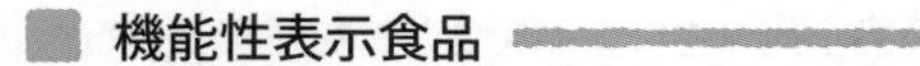

食品表示法施行により、平成27（2015）年に導入された。栄養機能食品や特定保健用食品とは異なり、保健機能を有する成分の量や機能性表示の内容などについて、定められたルールに基づき、事業者が自ら科学的根拠について評価し、消費者庁に届出を行ったうえで、事業者の責任のもと表示することができる。また、本制度では、加工食品だけでなく生鮮食品も含めたすべての食品を対象としており、さらに、安全性や機能性に関する科学的根拠情報を、販売前に国民に開示するなどの大きな特徴がある。

1．機能性表示食品制度発足の背景

栄養機能食品は対象成分が栄養成分に限られていること、特定保健用食品は食品ごとに安全性や有効性について臨床試験（ヒト試験）を行わなければならないことなど、許可手続きに時間と費用がかかることから、本制度が検討され、発足することとなった。

2．機能性表示食品とは

●**対象者**：疾病に罹患していない者〔未成年者、妊産婦（妊娠を計画している者を含む）、授乳婦を除く〕を対象としている。

●**主な表示内容**：機能性関与成分*によって健康の維持・増進に資する特定の保健の目的（疾病リスク低減にかかわるものを除く）が期待できる旨を科学的根拠に基づき容器包装に表示している。

＊**機能性関与成分**：特定の保健の目的（疾病リスクの低減にかかわるものを除く）に資する成分。食事摂取基準に策定されている栄養成分や栄養成分表示に規定されている栄養成分は除く。なお、以下の成分については対象となる。

・たんぱく質：各種アミノ酸、各種ペプチド
・n-6系脂肪酸：γ-リノレン酸、アラキドン酸
・n-3系脂肪酸：α-リノレン酸、EPA、DHA
・糖質：キシリトール、エリスリトール、フラクトオリゴ糖、キシロオリゴ糖、ガラクトオリゴ糖、乳果オリゴ糖（ラクトスクロース）
・糖類：L-アラビノース、パラチノース、ラクチュロース
・食物繊維：難消化性デキストリン、グアーガム分解物
・ビタミンA：プロビタミンAカロテノイド（β-カロテン、α-カロテン、β-クリプトキサンチンなど）

●**対象食品**：以下を除いた食品全般（生鮮食品を含む）を対象とする。

●**対象外**：特別用途食品・特定保健用食品、栄養機能食品、アルコールを含有する飲料、栄養素〔脂質、飽和脂肪酸、コレステロール、糖類（糖アルコール以外）、ナトリウム〕の過剰な摂取につながる食品。

●**消費者庁への届出**：販売日の60日前までに、必要な事項を消費者庁長官に届け出ている。

3．機能性表示食品の特徴

●**販売前届出制**：消費者庁の定めるルールに基づき、①表示の内容、②食品関連事業者名、連絡先等の食品関連事業者に関する基本情報、③安全性、機能性の根拠に関する情報、④生産・製造、品質の管理に関する情報、⑤健康被害の情報収集体制、⑥その他必要な事項を、販売日の60日前までに消費者庁長官に届け出る。

●**情報開示**：事業者から届け出られた情報については原則として、そのすべてを届出後速やかに消費者庁のウェブサイトで公開される。

●**疾病に罹患していない者の健康の維持・増進に役立つ旨または適する旨の表示が可能**：疾病名を表示することは認められていない。

●**安全性の根拠**：特定保健用食品とは異なり、国が安全性と機能性の審査を行わないため、科学的根拠を基に適正な表示を行う必要がある。また、機能性については、臨床試験（ヒト試験）または研究レビュー（システマティックレビュー）により科学的根拠を説明する。

4．事業者が行う販売に必要な手続き

①機能性表示食品の対象食品となるかどうか判断する

②安全性の根拠を明確にする（上記参照）

③生産・製造および品質の管理体制を整える

④健康被害の情報収集体制を整える

⑤機能性の根拠を明確にする（上記参照）

⑥適正な表示を行う（下記参照）

5．機能性表示食品の表示事項（図3-8）

❶**機能性表示食品である旨**：「機能性表示食品」と容器包装の主要面に表示する。

❷**機能性関与成分と食品が有する機能性**：「届出表示」と明示し、消費者庁長官へ届け出た内容を表示する。その際、科学的根拠が臨床試験（ヒ

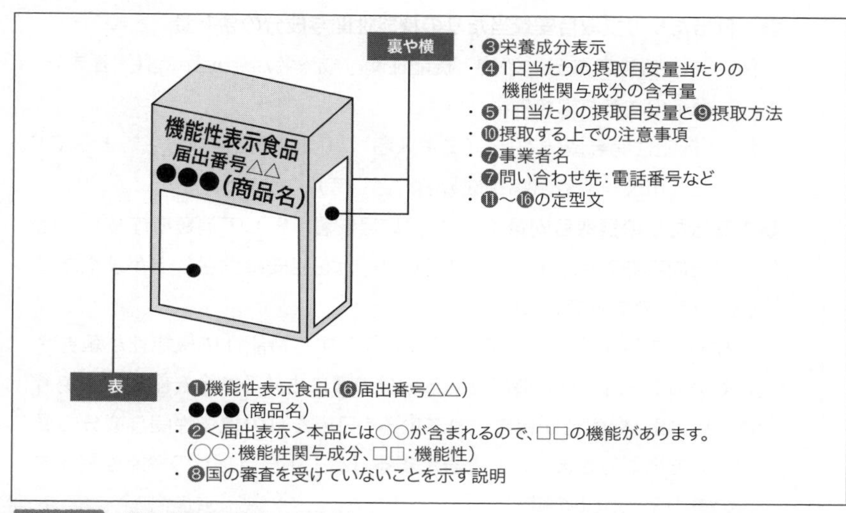

図 3-8　**機能性表示食品の表示例**

ト試験）に基づくものか研究レビューに基づくものかがわかるように表現する。

・臨床試験（ヒト試験）の場合：「本品にはＡ（機能性関与成分）が含まれるので、Ｂの機能があります（機能性）。」
・研究レビューの場合：「本品にはＡ（機能性関与成分）が含まれ、Ｂの機能がある（機能性）ことが報告されています。」
・表現が複雑になる場合：「本品にはＢの機能があることが報告されています。」と表示し、機能性関与成分名をそのすぐ近くに表示してもよい。その場合は、他の成分と混同しないような表示とする。
・機能性関与成分に関する研究レビューで科学的根拠を説明した場合：「本品にはＡ（機能性関与成分）が含まれます。ＡにはＢの機能がある（機能性）ことが報告されています。」

●特定の食事に追加して摂取することで機能性が期待できるような場合：「本品は○○を△mg含みますので、魚介類を□g/日程度（日本人の平均摂取量）摂取している方の××に役立ちます。」など。

❸栄養成分の量と熱量：食品表示基準に従い、適切に表示する。

❹１日当たりの摂取目安量当たりの機能性関与成分の含有量

例：「機能性関与成分　○○（機能性関与成分名）　□□mg」（栄養成分表示の次または枠外に）

例：「機能性関与成分 ○○（エキス名）（□□（指標成分名）として）△△mg、（☆☆（指標成分名）として）◇◇mg、･･･」

❺１日当たりの摂取目安量：「１日摂取目安量」として消費者庁長官に届け出た内容を表示する。「１日当たり○gを目安にお召し上がりください。」などの文章でもよい。

なお、生鮮食品において表示しようとする機能性に機能性が報告されている1日当たりの機能性関与成分の量に占める割合を記載する場合は、「○個（機能性が報告されている1日当たりの機能性関与成分の量の△%を摂取できます。）」と表示する（△：１日当たりの機能性関与成分の量の50%以上の値）。

❻届出番号：消費者庁から付与された届出番号を表示する。

❼食品関連事業者の名称や連絡先：表示内容に責任を有する者（原則：届出者）の氏名、電話番号や電話番号の記載のあるウェブサイトのアドレス等。

❽国の審査を受けていないこと

例：「本品は、事業者の責任において特定の保健の目的が期待できる旨を表示するものとして、消費者庁長官に届出されたものです。ただし、特定保健用食品と異なり、消費者庁長官による個別審査を受けたものではありません。」

❾摂取の方法：機能性の科学的根拠を伴った摂取方法について、医薬品的な表現にならないよう表示する（１日摂取目安量とともに表示しても可）。

❿摂取する上での注意事項：目立つように表示することが望ましい。

⓫バランスのよい食生活に関する事項

例：「食生活は、主食、主菜、副菜を基本に、食事のバランスを。」

⓬調理または保存の方法に関する注意事項：特に注意を必要とするものは表示するが、省略可。

⓭医薬品ではない旨

例：「本品は、疾病の診断、治療、予防を目的としたものではありません。」

⑭対象者に関する注意事項

例：「本品は、疾病に罹患している者、未成年者、妊産婦（妊娠を計画している者を含む）および授乳婦を対象に開発された食品ではありません。」

⑮疾病罹患者・医薬品服用者に対する注意事項

例：「疾病に罹患している場合は医師に、医薬品を服用している場合は医師、薬剤師に相談してください。」

⑯摂取後の体調に関する注意事項

例：「体調に異変を感じた際は、速やかに摂取を中止し、医師に相談してください。」

❽、⓫、⓭～⓰など、定型文の表示は、確実に消費者の目に留まるよう、文字の大きさや配置、容器包装全体のデザイン等について十分に配慮する。

●表示が禁止されている事項

・疾病の治療効果または予防効果を標榜・暗示する用語
　例：「花粉症に効果あり」、「糖尿病の方にお奨めです」など
・消費者庁長官に届け出た機能性関与成分以外の成分を強調する用語
　例：「○○たっぷり」、「△△強化」、「◇◇（届け出た機能性関与成分以外の成分）のパワー」など
・消費者庁長官の評価、許可等を受けたものと誤認させるような用語
　例：「消費者庁承認」、「消費者庁長官許可」、「○○省承認」、「世界保機関（WHO）許可」など国や公的な機関に許可や承認を受けた、と誤認させる表現
・栄養機能食品に用いられる栄養成分の機能を示す用語

3 安全性に関する表示

アレルギー表示

1．食物アレルギーとは

食物アレルギーとは、食べ物を摂取した際、身体が食べ物に含まれるたんぱく質（アレルギー物質）を異物として認識し、過敏な反応を起こすことである。主な症状としては、じんま疹・湿疹などの皮膚症状、下痢・嘔吐・腹痛などの消化器症状、鼻・眼粘膜症状、咳・呼吸困難などの呼吸器症状がある。また、複数の臓器にわたって全身にアレルギー症状があらわれて生命に危機を与え得る過敏反応をアナフィラキシーという。このうち、血圧低下や意識障害を伴う場合をアナフィラキシーショックといい、全身発赤、呼吸困難、血圧低下、意識消失などの重篤な症状が現れて、対応が遅れるとまれに死に至る場合もある。

2．アレルギー表示の経緯

近年、乳幼児から成人に至るまで、特定の食物が原因でアレルギー症状を起こす人が増えてきた。アナフィラキシーショックも年々増加していることから、平成14（2002）年4月、アレルギーを起こしやすい物質を加工食品に表示することになった。

3．アレルギー物質を含む食品の表示方法

●**原則表記**：特定原材料7品目は必ず表示する義務がある。特定原材料に準ずる21品目は、表示が推奨されている（**表3-19**）。添加物は、加工助剤など表示が免除される場合でも特定原材料の表示義務がある。

- ・特定原材料を微量に含む場合：食物アレルギーは、極微量でも発症する場合があることから、特定原材料を含む場合は、原則表示する。
- ・重複物の表記省略：2種類以上の原材料・添加物が使用され、それらに同一の特定原材料等が重複して使用されている場合、特定原材料の表示を1か所に省略できる。
- ・代替表記・拡大表記：特定原材料等の文言以外にも、「卵」→「玉子」のように、表記方法や言葉は異なるが、特定原材料等と同じものであることが理解できる表記を「代替表記」、特定原材料等を使った食品だと代替表記から理解できる表記を「拡大表記」として認めている（**表3-20**）。

表 3-19　食物アレルギー表示対象品目

義務表示	特定原材料（7 品目）	えび、かに、卵、乳、小麦、そば、落花生（ピーナッツ）
推奨表示	特定原材料に準ずるもの（21 品目）	アーモンド、あわび、いか、いくら、オレンジ、キウイフルーツ、牛肉、くるみ、さけ、さば、大豆、鶏肉、バナナ、豚肉、まつたけ、もも、やまいも、りんご、ゼラチン、カシューナッツ、ごま

表 3-20　主なアレルギー食品の代替表記・拡大表記例

表記区分	特定原材料			特定原材料に準ずるもの	
	卵*1	乳	落花生	さけ	大豆
代替表記	玉子、たまご、タマゴ、エッグなど	ミルク、バター、バターオイル、チーズ、アイスクリームなど*2	ピーナッツ	鮭、サーモン、しゃけなど（×ます）	だいず、ダイズなど（×えだまめ、大豆もやし）
拡大表記（例示）	厚焼玉子、ハムエッグなど	アイスミルク、生乳、牛乳、プロセスチーズ、ガーリックバター、乳糖など	ピーナッツバター、ピーナッツクリームなど	鮭フレーク、スモークサーモンなど	大豆煮、大豆たんぱく、大豆油、脱脂大豆など

＊1：「卵白」と「卵黄」は、特定原材料名（卵）を含んでいるが、事故防止の観点から、拡大表記として含む旨の表示を省略することはできない。「卵白（卵を含む）」、「卵黄（卵を含む）」のように表示が必要である。

＊2：これらは「乳」の言葉を含まないことや、「ココナッツミルク」、「カカオバター」等の乳を含まない紛らわしい名称の食品もあり、食物アレルギー患者等が誤認することも考えられるため、可能な限り「乳成分を含む」旨を表示することが望ましい。

表 3-21　アレルギー表示の具体例

〈個別表示〉

原材料名	○○○○（△△△△、ごま油）、ゴマ、□□、××、醤油（大豆・小麦を含む）、マヨネーズ（大豆・卵・小麦を含む）、たん白加水分解物（大豆を含む）、卵黄（卵を含む）、食塩、◇◇◇、酵母エキス（小麦を含む）
添加物	調味料（アミノ酸等）、増粘剤（キサンタンガム）、甘味料（ステビア）、◎◎◎◎（大豆由来）

〈一括表示〉

原材料名	○○○（△△△△、ごま油）、ゴマ、□□、×××、醤油、マヨネーズ、たん白加水分解物、卵黄、食塩、◇◇◇、酵母エキス 調味料（アミノ酸等）、増粘剤（キサンタンガム）、甘味料（ステビア）、◎◎◎◎、（一部に小麦・卵・ごま・大豆を含む）

●**個別表示**（原則）：特定原材料等を含む食品の表示においては、該当の原材料表記の直後に、原材料中に含まれる場合は「(○○を含む)」、添加物に含まれる場合は「(○○由来)」と表示する（**表3-21**）。

●**一括表示**（例外）：原材料や添加物にアレルゲンが含まれており、表示面積に限りがあって個別表示が困難等の場合には、一番最後に「(一部に○○を含む)」と表示する方法が認められている（**表3-21**）。

●**禁止されている表記**：可能性表示（「入っているかもしれない」等の表示）、「穀類（小麦、大豆）」や「小麦、大豆」を単に「穀類」と大分類のみでの表示。

●**高価な特定原材料等の表記**：あわびやまつたけなどの高価なものを含む場合、それ自体が入っているような誤認を与えないよう、「○○エキス含有」など、含有量・形態に着目した表示とする。

●容器に入れないで販売される食品についてはアレルギー表示の義務はないが、健康被害防止のため情報提供を行うよう、アレルゲン情報の自主的な情報提供が促されている。

遺伝子組換え食品

●**遺伝子組換え食品**：生物の細胞から有用な性質をもつ遺伝子を取り出し、植物などの細胞の遺伝子に組み込み、新しい性質をもたせる遺伝子組換えを行うことで、消費者や生産者が求める性質を効率よくもたせた食品を遺伝子組換え食品という。遺伝子組換え食品は、「食品安全基本法」、「食品衛生法」と「カルタヘナ法（遺伝子組換え生物等の使用等の規制による生物の多様性の確保に関する法律）」に基づいて安全性が確認されたものだけが輸入、生産され、食品表示基準に基づいた表示を行ったうえで流通する。

●**遺伝子組換え食品の表示**：表示義務の対象となるのは、8種類の農作物とそれらを原材料とした33種類の加工食品である（**表3-22**）。遺伝子組換え食品の表示方法は、**図3-9**のように規定されている。なお、食品表示基準第15次改正（令和元年5月7日消食表第198号）では、ビール類（ビール・発泡酒・いわゆる新ジャンル）や焼酎・ウイスキー等の蒸留酒は発酵・蒸留過程で組換えられたDNAなどが検出されないため、遺伝子組換えに関する表示義務がないことが追記された。また、食品表示基

表 3-22　遺伝子組換え表示の対象となる農産物とその加工食品

大豆（枝豆、大豆もやしを含む）
1　豆腐・油揚げ類 2　凍り豆腐、おからおよびゆば 3　納豆 4　豆乳類 5　みそ 6　大豆煮豆 7　大豆缶詰および大豆瓶詰 8　きなこ 9　大豆いり豆 10　1から9までに掲げるものを主な原材料とするもの 11　調理用の大豆を主な原材料とするもの 12　大豆粉を主な原材料とするもの 13　大豆たんぱくを主な原材料とするもの 14　枝豆を主な原材料とするもの 15　大豆もやしを主な原材料とするもの
とうもろこし
1　コーンスナック菓子 2　コーンスターチ 3　ポップコーン 4　冷凍とうもろこし 5　とうもろこし缶詰およびとうもろこし瓶詰 6　コーンフラワーを主な原材料とするもの 7　コーングリッツを主な原材料とするもの（コーンフレークを除く） 8　調理用のとうもろこしを主な原材料とするもの 9　1から5までに掲げるものを主な原材料とするもの

ばれいしょ
1　ポテトスナック菓子 2　乾燥ばれいしょ 3　冷凍ばれいしょ 4　ばれいしょでん粉 5　調理用のばれいしょを主な原材料とするもの 6　1から4までに掲げるものを主な原材料とするもの
なたね
綿実
アルファルファ
アルファルファを主な原材料とするもの
てん菜
調理用のてん菜を主な原材料とするもの
パパイヤ
パパイヤを主な原材料とするもの

■は対象農産物（8種類）、□はその加工食品（33食品群）である。
注　加工食品については、その主な原材料（全原材料に占める重量の割合が上位3位までのもので、かつ原材料および添加物に占める重量の割合が5%以上であるもの）について表示が義務づけられている。
注　しょうゆや植物油などは、最新の技術によっても組換えDNA等が検出できないため、表示義務はないが、任意で表示をすることは可能である。この場合は、義務対象品目と同じ表示ルールに従い表示する。

準の一部改正（平成31年内閣府令第24号、2023年施行）では、「分別生産流通管理」の記述を「遺伝子組換え農産物が混入しないように分別生産流通管理が行われた旨」の表示へ変更するなどの対応がなされた。

義務表示

条件	表示
分別生産流通管理をして遺伝子組換え農産物を区別している場合およびそれを加工食品の原材料とした場合	分別生産流通管理が行われた遺伝子組換え農産物である旨を表示 〈表示例〉 「大豆（遺伝子組換え）」等
分別生産流通管理をせず、遺伝子組換え農産物および非遺伝子組換え農産物を区別していない場合およびそれを加工食品の原材料とした場合 分別生産流通管理をしたが、遺伝子組換え農産物の意図せざる混入が５％を超えていた場合およびそれを加工食品の原材料とした場合	遺伝子組換え農産物と非遺伝子組換え農産物が分別されていない旨を表示 〈表示例〉 「大豆（遺伝子組換え不分別 *）」等

任意表示

条件	表示
分別生産流通管理をして、意図せざる混入を５％以下に抑えている大豆およびとうもろこし並びにそれらを原材料とする加工食品	適切に分別生産流通管理された旨の表示が可能 〈表示例〉「原材料に使用しているトウモロコシは、遺伝子組換えの混入を防ぐため分別生産流通管理を行っています」「大豆（分別生産流通管理済み）」 等
分別生産流通管理をして、遺伝子組換えの混入がないと認められる大豆およびとうもろこし並びにそれらを原材料とする加工食品	「遺伝子組換えでない」 「非遺伝子組換え」 等の表示が可能

*パッケージに余白がある場合は、消費者の理解のため「遺伝子組換え不分別」の意味について説明文を付記する。

図 3-9　遺伝子組換え食品の表示方法

期限表示

1．賞味期限

賞味期限とは、定められた方法により保存した場合において、期待されるすべての品質の保持が十分に可能であると認められる期限を示す年月日（3か月を超えるものは年月のみでも可）をいう。ただし、当該期限を超えた場合であっても、これらの品質が保持されていることがあるものとする。

2．消費期限

消費期限とは、定められた方法により保存した場合において、腐敗、変敗その他の品質の劣化に伴い安全性を欠くおそれがないと認められる期限を示す年月日をいう。

3 食品の安全性に関する基準

豊かな食生活が実現された一方で、科学技術の発展、食品流通の広域化・国際化の進展などに伴い、多くの課題も生じている。食品の安全性確保のためにさまざまな施策がとられているが（表3-23）、ここでは、残留農薬等基準、食品中の放射性物質基準の２つについて取り上げる。

表3-23 食品の安全確保に向けた厚生労働省の主な取り組み

主な取り組み分野	主な契機	
食品添加物の安全確保	昭和23（1948）年	食品衛生法施行（有毒、有害な飲食物の取締りを規定した「飲食物其ノ他ノ物品取締ニ関スル法律」が新憲法の制定に伴う失効）
	昭和63（1988）年	厚生省令改正（国民の健康に対する意識の向上）
食品中の汚染物質対策	昭和30（1955）年	イタイイタイ病（カドミウム中毒）など
	平成11（1999）年	ダイオキシン対策推進基本指針（1990年代のダイオキシン問題）
遺伝子組換え食品等の安全確保	平成8（1996）年	遺伝子組換え食品の輸入開始
	平成12（2000）年	遺伝子組換え食品に関する品質表示基準制定
牛海綿状脳症（BSE）対策	平成13（2001）年	日本でBSE牛が発生
食品中に残留する農薬等の規制（ポジティブリスト制度）	平成15（2003）年	食品衛生法改正
器具・容器包装・おもちゃ・洗浄剤等の安全確保	平成20（2008）年	食品衛生法改正（おもちゃの多様化）など
食品中の放射性物質対策の強化	平成23（2011）年	福島第一原子力発電所事故
食中毒対策	平成23（2011）年	焼肉店での腸管出血性大腸菌（O111）による集団食中毒事件
	平成24（2012）年	感染性胃腸炎（特にノロウイルス）の流行
健康食品の安全確保	平成13（2001）年	保健機能食品制度
	平成27（2015）年	食品表示法施行（機能性表示食品制度）
輸入食品の安全確保	日本は食料自給率が約４割の「食料輸入大国」	

1 残留農薬等基準

平成15（2003）年の食品衛生法改正に基づき、食品中に残留する農薬、飼料添加物および動物用医薬品（農薬等）について、一定の量を超えて農薬等が残留する食品の販売等を原則禁止するというポジティブリスト制度（**図**

●**ポジティブリスト制度**
・ネガティブリスト：原則規制がない状態で、規制するものをリスト化するもの
・ポジティブリスト：原則規制（禁止）された状態で、使用、残留を認めるものについてリスト化するもの

●**残留基準と一律基準**
残留農薬等に関するポジティブリスト制度においては、使用、残留等で認められるものについて、残留基準を設定（**図3-10**左側）し、それ以外のものについては、原則一律基準（**図3-10**中央）を適用することとしている。

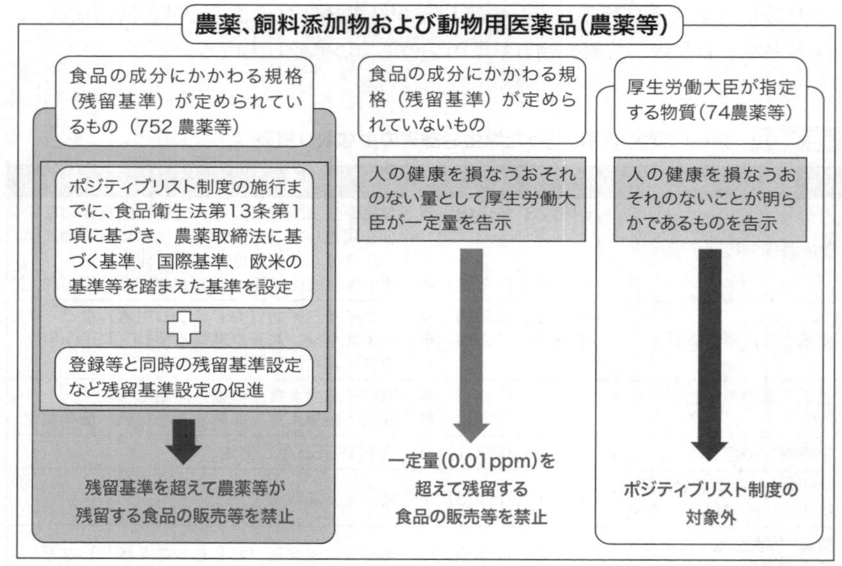

＊品目数は、令和２（2020）年６月現在。

図3-10　**食品中に残留する農薬等のポジティブリスト制度**

3-10）が、平成18（2006）年5月から施行された。

従前の食品衛生法の規制では、残留基準が設定されていない農薬等が食品から検出されても、その食品の販売等を禁止するなどの措置ができなかった。そこで、残留農薬等に関するポジティブリスト制度によって、原則すべての農薬等について残留基準（一律基準を含む）を設定し、基準を超えて食品中に残留する場合、その食品（輸入品含む）の販売等を禁止するとしたものである。

この制度の導入により、たとえば、残留基準が設定されていない無登録農薬が、一律基準を超えて食品に残留していることが明らかになった場合など、従前では規制ができなかった事例についても、規制の対象となった。

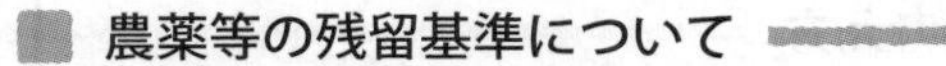

農薬等の残留基準について

本制度の施行以前では、残留基準が設定されている農薬等は283品目であったが、ポジティブリスト制度の導入に当たり、国際的に広く使用されている752農薬等に残留基準を設定した（厚生労働大臣が設定）。

1．一律基準

残留基準が定められていない農薬等については、食品衛生法に基づき「人の健康を損なうおそれのない量」を定め、規制することとされた。これが、「一律基準」である。

一律基準は、0.01 ppm（食品1 kg当たり農薬等が0.01 mg含まれる濃度）と設定されており、適用には次の２つがある。

①いずれの食品にも残留基準が設定されていない農薬等が食品に残留する場合。

②一部の食品には残留基準が設定されている農薬等が、残留基準が設定されていない食品に残留する場合。

2．対象外物質

農薬等として使用されたものが食品に残留した場合であっても、その食品を摂取することで人の健康を損なうおそれが明らかにないものについては、本制度の対象としない物質に関する規定を設け、74物質を指定している。

2 放射性物質の基準

平成23（2011）年３月に発生した福島第一原子力発電所の事故の直後に設定した食品中の放射性物質の暫定規制値に代えて、より一層、食品の安全と安心を確保するために、事故後の緊急的な対応としてではなく、長期的な観点から新たな基準値を設定した〔平成24（2012）年4月1日施行〕。

現在の基準値の概要

コーデックス委員会の指標を踏まえ、放射性物質を含む食品からの被ばく線量の上限を、年間5ミリシーベルトから年間1ミリシーベルトに引き下げ、これをもとに放射性セシウムの基準値を設定している。

現在の基準値設定の考え方

年間の線量の上限値1ミリシーベルトから、飲料水による線量（約0.1ミリシーベルト）を引き、残りの線量を一般食品（乳児用食品、牛乳を含む）に割り当てている（**図3-11**）。なお、基準値が上回った場合は、出荷制限および摂取制限の対応がとられる。

1.「一般食品」の基準値

年齢や性別などにより10区分に分け、それぞれの区分ごとに一般食品の摂取量と体格や代謝を考慮した係数を使って限度値を算出し、その結果から、最も厳しい値（13～18歳の男性：120ベクレル/kg）を下回る、100ベクレル/kgを全区分の基準とした。これは、乳幼児をはじめ、すべての世代に配慮した基準である。

2.「乳児用食品」「牛乳」の基準値

放射線への感受性が高い可能性があるとされる子どもへの配慮から独立の区分とし、「一般食品」の半分の50ベクレル/kgとしている。

3.「飲料水」の基準値

すべての人が摂取し、代替がきかず、摂取量が多いことから、WHO（世界保健機関）が示している基準を踏まえ、10ベクレル/kgとしている。

放射性セシウムの暫定規制値＊1

食品群	規制値（単位：ベクレル/kg）
野菜類	500
穀類	
肉・卵・魚・その他	
牛乳・乳製品	200
飲料水	200

→
・食品の区分を変更
・年間線量の上限を引き上げ

放射性セシウムの基準値＊2

食品群	基準値（単位：ベクレル/kg）
一般食品	100
乳児用食品	50
牛乳	50
飲料水	10

＊1　放射性ストロンチウムを含めて規制値を設定
＊2　放射性ストロンチウム、プルトニウムなどを含めて基準値を設定

シーベルト：放射線による人体への影響の大きさを表す単位
ベクレル：放射性物質が放射線を出す能力の強さを表す単位

図3-11　**放射性セシウムの暫定規制値と現在の基準値**

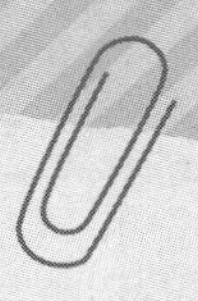

第４章
健康・栄養関連統計調査

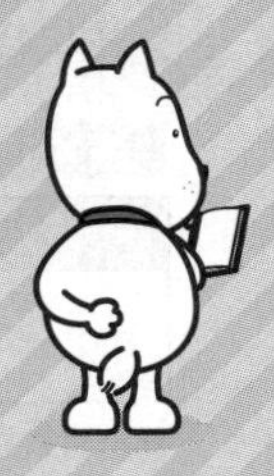

1 人口・保健統計

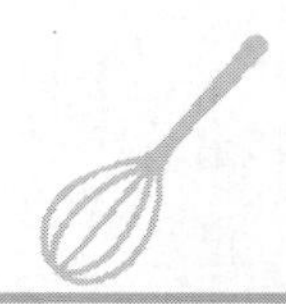

「健康」は社会の重要な目的であり、健康状態のレベルを向上させるためには、さまざまな指標を用いて測定・把握する必要がある。人口や出生・死亡、寿命などのほか、死因や病気の傾向、受療状況などが重要な健康指標である。それらの指標は疫学調査に用いられる。

1 人口統計

- **人口静態統計**：ある時点を切り口として、性別・年齢・世帯・配偶関係・労働力・就業状態などについて人口状態を調査している。５年に一度行われる「国勢調査」（総務省統計局）がこれに当たり、明らかになった世帯状況や社会経済活動に関する情報は、社会分析、政策立案、研究の資料として活用される。
- **人口動態統計**：人口の規模や構造は、出生・死亡・婚姻・離婚・死産などの動きによって変化する。これを毎年厚生労働省が調査している。

人口静態

1．わが国の人口（表4-1）

わが国の人口の実態は、5年ごとに実施される国勢調査によって明らかにされる。一方、国勢調査の実施間の時点における各月、各年の人口の状況は、「人口推計」によって把握される。

2．年齢別人口（図4-1、図4-2）

主に経済活動の見地から人口を、①年少人口（０～14歳）、②生産年齢人

表4-1 わが国の人口

全国総人口	男　性	女　性
1億2536万人	6095万人	6440万人

総務省統計局：人口推計（令和３年５月１日現在；概算値）

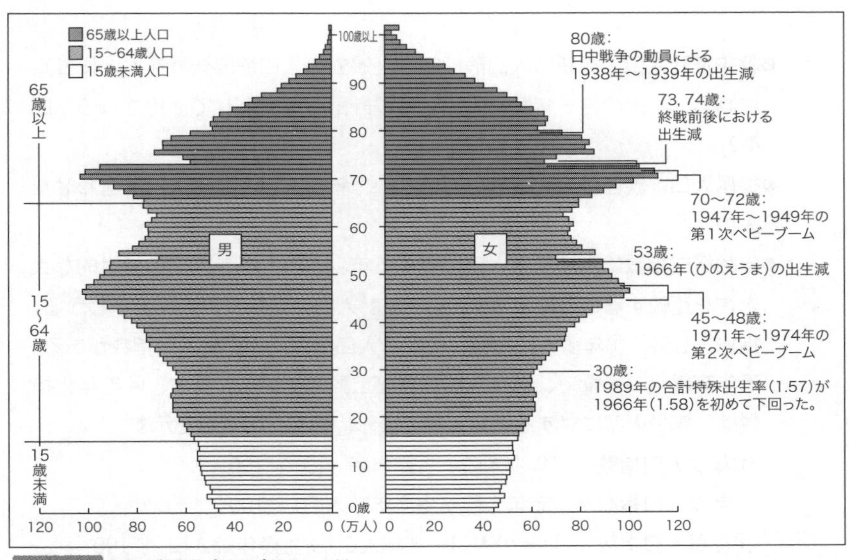

図 4-1 **わが国の人口ピラミッド**

総務省統計局：人口推計（令和元年 10月1日現在）

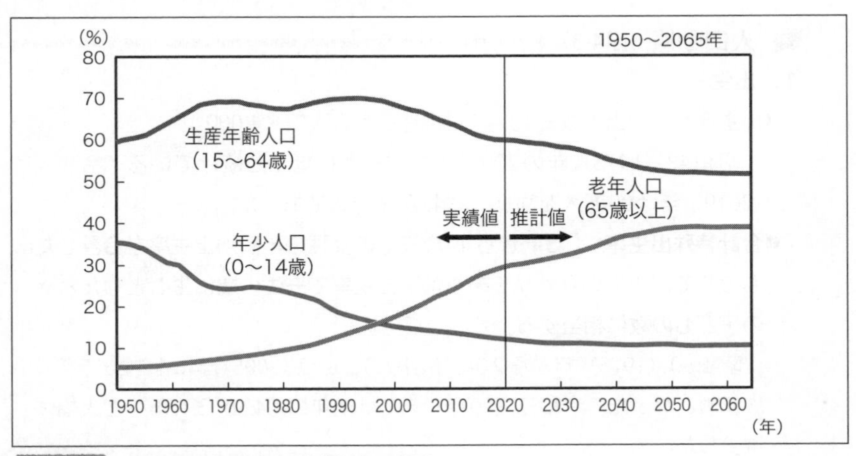

図 4-2 **年齢 3 区分別人口構成割合の推移**

注 1970 年までは沖縄県を含まない。
1950 〜 2015 年は総務省統計局「国勢調査報告」、2016 年以降は国立社会保障・人口問題研究所「日本の将来推計人口」の推計値（出生中位・死亡中位仮定）

口（15〜64歳）、③老年人口（65歳以上）の３つに区分している。

平成９（1997）年以降、老年人口割合が年少人口割合を上回り、少子高齢化が顕著である。

●**将来推計人口**：最新の人口静態統計と過去の人口静態統計をもとに推定される、将来の性・年齢別人口。各種計画の資料として活用される（**図4-2**）。

●**従属人口**：現在生産に従事していない、年少人口と老年人口を合わせた人口。

●**年齢構成指数**：生産年齢人口に対する年少人口と老年人口の相対的な大きさを比較することによって、生産年齢人口の扶養負担の程度がわかる。指標として、①年少人口指数、②老年人口指数、③従属人口指数がある。近年高齢化の影響で、老年人口指数が上昇している。なお、④老年化指数は、年少人口に対する老年人口で表し、高齢化の度合を示す。

①**年少人口指数**＝（年少人口÷生産年齢人口）×100
②**老年人口指数**＝（老年人口÷生産年齢人口）×100
③**従属人口指数**＝［（年少人口＋老年人口）÷生産年齢人口］×100
④**老年化指数**＝（老年人口÷年少人口）×100

人口動態（図4-3）

1．出生

●**出生率**＝年間出生数÷10月1日現在日本人人口×1,000

昭和48（1973）年の209万人をピークに低下し続けている。令和元（2019）年は90万人を割り、およそ86万人であった。

●**合計特殊出生率**：「15歳から49歳までの女性の年齢別出生率を合計したもの」で、1人の女性がその年齢別出生率で一生の間に生むとしたときの子どもの数に相当する。

昭和50（1975）年から2.0を下回り、平成17（2005）年には1.26で過去最低値となった。令和元（2019）年では前年の1.42から1.36へと大幅に減少した。

2．死亡

令和元（2019）年の死亡数は約138万人で、前年よりおよそ2万人増加し、死亡率（人口千対）は11.2で、前年の11.0より上昇した。

死亡数を死因順位別にみると、第1位は悪性新生物〈腫瘍〉（全死亡者の27.3%）、第2位は心疾患（高血圧性を除く）（同15.0%）、第3位は老衰（同8.8%）となっている（**図4-4**）。

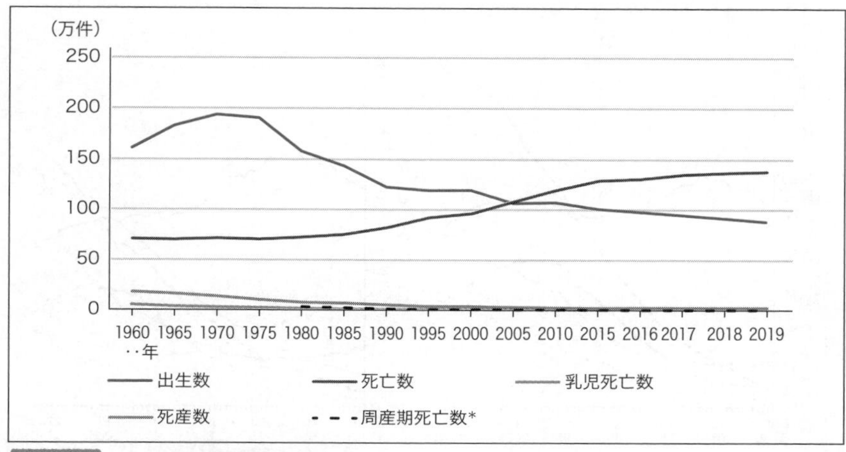

図 4-3　人口動態総覧の年次推移

注 1　昭和 47 年以前は沖縄県を含まない。
　2　周産期死亡数は妊娠満 22 週以後の死産数に早期新生児死亡数を加えたものである。
＊　1978 年以前のデータは公表されていない。
厚生労働省「令和元年 (2019) 人口動態統計月報年計（概数）の概況」より作成

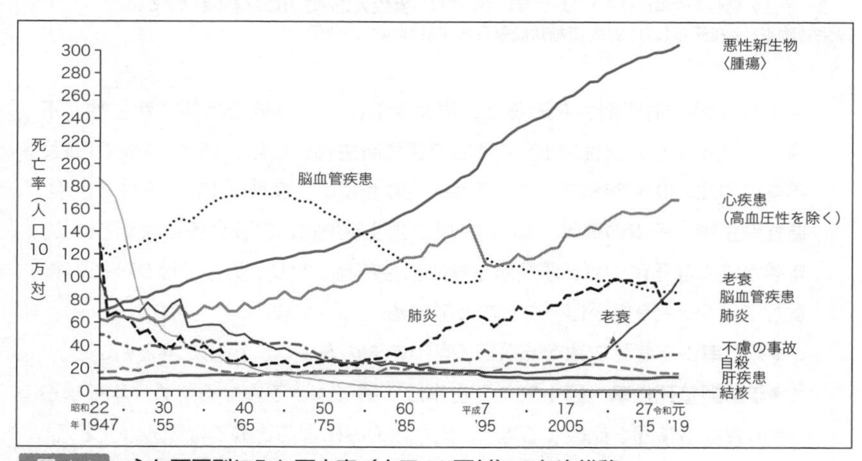

図 4-4　主な死因別にみた死亡率（人口 10 万対）の年次推移

注 1　平成6年までの「心疾患（高血圧性を除く）」は、「心疾患」である。
　2　平成6・7年の「心疾患（高血圧性を除く）」の低下は、死亡診断書（死体検案書）（平成7年1月施行）において「死亡の原因欄には、疾患の終末期の状態としての心不全、呼吸不全等は書かないでください」という注意書きの施行前からの周知の影響によるものと考えられる。
　3　平成7年の「脳血管疾患」の上昇の主な要因は、ICD-10（平成7年1月適用）による原死因選択ルールの明確化によるものと考えられる。
　4　平成 29 年の「肺炎」の低下の主な要因は、ICD-10（2013 年版）（平成 29 年1月適用）による原死因選択ルールの明確化によるものと考えられる。
厚生労働省「令和元年 (2019) 人口動態統計月報年計（概数）の概況」

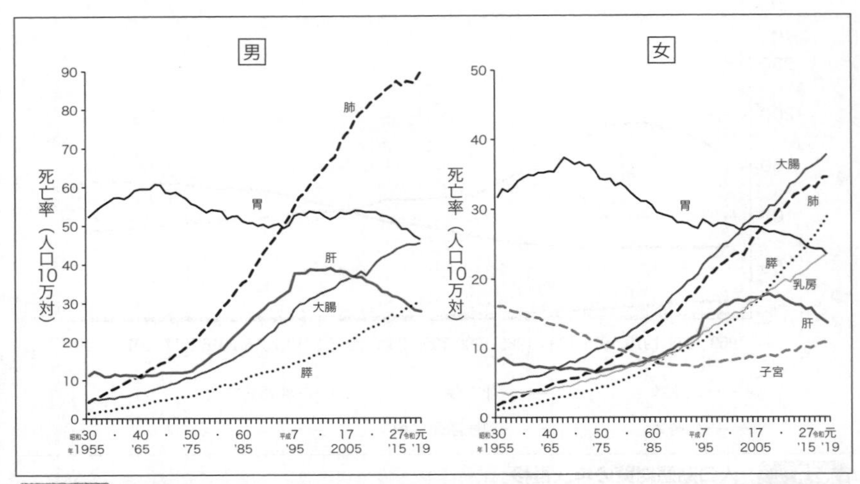

図 4-5　**悪性新生物〈腫瘍〉の主な部位別にみた死亡率（人口10万対）の年次推移**

注1　大腸の悪性新生物〈腫瘍〉は、結腸の悪性新生物〈腫瘍〉と直腸S状結腸移行部および直腸の悪性新生物〈腫瘍〉を示す。ただし、昭和42年までは直腸肛門部の悪性新生物を含む。
　2　平成6年以前の子宮の悪性新生物〈腫瘍〉は、胎盤を含む。
　3　子宮の悪性新生物〈腫瘍〉の死亡率については、女性人口10万に対する率である。

厚生労働省「令和元年(2019)人口動態統計月報年計(概数)の概況」

主な死因の構成割合をみると、男女ともに5～9歳では悪性新生物、不慮の事故が多く、男性は10～14歳で悪性新生物、自殺、15～29歳で自殺、不慮の事故、30～44歳で自殺、悪性新生物が多い。女性は10～29歳で自殺、悪性新生物、不慮の事故、30～49歳で悪性新生物、自殺が多くなっている。年齢が高くなるにつれ、悪性新生物の割合が高くなり、男性では65～69歳、女性では55～59歳がピークとなっている。

- **死亡率**：年間死亡数を総人口で割ったものをいい、粗死亡率ともいう。
- **年齢調整死亡率**（**図4-5**）：死亡率は年齢によって異なるため、年齢構造の異なる集団を比較する場合、死亡数のみによる比較では歪みが生じる。これを防ぐため、年齢階級別死亡率を一定の基準人口（昭和60年モデル人口）にあてはめて算出したものをいう。年齢調整死亡率（人口千対）をみると、男性は4.6で前年と同率、女性は2.4で前年の2.5より低下した。
- **死産**：死産とは妊娠満12週以後の死児の出産であり、自然死産と人工死産に分けられている。人工死産とは、胎児の母体内生存が確実なときに、人工的処置を与えたことにより死産にいたった場合をいい、それ以外はすべて自然死産となる。

令和元（2019）年の死産数は約1.9万胎、そのうち自然死産が約0.9万胎、人工死産が約1.0万胎であった。死産数は前年よりわずかに減少したが、死産率〔出産（出生＋死産）千対〕は22.0で、前年の20.9より上昇した。

●**周産期死亡**：妊娠満22週以後の死産数と生後1週未満（早期新生児）の死亡数を合わせたものをいい、出生数に妊娠満22週以後の死産数を加えたものの千対の周産期死亡率で表す。令和元（2019）年の周産期死亡率は3.4であった。

$$\textbf{周産期死亡率}=\frac{\text{妊娠満22週以後の死産数＋早期新生児死亡数}}{\text{出生数＋妊娠満22週以後の死産数}}\times 1,000$$

●**乳児死亡**：生後1年未満の死亡のことで、出生千対の乳児死亡率で表す。

乳児死亡率＝乳児死亡数÷出生数×1,000

生命表と寿命

わが国では、生命表として、「簡易生命表」と「完全生命表」の２種類を厚生労働省が作成・公表している。「簡易生命表」は、人口推計による人口や人口動態統計月報年計（概数）による死亡数、出生数を基に毎年作成している。また、「完全生命表」は、国勢調査による人口（確定数）や人口動態統計（確定数）による死亡数、出生数を基に５年ごとに作成している。これらの生命表は、特に重要な統計として、統計法に基づき基幹統計に指定されている。

１．簡易生命表

生命表とは、その年の年齢階級別死亡状況が今後変化しないと仮定して、死亡率、生存数、平均余命等の指標（生命関数）によって表現したものである。その年の推計人口および人口動態統計に基づいている。国勢調査により人口が確定した後で、より精密な方法によって完全生命表が作成される。

２．平均余命と平均寿命

「ある年齢の人が平均してその後何歳まで生きられるか」を平均余命といい、「０歳のときの平均余命」を平均寿命という。平均寿命は、保健福祉水準を総合的に示す指標となる（**図4-6**）。

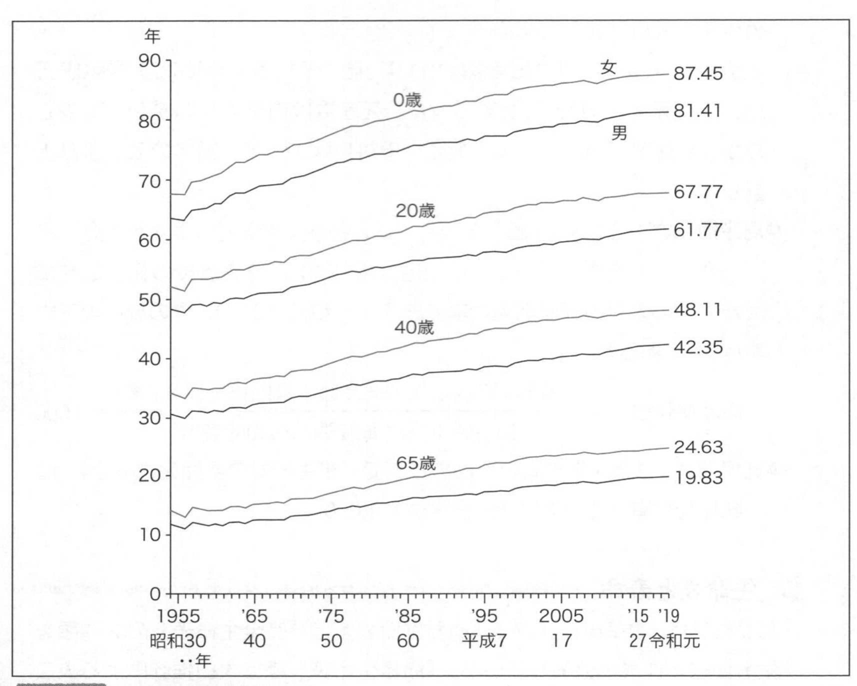

図 4-6 **平均余命の推移**

厚生労働省「令和元年簡易生命表の概況」より作成

2 医療・保健統計

集団の健康水準を測定する物差しとして、厚生労働省は「国民生活基礎調査」や「患者調査」などにより、有病率や受療率、健康意識などの調査を行うほか、医療施設などの医療提供体制に関しても調査を行っている。

自覚症状と医療施設の利用状況

1．有訴者率

有訴者とは、世帯員（入院者を除く）のうち病気やけが等で自覚症状のある者をいい、人口千人に対する有訴者数の比率を有訴者率という。

有訴者率＝有訴者数÷世帯人員数×1,000

2．受療率

ある特定の日に疾病治療のために医療施設に入院あるいは通院、または往

診を受けた患者数と人口10万人との比率をいう。平成29（2017）年患者調査によると、入院受療率は1,036、外来受療率は5,675だった。これは、調査日に全国民の約1.0%が入院しており、約5.7%が外来を受診したことを意味する。

受療率＝推計患者数÷推計人口×100,000

3．主な傷病の総患者数

平成29年患者調査によると、患者数は高血圧性疾患（993万７千人）が最多であり、歯肉炎および歯周疾患（398万3千人）、糖尿病（328万９千人）、悪性新生物（178万２千人）、高血圧性のものを除く心疾患（173万２千人）、脳血管疾患（111万５千人）の順に多い。

医療費

1．国民医療費

国民医療費とは、年度ごとに医療機関などにおける傷病の治療に要した費用を推計したものである。

・医療費に含まれるもの

医科診療や歯科診療にかかる診療費、薬局調剤医療費、入院時食事・生活医療費、訪問看護医療費等

・医療費に含まれないもの

①正常な妊娠や分娩に要する費用

②健康の維持・増進を目的とした健康診断・予防接種などに要する費用

③固定した身体障害のために必要とする義眼や義歯などの費用

●国民医療費の動向

国民医療費は増加の一途をたどり、平成30（2018）年度の国民医療費は約43.4兆円、前年度の約43.1兆円に比べ、0.8%の増加となっている。人口１人当たりの国民医療費は34万3,200円、前年度の33万9,900円に比べ1.0%の増加となっている（**図4-7**）。

2．後期高齢者（老人）医療制度

平成20（2008）年４月から、後期高齢者（75歳以上）に対する医療は、老人保健法を改正し、「高齢者の医療の確保に関する法律」に基づいて提供されている。

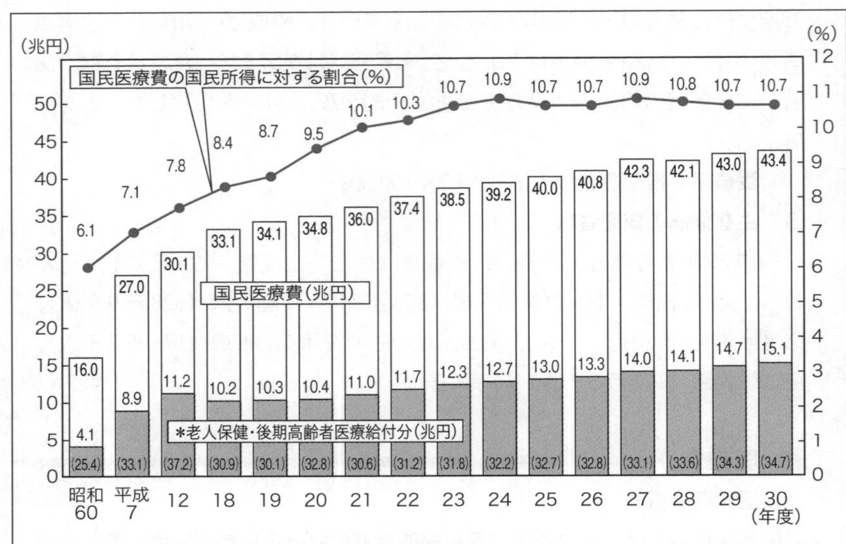

注 ( ) 内の数値は、老人保健・後期高齢者医療給付分の国民医療費に対する割合(%)である。
*平成 19 年度までは老人保健制度、平成 20 年からは後期高齢者医療制度。後期高齢者医療給付分には、老人保健制度の請求遅れ分を含む。

図 4-7 医療費の動向

厚生労働省「平成 30 年度国民医療費の概況」より作成

3 食中毒統計（表4-2、表4-3）

食中毒統計は食品衛生法に基づき、都道府県知事などが食中毒事件の調査を実施し、食中毒事件調査票を作成して、厚生労働大臣に提出したものを厚生労働省がまとめたものである。

食中毒の患者数は、近年は毎年１～２万人台を推移しているが、平成23（2011）年に７名、平成24（2012）年に８名、平成28（2016）年には10名が亡くなる、腸管出血性大腸菌O157を原因とした食中毒が発生した。また、平成28年は、植物性自然毒による食中毒で４名が亡くなっている。病因物質別をみると、梅雨時期（5月～6月）と夏（7月～9月）は湿度や気温が高く、細菌が増えやすいため細菌性食中毒が多く発生し、冬（12月～3月）は、ノロウイルスなどのウイルス性の食中毒が多く発生している。

表 4-2　原因食品別の食中毒事件・患者・死者数（令和２年）

			事件数（%）	患者数（%）	死者数（%）
総数			887（100.0）	14,613（100.0）	3（100.0）
原因食品判明			716（ 80.7）	14,285（ 97.8）	3（100.0）
	魚介類	総数	299（ 33.7）	711（ 4.9）	1（ 33.3）
		貝類	16（ 1.8）	50（ 0.3）	-
		フグ	20（ 2.3）	26（ 0.2）	1（ 33.3）
		その他	263（ 29.7）	635（ 4.4）	-
	魚介類加工品	総数	13（ 1.5）	69（ 0.5）	-
		魚肉ねり製品	-	-	-
		その他	13（ 1.5）	69（ 0.5）	-
	肉類およびその加工品		28（ 3.2）	682（ 4.7）	-
	卵類およびその加工品		2（ 0.2）	107（ 0.7）	-
	乳類およびその加工品		-	-	-
	穀類およびその加工品		-	-	-
	野菜類およびその加工品	総数	43（ 4.8）	161（ 1.1）	1（ 33.3）
		豆類	-	-	-
		きのこ類	27（ 3.0）	71（ 0.5）	1（ 33.3）
		その他	16（ 1.8）	90（ 0.6）	-
	菓子類		2（ 0.2）	63（ 0.4）	-
	複合調理食品		45（ 5.1）	4,403（ 30.1）	-
	その他	総数	284（ 32.0）	8,089（ 55.4）	1（ 33.3）
		食品特定	13（ 1.5）	39（ 0.3）	1（ 33.3）
		食事特定	271（ 30.6）	8,050（ 55.1）	-
原因食品不明			171（ 19.3）	328（ 2.2）	-

厚生労働省「令和2年食中毒発生状況」より作成

大規模食中毒の発生を未然に防ぐことを目的に、平成９（1997）年に「大量調理施設衛生管理マニュアル」が作成された（**p.326**参照）。本マニュアルは平成28年の食中毒発生状況を踏まえて改正された。食中毒調査結果によると、食中毒の発生原因の多くは、一般衛生管理の実施の不備によるものとされており、毎日の調理従事者の健康状態の確認および記録を行うことが重要とされた。

表 4-3 病因物質別の食中毒事件・患者・死者数（令和２年）

		事件数（%）	患者数（%）	死者数（%）
総数		887（100.0）	14,613（100.0）	3（100.0）
細菌	総数	273（ 30.8）	9,632（ 65.9）	-
	サルモネラ属菌	33（ 3.7）	861（ 5.9）	-
	ぶどう球菌	21（ 2.4）	260（ 1.8）	-
	ボツリヌス菌	-	-	-
	腸炎ビブリオ	1（ 0.1）	3（ 0.0）	-
	腸管出血性大腸菌（ＶＴ産生）	5（ 0.6）	30（ 0.2）	-
	その他の病原大腸菌	6（ 0.7）	6,284（ 43.0）	-
	ウェルシュ菌	23（ 2.6）	1,288（ 8.8）	-
	セレウス菌	1（ 0.1）	4（ 0.0）	-
	エルシニア・エンテロコリチカ	-	-	-
	カンピロバクター・ジェジュニ / コリ	182（ 20.5）	901（ 6.2）	-
	ナグビブリオ	-	-	-
	コレラ菌	-	-	-
	赤痢菌	-	-	-
	チフス菌	-	-	-
	パラチフスＡ菌	-	-	-
	その他の細菌	1（ 0.1）	1（ 0.0）	-
ウイルス	総数	101（ 11.4）	3,701（ 25.3）	-
	ノロウイルス	99（ 11.2）	3,660（ 25.0）	-
	その他のウイルス	2（ 0.2）	41（ 0.3）	-
寄生虫	総数	395（ 44.5）	484（ 3.3）	-
	クドア	9（ 1.0）	88（ 0.6）	-
	サルコシスティス	-	-	-
	アニサキス	386（ 43.5）	396（ 2.7）	-
	その他の寄生虫	-	-	-
化学物質		16（ 1.8）	234（ 1.6）	-
自然毒	総数	84（ 9.5）	192（ 1.3）	3（100.0）
	植物性自然毒	49（ 5.5）	127（ 0.9）	2（ 66.7）
	動物性自然毒	35（ 3.9）	65（ 0.4）	1（ 33.3）
その他		3（ 0.3）	19（ 0.1）	-
原因病因物質不明		15（ 1.7）	351（ 2.4）	-

厚生労働省「令和2年食中毒発生状況」より作成

2 令和元年度食料需給表

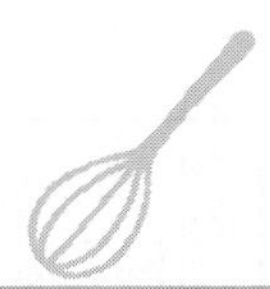

国内での食料生産（国内生産量）で国内食料消費をどの程度まかなえるかを示す指標が食料自給率である。食料自給率を算出するためには、食料需給の全般的動向、栄養量の水準とその構成、食料消費構造の変化などを把握する必要があり、それをまとめているのが食料需給表（フードバランスシート）である。農林水産省がFAO（国際連合食糧農業機関）作成の手引きに準拠して毎年作成しているため、国際比較が可能である。

- ●わが国で、供給される食料の生産から最終消費にいたるまでの総量、可食部分の国民１人当たりの供給純食料およびその栄養量を示したものである。
- ●国内生産量＝輸入した原材料で国内生産した製品も含む
- ●食料自給率：総合食料自給率（カロリーベース、生産額ベース）、品目別自給率（重量ベース）の２種類

1 令和元年度食料需給表のポイント

食料自給率（図4-8、表4-4）

$$\textbf{食料自給率} = \frac{\text{国内生産}}{\text{国内消費仕向}}$$

$$= \frac{\text{国内生産}}{\text{国内生産}+\text{輸入}-\text{輸出}\pm\text{在庫の増減}\pm\text{イン（アウト）バウンド}}$$

食料自給率は、米の消費が減少する一方で、畜産物や油脂類の消費が増大する等の食生活の変化により、長期的には低下傾向が続いてきた。しかし、2000年代に入ってからは概ね横ばい傾向で推移している。

- ●**カロリーベース食料自給率**：38%（前年度より１ポイント上昇）
- ●**生産額ベース食料自給率**：66%（前年度と同様）

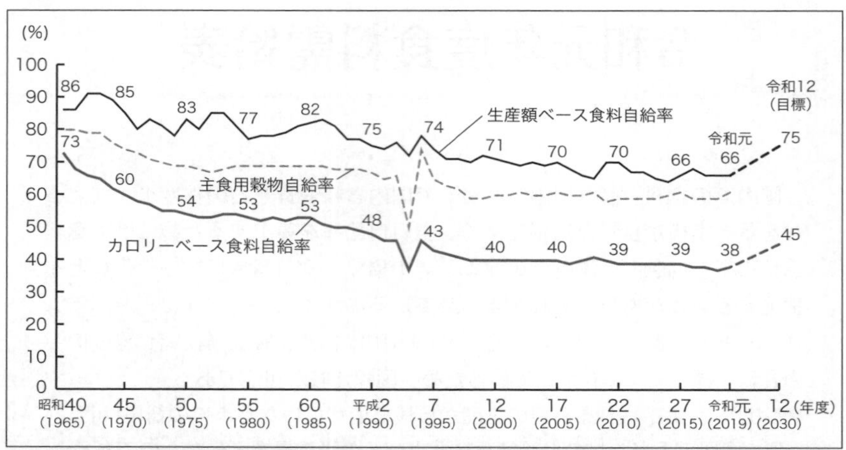

年　度	昭和40	45	50	55	60	平成2	7	12	17	22	27	28	29	30	令和元
生産額ベース食料自給率	86%	85%	83%	77%	82%	75%	74%	71%	70%	70%	66%	68%	66%	66%	66%
主食用穀物自給率	80%	74%	69%	69%	69%	67%	65%	60%	61%	59%	61%	59%	59%	59%	61%
カロリーベース食料自給率	73%	60%	54%	53%	53%	48%	43%	40%	40%	39%	39%	38%	38%	37%	38%

図 4-8　**昭和 40 年度以降の食料自給率（%）の推移**

農林水産省「令和元年度食料自給率について」より作成

食料自給率変動の原因

1. カロリーベース食料自給率

$$\text{令和元年のカロリーベース食料自給率} = \frac{\text{1人・1日当たり国産供給熱量（918kcal）}}{\text{1人・1日当たり供給熱量（2,426kcal）}} \fallingdotseq 38\%$$

- 小麦、野菜は、好天により国内生産量が大幅に増加した。
- いも類は、かんしょについて、病害の発生により生産量が減少したが、ばれいしょについては、主産地である北海道において、天候に恵まれ生産量が増加した。
- 豆類は、大豆について、天候不順により大きく落ち込んだ前年産よりは増加した。
- 肉類は豚肉および鶏肉の国内生産量が増加した。また、鶏卵は近年の高い需要を背景に国内生産量が増加した。
- 魚介類は、サバ、サンマ等で漁獲量が減少した。

表 4-4　品目別自給率の推移

（単位：%）

		昭和40年度	50	60	平成7年度	17	22	27	28	29	30	令和元年度
品目別自給率	米	95	110	107	104	95	97	98	97	96	97	97
	小麦	28	4	14	7	14	9	15	12	14	12	16
	大麦・はだか麦	73	10	15	8	8	8	9	9	9	9	12
	いも類	100	99	96	87	81	76	76	74	74	73	73
	かんしょ	100	100	100	100	93	93	94	94	94	95	95
	ばれいしょ	100	99	95	83	77	71	71	69	69	67	68
	豆類	25	9	8	5	7	8	9	8	9	7	7
	大豆	11	4	5	2	5	6	7	7	7	6	6
	野菜	100	99	95	85	79	81	80	80	79	78	79
	果実	90	84	77	49	41	38	41	41	40	38	38
	うんしゅうみかん	109	102	106	102	103	95	100	100	100	100	99
	りんご	102	100	97	62	52	58	59	60	57	60	56
	肉類（鯨肉を除く）	90(42)	77(16)	81(13)	57(8)	54(8)	56(7)	54(9)	53(8)	52(8)	51(7)	52(7)
	牛肉	95(84)	81(43)	72(28)	39(11)	43(12)	42(11)	40(12)	38(11)	36(10)	36(10)	35(9)
	豚肉	100(31)	86(12)	86(9)	62(7)	50(6)	53(6)	51(7)	50(7)	49(6)	48(6)	49(6)
	鶏肉	97(30)	97(13)	92(10)	69(7)	67(8)	68(7)	66(9)	65(9)	64(8)	64(8)	64(8)
	鶏卵	100(31)	97(13)	98(10)	96(10)	94(11)	96(10)	96(13)	97(13)	96(12)	96(12)	96(12)
	牛乳・乳製品	86(63)	81(44)	85(43)	72(32)	68(29)	67(28)	62(27)	62(27)	60(26)	59(25)	59(25)
	魚介類	100	99	93	57	51	55	55	53	52	55	52
	うち食用	110	100	86	59	57	62	59	56	56	59	56
	海藻類	88	86	74	68	65	70	70	69	69	68	65
	砂糖類	31	15	33	31	34	26	33	28	32	34	34
	油脂類	31	23	32	15	13	13	12	12	13	13	13
	きのこ類	115	110	102	78	79	86	88	88	88	88	88
飼料用を含む穀物全体の自給率		62	40	31	30	28	27	29	28	28	28	28
主食用穀物自給率		80	69	69	65	61	59	61	59	59	59	61
供給熱量ベースの総合食料自給率		73	54	53	43	40	39	39	38	38	37	38
生産額ベースの総合食料自給率		86	83	82	74	70	70	66	68	66	66	66
飼料自給率		55	34	27	26	25	25	28	27	26	25	25

注 1　品目別自給率、穀物自給率および主食用穀物自給率の算出は次式による。
　　　自給率＝国内生産量／国内消費仕向量×100（重量ベース）

2　米については、国内生産と国産米在庫の取崩しで国内需要に対応している実態を踏まえ、平成 10 年度から国内生産量に国産米在庫取崩し量を加えた数量を用いて、次式により品目別自給率、穀物自給率および主食用穀物自給率を算出している。
　　　自給率＝国産供給量（国内生産量＋国産米在庫取崩し量）／国内消費仕向量×100（重量ベース）
　なお、国産米在庫取崩し量は、22 年度が 150 千トン、23 年度が 224 千トン、24 年度が▲ 371 千トン、25 年度が▲ 244 千トン、26 年度が 126 千トン、27 年度が 261 千トン、28 年度が 86 千トン、29 年度が 98 千トン、30 年度が 102 千トン、元年度が 29 千トンである。
　また、飼料用の政府売却がある場合は、国産供給量および国内消費仕向量から飼料用政府売却数量を除いて算出している。

3　供給熱量ベースの総合食料自給率の算出は次式による。ただし、自給率では、畜産物に飼料自給率を、加工品に原料自給率を乗じる。一方、国産率では、加工品には原料自給率を乗じるが、畜産物には飼料自給率を乗じない。
　　　自給率＝国産供給熱量／供給熱量×100（供給熱量ベース）

4　生産額ベースの総合食料自給率の算出は次式による。ただし、畜産物は輸入飼料額を、加工品は原料輸入額を控除する。一方、国産率では、加工品は原料輸入額を控除するが、畜産物は輸入飼料額を控除しない。
　　　自給率＝食料の国内生産額／食料の国内消費仕向額×100（生産額ベース）

5　飼料自給率については、TDN（可消化養分総量）に換算した数量を用いて算出している。

6　肉類（鯨肉を除く）、牛肉、豚肉、鶏肉、鶏卵、牛乳・乳製品の（　）については、飼料自給率を考慮した値である。

7　平成 28 年度以前の食料国産率の推移は、令和2年8月に遡及して算定を行った。

農林水産省「令和元年度の食料自給率」

2．生産額ベース食料自給率

$$\text{令和元年の生産額ベース食料自給率} = \frac{\text{食料の国内生産額（10.3兆円）}}{\text{食料の国内消費仕向額（15.8兆円）}} \fallingdotseq 66\%$$

●豚肉等の国産単価が上昇した一方、野菜の国産単価が増収により下落し、サンマ・サバ等の魚介類が不漁となったこと等により、前年度並みの値となった。

2 食料需給の推移

令和元年度の国民１人・１日当たりの供給熱量は、米、砂糖類等の消費が減少する一方で、油脂類、でんぷん等の消費が増加したこと等から、対前年度２kcal増の2,426kcalとなった（**図4-9**）。

また、国民１人・１日当たりの供給栄養量は、たんぱく質については、穀類の消費が減少したこと等から、対前年度0.2%減（0.2 g減）の78.5 gとなり、脂質については、油脂類の消費が増加したこと等により同0.6%増（0.5 g増）の81.8 gとなった。

なお、国民１人・１年当たりの供給純食料の推移を**表4-5**に、供給熱量およびPFC熱量比率の推移を**表4-6**に示した。

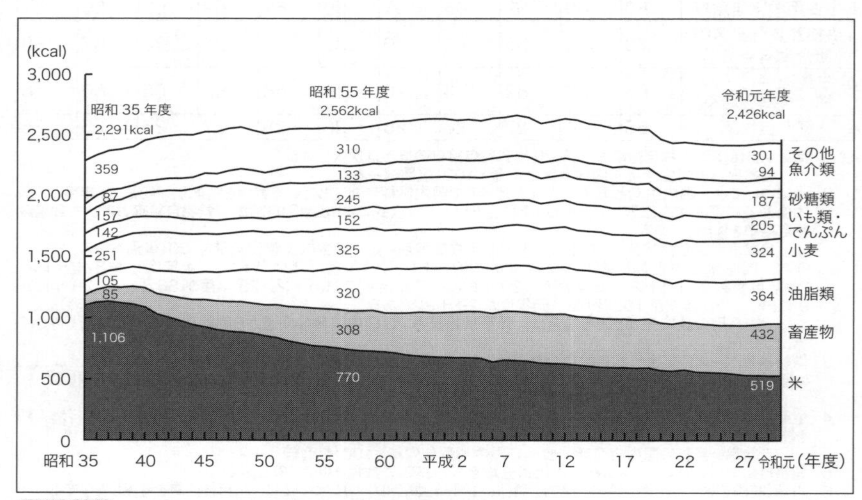

図 4-9　**国民１人・１日当たりの供給熱量の構成の推移**

農林水産省「令和元年度食料需給表（概算値）」

表 4-5　国民1人・1年当たり供給純食料の推移

（単位：kg）

年度	穀類	うち米	うち小麦	いも類	でんぷん	豆類	野菜	果実	肉類	鶏卵	牛乳・乳製品	魚介類	砂糖類	油脂類
昭和40	145.0	111.7	29.0	21.3	8.3	9.5	108.1	28.5	9.2	11.3	37.5	28.1	18.7	6.3
50	121.5	88.0	31.5	16.0	7.5	9.4	110.7	42.5	17.9	13.7	53.6	34.9	25.1	10.9
60	107.9	74.6	31.7	18.6	14.1	9.0	111.7	38.2	22.9	14.5	70.6	35.3	22.0	14.0
平成7	102.0	67.8	32.8	20.7	15.6	8.8	106.2	42.2	28.5	17.2	91.2	39.3	21.2	14.6
12	98.5	64.6	32.6	21.1	17.4	9.0	102.4	41.5	28.8	17.0	94.2	37.2	20.2	15.1
17	94.6	61.4	31.7	19.7	17.5	9.3	96.3	43.1	28.5	16.6	91.8	34.6	19.9	14.6
22	93.4	59.5	32.7	18.6	16.7	8.4	88.1	36.6	29.1	16.5	86.4	29.4	18.9	13.5
23	92.0	57.8	32.8	20.0	16.8	8.3	90.8	37.1	29.6	16.7	88.6	28.5	18.9	13.5
24	90.5	56.2	32.9	20.4	16.4	8.1	93.4	38.2	30.0	16.6	89.4	28.8	18.8	13.6
25	91.0	56.8	32.7	19.6	16.4	8.2	91.6	36.8	30.0	16.8	88.9	27.4	19.0	13.6
26	89.8	55.5	32.8	18.9	16.0	8.2	92.1	35.9	30.1	16.7	89.5	26.5	18.5	14.1
27	88.8	54.6	32.8	19.5	16.0	8.5	90.4	34.9	30.7	16.9	91.1	25.7	18.5	14.2
28	88.9	54.4	32.9	19.5	16.3	8.5	88.6	34.4	31.6	16.9	91.3	24.8	18.6	14.2
29	88.8	54.1	33.1	21.1	15.9	8.7	90.0	34.2	32.7	17.4	93.4	24.4	18.3	14.1
30	87.4	53.5	32.2	19.6	16.0	8.8	90.3	35.5	33.3	17.4	95.2	23.7	18.1	14.1
令和元	86.9	53.0	32.3	20.1	16.4	8.8	90.0	34.2	33.5	17.5	95.4	23.8	17.9	14.4

農林水産省「令和元年度食料需給表（概算値）」

表 4-6　国民1人・1日当たり供給熱量およびPFC熱量比率の推移

年度	熱量 (kcal)	たんぱく質			脂質		糖質（炭水化物）
		(g)	うち動物性	比率（%）	(g)	比率（%）	比率（%）
昭和40	2458.7	75.0	25.9	12.2	44.3	16.2	71.6
50	2518.3	80.3	35.0	12.7	63.9	22.8	64.5
60	2596.5	82.1	41.2	12.7	75.4	26.1	61.2
平成7	2653.8	87.9	48.3	13.3	82.7	28.0	58.7
12	2642.9	86.8	47.8	13.1	84.2	28.7	58.2
17	2572.8	84.0	46.2	13.1	82.8	28.9	58.0
22	2446.6	79.7	43.6	13.0	77.0	28.3	58.6
23	2436.9	79.2	43.6	13.0	77.3	28.6	58.4
24	2429.0	79.8	44.2	13.1	77.3	28.6	58.2
25	2422.7	78.8	43.4	13.0	77.0	28.6	58.4
26	2422.6	77.7	43.0	12.8	78.6	29.2	58.0
27	2416.0	77.7	43.1	12.9	79.2	29.5	57.6
28	2430.1	77.9	43.2	12.8	80.0	29.6	57.6
29	2439.0	78.9	43.8	12.9	80.7	29.8	57.3
30	2428.5	78.7	43.8	13.0	81.3	30.1	56.9
令和元	2426.1	78.5	43.9	12.9	81.8	30.3	56.7

注　平成30年度以降の供給純食料・供給熱量は、一時的な訪日外国人による消費分から一時的な出国日本人による消費分を控除した。

農林水産省「令和元年度食料需給表（概算値）」

3 令和元年国民健康・栄養調査

国民健康・栄養調査は、健康増進法に基づき、国民の身体の状況、栄養素等摂取量、生活習慣の状況を明らかにし、国民の健康の増進の総合的な推進を図るための基礎資料を得ることを目的として、平成15（2003）年から現在の名称となって実施されている。前身は、栄養改善法に基づいて実施されていた国民栄養調査である。集計業務は国立研究開発法人 医薬基盤・健康・栄養研究所 国立健康・栄養研究所が行っている。

令和元（2019）年の調査では、毎年の基本調査項目に加え、重点項目として、社会環境の整備についての調査が実施された。

1 令和元年調査結果のポイント

食習慣・運動習慣を「改善するつもりはない」者が4人に1人

- 食習慣改善の意思について、「関心はあるが改善するつもりはない」者の割合が最も高く、男性24.6%、女性25.0%。
- 運動習慣改善の意思について、「関心はあるが改善するつもりはない」者の割合が最も高く、男性23.9%、女性26.3%。
- 健康な食習慣や運動習慣定着の妨げとなる点を改善の意思別にみると、「改善するつもりである」者および「近いうちに改善するつもりである」者は、「仕事（家事・育児等）が忙しくて時間がないこと」と回答した割合が最も高い。

喫煙および受動喫煙の状況については改善傾向

- 現在習慣的に喫煙している者の割合は16.7%であり、男性27.1%、女性7.6%。この10年間で、いずれも有意に減少。
- 受動喫煙の機会を有する者の割合は、飲食店29.6%、路上および遊技場27.1%であり、平成15年以降有意に減少。

非常食の用意の状況には地域差がある

- 災害時に備えて非常用食料を用意している世帯の割合は、53.8%。地域ブロック別にみると、最も高いのは関東Iブロック※1で72.3%、最も低いのは南九州ブロック※2で33.1%。（※1　埼玉県、千葉県、東京都、神奈川県　※2 熊本県、宮崎県、鹿児島県、沖縄県）
- 非常用食料を備蓄している世帯のうち、3日以上の非常用食料を用意している世帯は69.9%。

2 国民健康・栄養調査の概要

目的

この調査は、健康増進法（平成14年法律第103号）に基づき、国民の身体の状況、栄養素等摂取量および生活習慣の状況を明らかにし、国民の健康の増進の総合的な推進を図るための基礎資料を得ることを目的とする。

調査対象

調査の対象は、厚生労働大臣が定め、その地区内の世帯を都道府県知事が指定する。令和元年国民生活基礎調査（約11,000単位区内の世帯約30万世帯および世帯員約72万人）において設定された単位区から層化無作為抽出した300単位区のうち、令和元年東日本台風の影響により4単位区を除いた全ての世帯および世帯員で、令和元年11月1日現在で1歳以上の者とした。

調査項目

①身体状況調査票

身長（1歳以上）/体重（1歳以上）/腹囲（20歳以上）/血圧（収縮期・拡張期；20歳以上、2回測定）/血液検査（20歳以上）/問診（20歳以上）：薬の使用有無〔降圧薬・抗不整脈薬・コレステロール低下薬・中性脂肪（トリグリセライド）降下薬・インスリン注射または血糖降下薬・鉄剤〕、糖尿病の指摘・治療の有無、運動禁止の有無、運動習慣

②栄養摂取状況調査票（1歳以上）

- **世帯状況**：氏名、生年月日、性別、妊婦（週数）・授乳婦別、仕事の種類
- **食事状況**：家庭食・調理済み食・外食・給食・その他の区分

●食物摂取状況：料理名、食品名、使用量、廃棄量、世帯員ごとの案分比率
● 1 日の身体活動量〈歩数〉(20歳以上)

③**生活習慣調査票**（20歳以上）[自記式調査]

食生活、身体活動、休養（睡眠)、飲酒、喫煙、歯の健康等に関する生活習慣全般を把握した。また、令和元年は重点項目として、社会環境の整備について把握した。なお、令和元年より、生活習慣調査票のオンライン調査が導入された。

調査時期

国民健康・栄養調査は毎年11月に国が費用負担して実施する。本年の調査は令和元年11月中である。

- **身体状況調査**：調査地区の実情を考慮して、最も高い参加率をあげ得る日時（複数日設定しても構わない)
- **栄養摂取状況調査**：日曜日および祝祭日を除く任意の 1 日
- **生活習慣調査**：調査期間中（令和元年11月中)

調査系統

厚生労働省－〔都道府県／保健所設置市／特別区〕－ 保健所 － 国民健康・栄養調査員 － 対象者

その他

- 結果の概要における集計評価のうち、「有意に高かった（低かった、増加した、減少した)」「有意な増減はみられなかった」などについては、統計学的な検定（両側有意水準 5 %とした）に基づき記述した。
- **年次推移に関する分析**：各年次の平均値または割合と標準誤差を用いて、joinpoint regression で検定を行った。65歳以上の低栄養傾向（BMI20以下）の者の割合の10年間の年次推移に関しては年齢調整値を算出したうえで、join point regression で検定を行った。
- **年次比較に関する分析**：年次比較に関する傾向性の検定には重回帰分析を用いて年齢調整を行った。
- 結果の概要に掲載している数値は四捨五入を行っているため、内訳合計が総数と合わないことがある。

3 結果の概要

第1部　社会環境と生活習慣等に関する状況

食習慣改善の意思

食習慣改善の意思について、「関心はあるが改善するつもりはない」と回答した者の割合が最も高く、男性で24.6%、女性で25.0%であった（**図4-10**）。

BMIの状況別、食習慣改善の意思について、男女ともにBMIが普通および肥満の者では、「関心はあるが改善するつもりはない」と回答した者の割合が最も高く、やせの者では、「食習慣に問題はないため改善する必要はない」と回答した者の割合が最も高い（**図4-11**）。

食塩摂取量の状況別、食習慣改善の意思について、男女ともに1日の食塩摂取量が８g未満の者であっても、８g以上の者であっても、「関心はあるが改善するつもりはない」と回答した者の割合が最も高い（**図4-12**）。

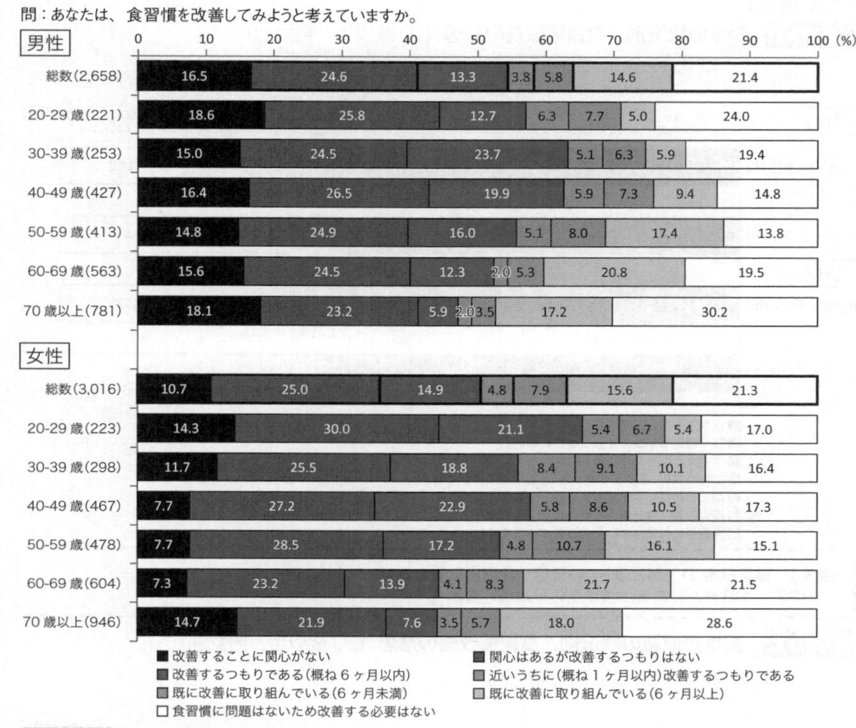

図4-10　**食習慣改善の意思**（20歳以上、性・年齢階級別）

第4章　健康・栄養関連統計調査

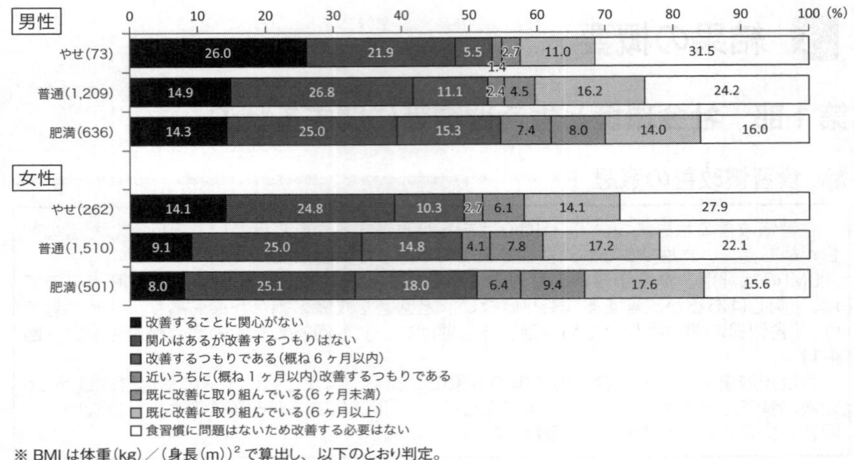

※ BMIは体重(kg)/(身長(m))^{2}で算出し、以下のとおり判定。
やせ:18.5未満
普通:18.5以上25未満
肥満:25以上

図 4-11 **BMIの状況別、食習慣改善の意思**(20歳以上、男女別)

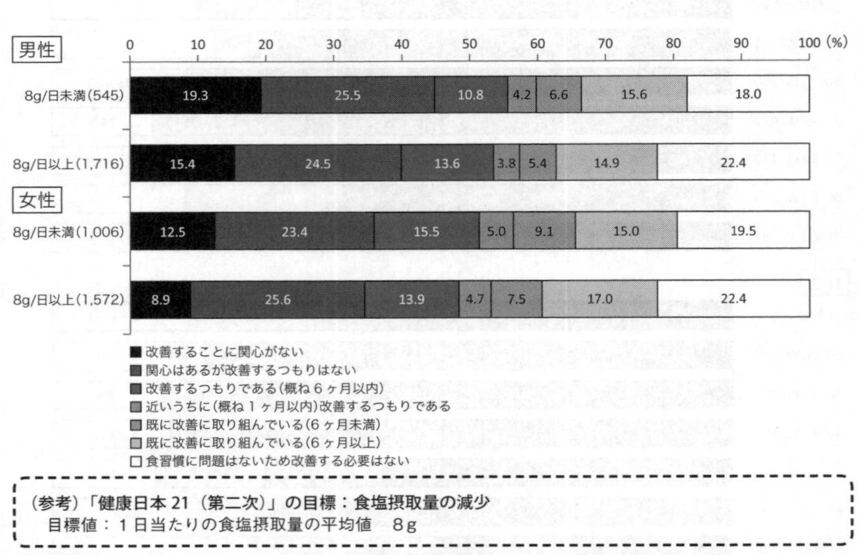

(参考)「健康日本21(第二次)」の目標:食塩摂取量の減少
目標値:1日当たりの食塩摂取量の平均値　8g

図 4-12 **食塩摂取量の状況別、食習慣改善の意思**(20歳以上、男女別)

健康な食習慣の妨げとなる点

健康な食習慣の妨げとなる点は、「特にない」と回答した者の割合が35.3%と最も高く、次いで「仕事（家事・育児等）が忙しくて時間がないこと」と回答した者の割合が27.5%、「面倒くさいこと」と回答した者の割合は25.3%だった（**図4-13**）。
　食習慣改善の意思別にみると、「改善することに関心がない」者、「関心はあるが改善するつもりはない」者および「既に改善に取り組んでいる」者は「特にない」と回答した者の割合が最も高く、「改善するつもりである（概ね６ヶ月以内）」者および「近いうちに（概ね１ヶ月以内）改善するつもりである」者は「仕事（家事・育児等）が忙しくて時間がないこと」と回答した者の割合が最も高い（**図4-14**）。

問：あなたの健康な食習慣の妨げとなっていることは何ですか。

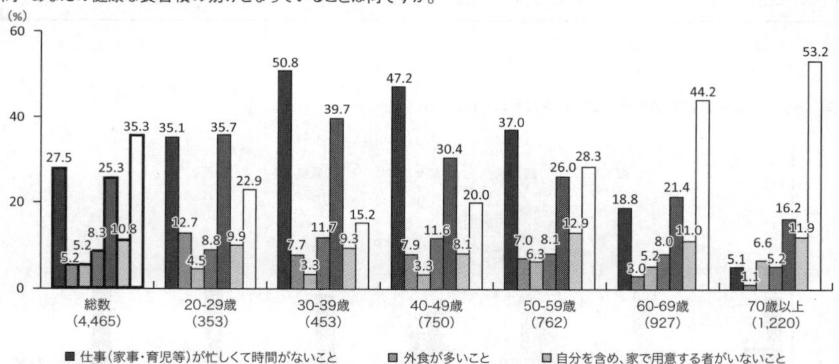

※複数回答のため、内訳合計が 100%にならない。

図 4-13　**健康な食習慣の妨げとなる点**（20 歳以上、男女計、年齢階級別）

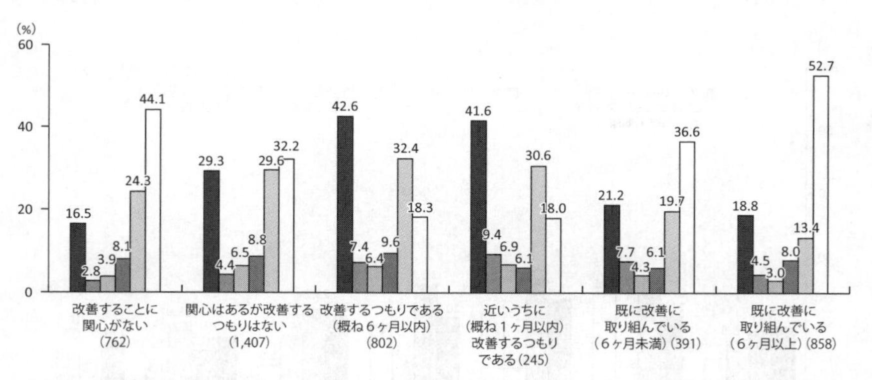

※複数回答のため、内訳合計が 100%にならない。

図 4-14　**食習慣改善の意思別、健康な食習慣の妨げとなる点**（20 歳以上、男女計）

食生活に影響を与えている情報源

食生活に影響を与えている情報源は、「テレビ」と回答した者の割合が52.3%と最も高い（男性では50歳以上、女性では30歳以上）。次いで、「家族」と回答した者の割合が36.6%と高い（男性では20～50歳代、女性では20歳代）（**図4-15**）。

また、食習慣改善の意思別にみると、男性は「改善することに関心がない」者では「特にない」と回答する者の割合が最も高く、「関心はあるが改善するつもりはない」者、「改善するつもりである（概ね６ヶ月以内）」者および「既に改善に取り組んでいる（６ヶ月以上）」者では「テレビ」の割合が最も高く、「近いうちに（概ね１ヶ月以内）改善するつもりである」者、「既に改善に取り組んでいる（６ヶ月未満）」者および「食生活に問題はないため改善する必要はない」者では「家族」の割合が最も高い。女性は食習慣改善の意思の状況にかかわらず「テレビ」の割合が最も高い。

問：あなたの食生活に影響を与えている情報源はどれですか。

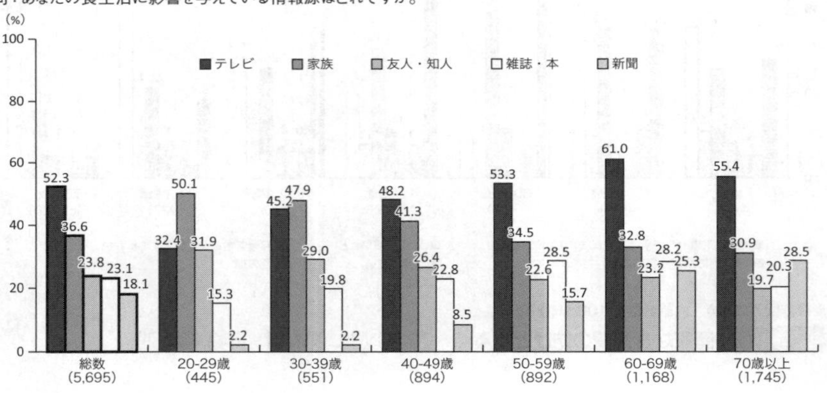

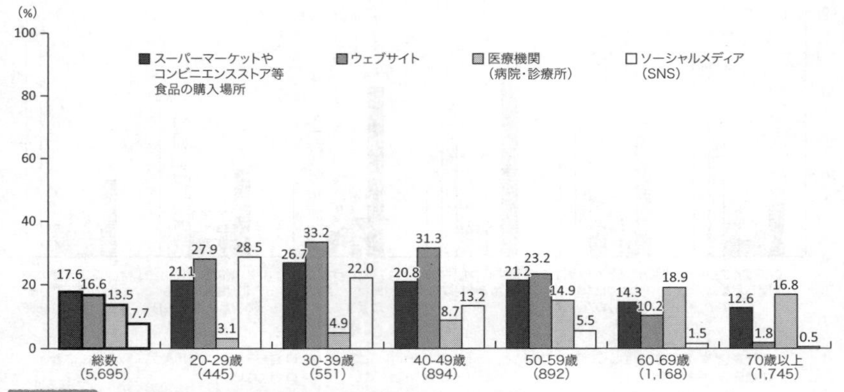

図 4-15　**食生活に影響を与えている情報源**（20 歳以上、男女計、年齢階級別）

※複数回答のため、内訳合計が 100%にならない。

第4章 健康・栄養関連統計調査

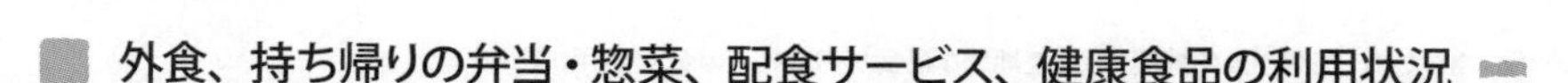

外食、持ち帰りの弁当・惣菜、配食サービス、健康食品の利用状況

外食を週１回以上利用している者の割合は、男性41.6%、女性26.7%であり、若い世代ほどその割合が高い（**図4-16**）。持ち帰りの弁当・惣菜を週１回以上利用している者の割合は、男性47.2%、女性44.3%であり、20～50歳代でその割合が高い（**図4-17**）。配食サービスを週１回以上利用している者の割合は、男性で5.8%、女性で4.6%である（**図4-18**）。

健康食品を摂取している者の割合は、男性で30.2%、女性で38.2%であり、男女ともに60歳代で最も高い（**図4-19**）。健康食品を摂取している目的について、20歳代男性で「たんぱく質の補充」、20歳代女性で「ビタミンの補充」と回答した者の割合がそれぞれ最も高く、その他の年代では「健康の保持・増進」と回答した者の割合が最も高い。

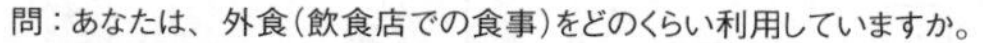

問：あなたは、外食（飲食店での食事）をどのくらい利用していますか。

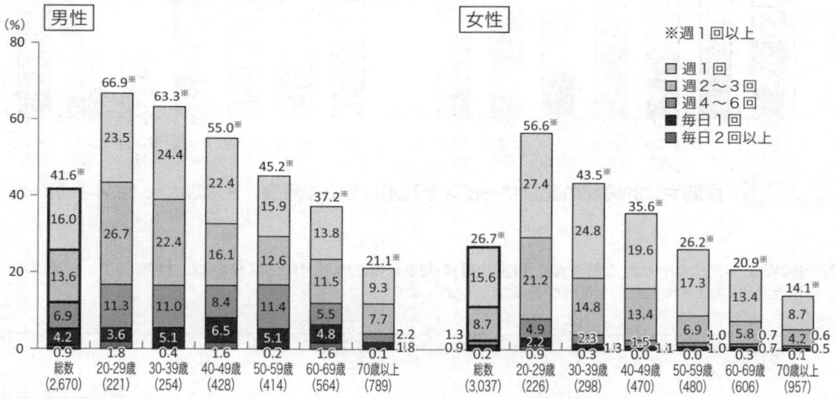

図 4-16　外食を利用している頻度（20歳以上、性・年齢階級別）

問：あなたは、持ち帰りの弁当や惣菜をどのくらい利用していますか。

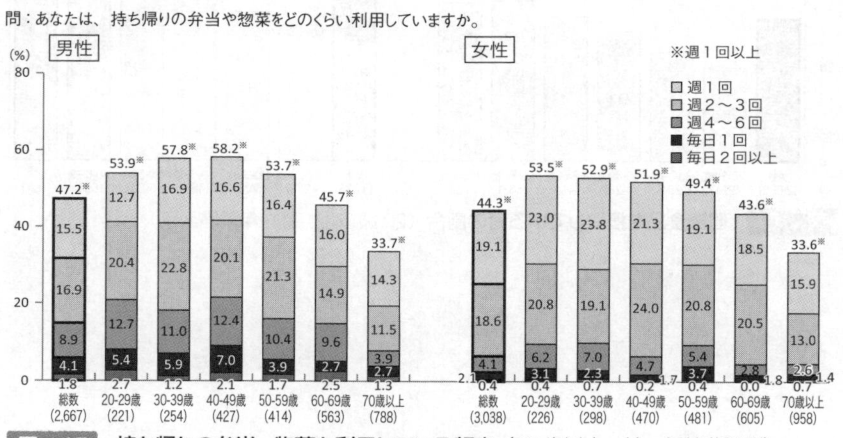

図 4-17　持ち帰りの弁当・惣菜を利用している頻度（20歳以上、性・年齢階級別）

問：あなたは、民間や公的機関による定期的な配食サービスをどのくらい利用していますか。

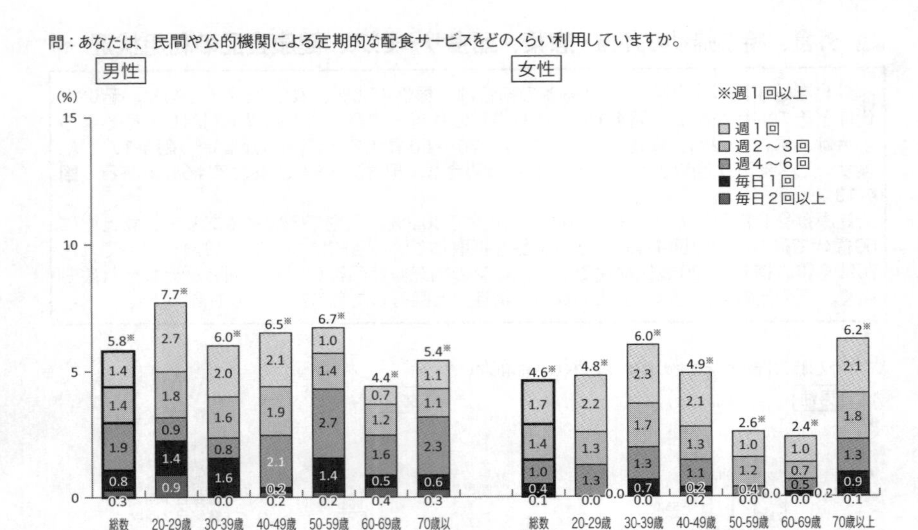

図 4-18　**民間や公的機関の配食サービスを利用している頻度**（20 歳以上、性･年齢階級別）

問：あなたは、サプリメントのような健康食品（健康の維持・増進に役立つといわれる成分を含む、錠剤、カプセル、粉末状、液状などに加工された食品）を食べたり、飲んだりしていますか。

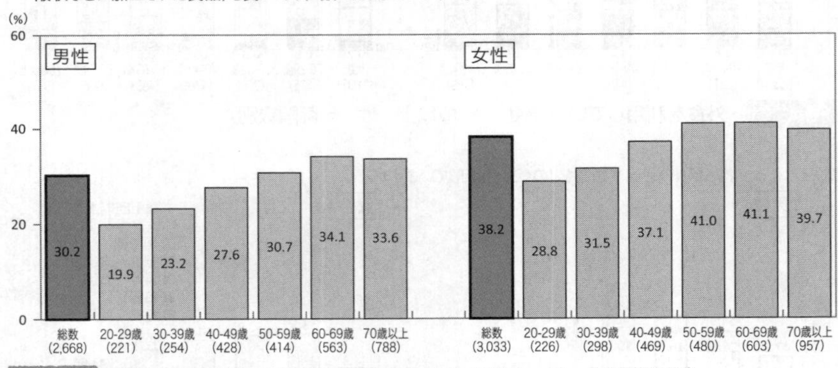

図 4-19　**健康食品を摂取している者の割合**（20 歳以上、性・年齢階級別）

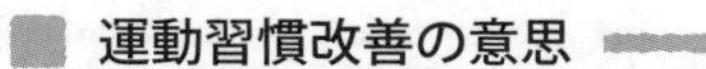

運動習慣改善の意思

運動習慣改善の意思について、「関心はあるが改善するつもりはない」と回答した者の割合が最も高く、男性で23.9%、女性で26.3%であった（**図4-20**）。

BMIの状況別、運動習慣改善の意思について、男女ともにBMIが普通および肥満の者では、「関心はあるが改善するつもりはない」と回答した者の割合が最も高い。また、やせの男性では、「改善することに関心がない」と回答した者の割合が最も高く、やせの女性では「関心はあるが改善するつもりはない」と回答した者の割合が最も高い（**図4-21**）。

運動習慣の状況別、運動習慣改善の意思について、男女ともに運動習慣のある者では、「既に改善に取り組んでいる（６ヶ月以上）」と回答した者の割合が最も高く、男性34.3%、女性40.5%であった。また、運動習慣のない者では、「関心はあるが改善するつもりはない」と回答した者の割合が最も高く、男性31.2%、女性28.2%であった（**図4-22**）。

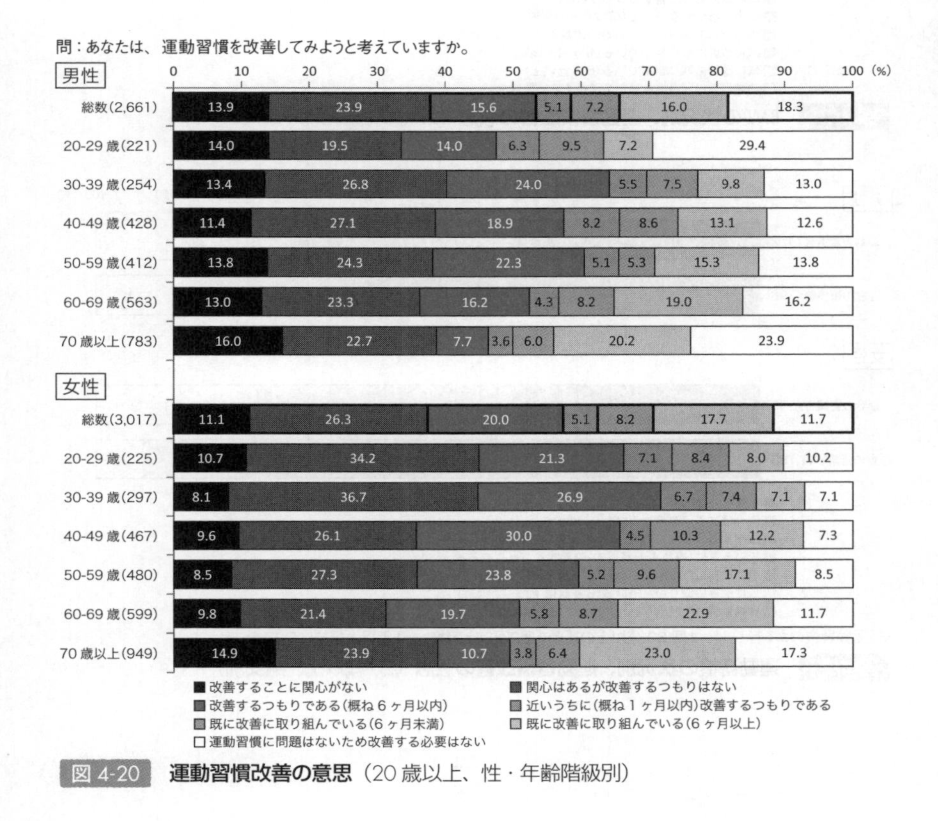

図 4-20　**運動習慣改善の意思**（20 歳以上、性・年齢階級別）

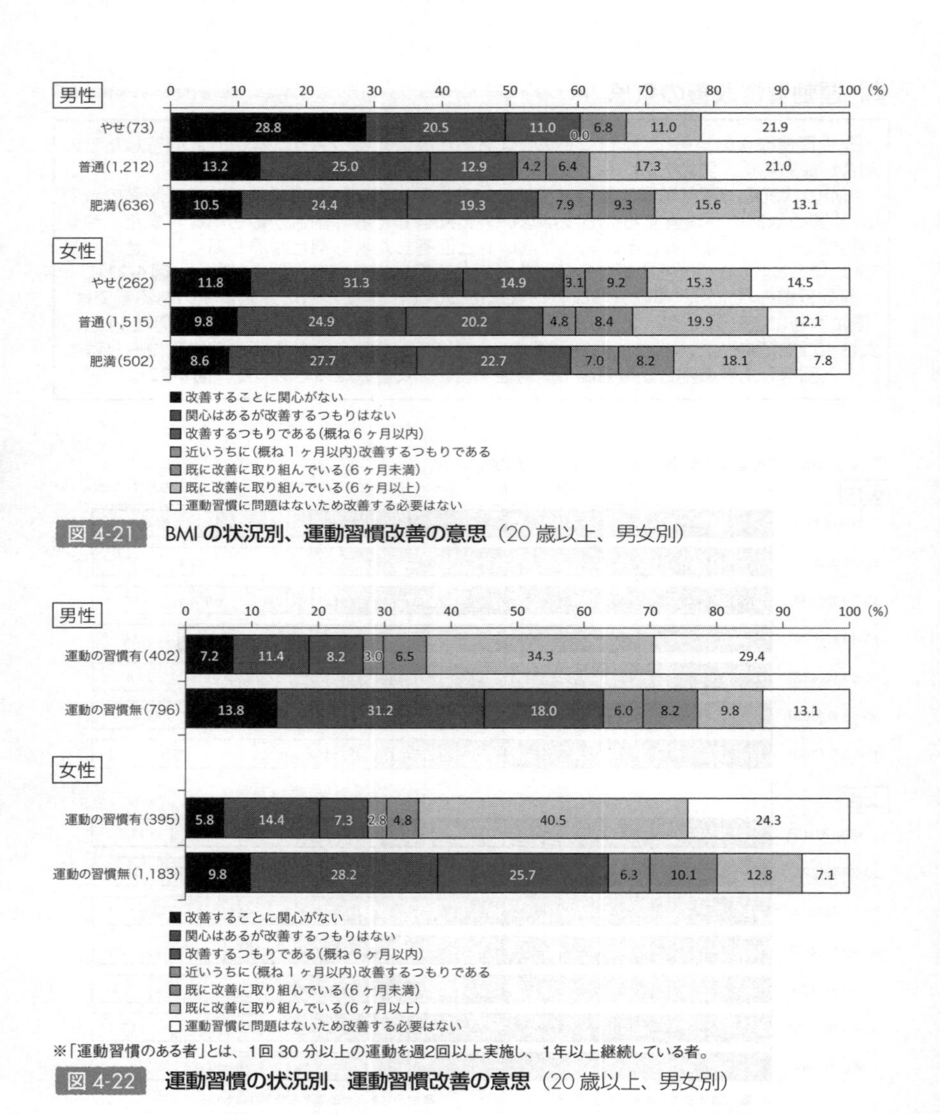

図 4-21 BMIの状況別、運動習慣改善の意思(20歳以上、男女別)

※「運動習慣のある者」とは、1回30分以上の運動を週2回以上実施し、1年以上継続している者。

図 4-22 運動習慣の状況別、運動習慣改善の意思(20歳以上、男女別)

運動習慣の定着の妨げとなる点

運動習慣の定着の妨げとなる点は、運動習慣改善の意思別にみると、「関心はあるが改善するつもりはない」者、「改善するつもりである（概ね６ヶ月以内）」者、「近いうちに（概ね１ヶ月以内）改善するつもりである」者および「既に改善に取り組んでいる（６ヶ月未満）」者で、「仕事（家庭・育児等）が忙しくて時間がないこと」と回答した者の割合が高い。また、「改善することに関心がない」者および「既に改善に取り組んでいる（６ヶ月以上）」者で、「特にない」と回答した者の割合が高い（**図4-23**）。

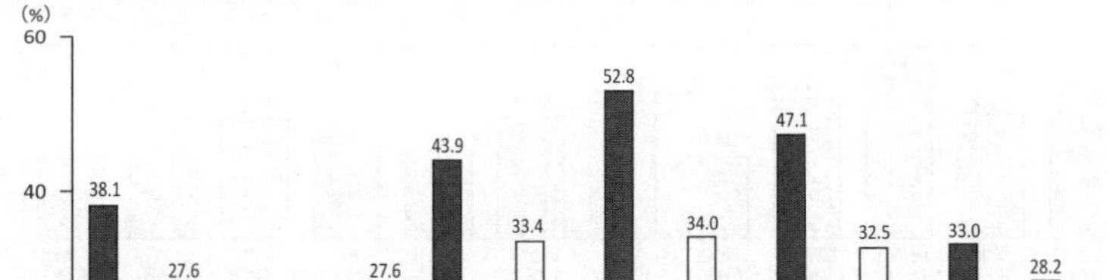

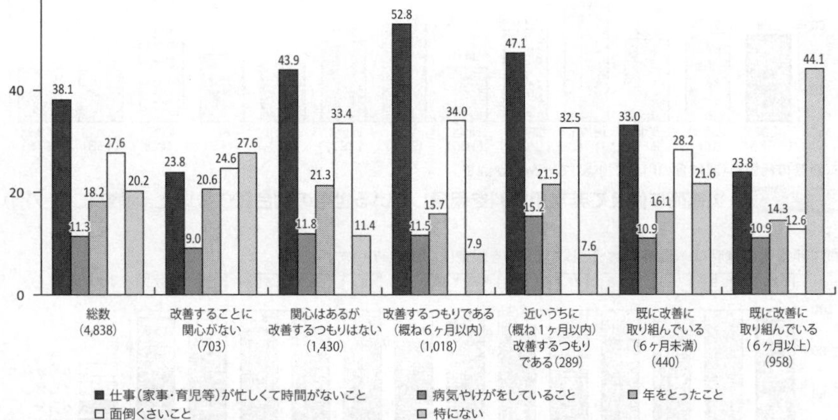

図 4-23　**運動習慣改善の意思別、運動習慣の定着の妨げとなる点**（20歳以上、男女計）

非常用食料の用意の状況

災害時に備えて非常用食料を用意している世帯の割合は53.8%であり、地域ブロック別にみると、関東Ⅰブロックが72.3%と最も高く、南九州ブロックが33.1%と最も低い（**図4-24**）。

非常用食料を用意している世帯のうち、３日以上の非常用食料を用意している世帯は69.9%である（**図4-25**）。

用意している非常用食料の種類は、主食が80.0%、副食が79.0%、飲料が90.3%である（**図4-26**）。

問：あなたの世帯は災害時に備えて非常用の食料を用意していますか。

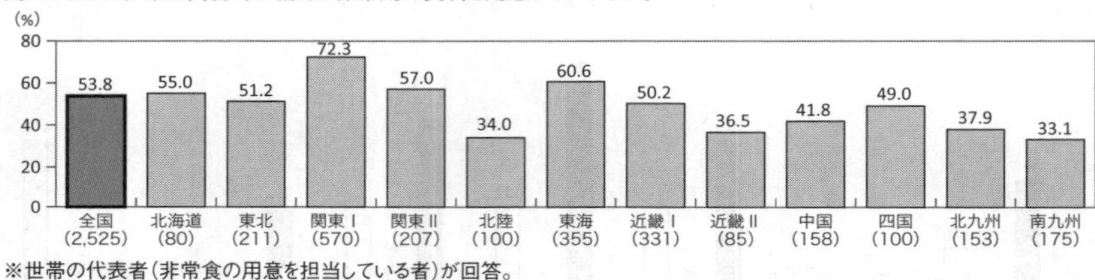

※世帯の代表者（非常食の用意を担当している者）が回答。

図 4-24　災害時に備えて非常用食料を用意している世帯の割合（20歳以上、地域ブロック別）

問：非常用の食料は、世帯人数分として何日分を想定して用意していますか。

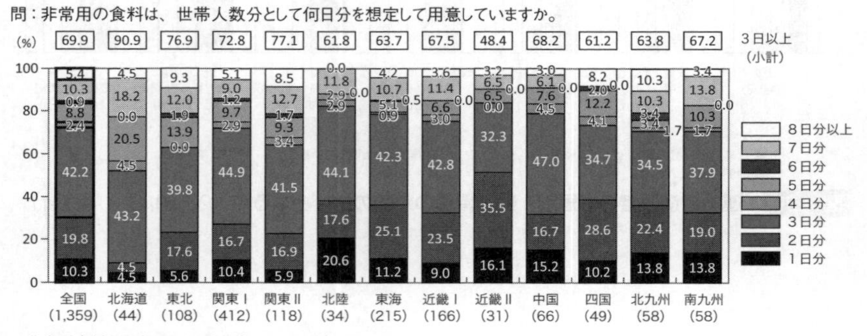

※非常用食料を用意している世帯（1,359世帯）における回答。

図 4-25　用意している非常用食料の量（20歳以上、地域ブロック別）

問：非常用食料としてどんなものを用意していますか。

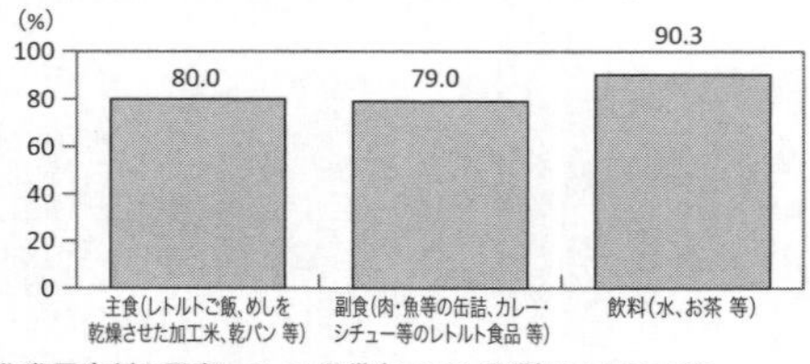

地域ブロックの内訳
北海道：北海道
東北：青森県、岩手県、宮城県、秋田県、山形県、福島県
関東Ⅰ：埼玉県、千葉県、東京都、神奈川県
関東Ⅱ：茨城県、栃木県、群馬県、山梨県、長野県
北陸：新潟県、富山県、石川県、福井県
東海：岐阜県、愛知県、三重県、静岡県
近畿Ⅰ：京都府、大阪府、兵庫県
近畿Ⅱ：奈良県、和歌山県、滋賀県
中国：鳥取県、島根県、岡山県、広島県、山口県
四国：徳島県、香川県、愛媛県、高知県
北九州：福岡県、佐賀県、長崎県、大分県
南九州：熊本県、宮崎県、鹿児島県、沖縄県

※非常用食料を用意している世帯（1,359世帯）における回答。
※複数回答のため、内訳合計が100%にならない。

図 4-26　用意している非常用食料の種類（20歳以上、全国）

第2部　基本項目

第1章　身体状況および糖尿病等に関する状況

肥満およびやせの状況

肥満者（BMI≧25kg/m²）の割合は男性33.0%、女性22.3%であり、この10年間でみると、女性では有意な増減はみられないが、男性では平成25年から令和元年の間に有意に増加している（**図4-27、28**）。

やせの者（BMI＜18.5kg/m²）の割合は男性3.9%、女性11.5%であり、この10年間でみると、男女とも有意な増減はみられない。また、20歳代女性のやせの者の割合は20.7%である（**図4-29**）。

65歳以上の高齢者の低栄養傾向の者（BMI≦20kg/m²）の割合は男性12.4%、女性20.7%であり、この10年間でみると男女とも有意な増減はみられない。年齢階級別にみると、男女とも85歳以上でその割合が高い（**図4-30、31**）。

肥満の判定

BMI（BodyMassIndex[kg/m²],体重[kg]／(身長[m])²）を用いて判定（日本肥満学会肥満症診断基準検討委員会 平成23年）

肥満者（BMI ≧ 25kg/m²）の割合の年次推移

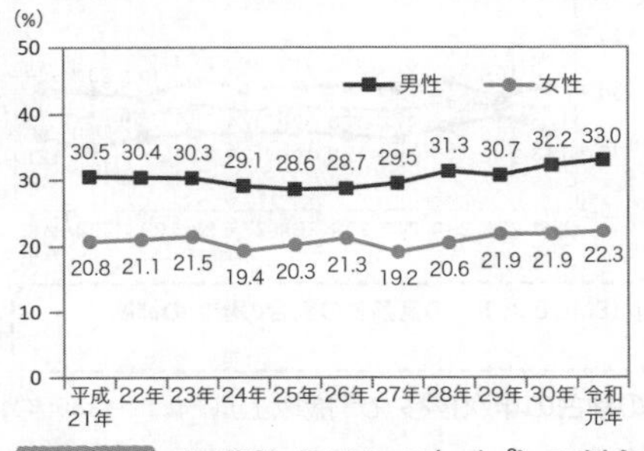

年齢調整した、肥満者(BMI ≧ 25kg/m²)の割合の年次推移

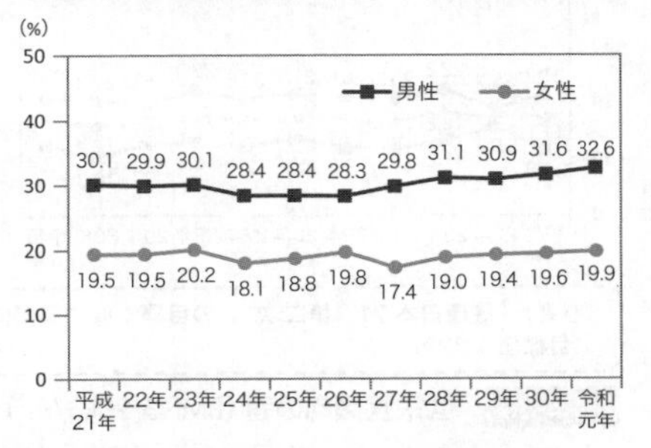

図 4-27　**肥満者（BMI ≧ 25kg/m²）の割合の年次推移**（20 歳以上）（平成 21 ～令和元年）

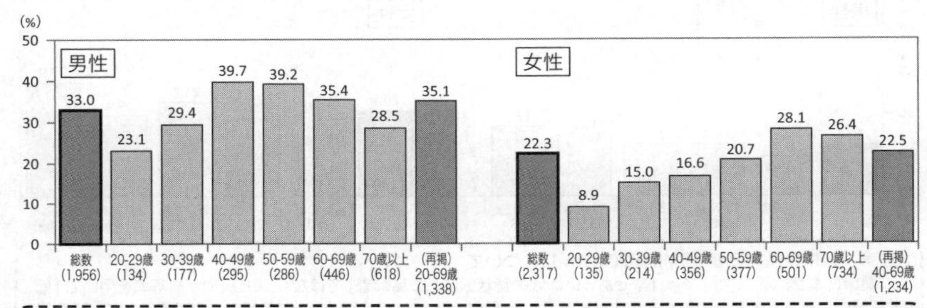

（参考）「健康日本 21（第二次）」の目標：適正体重を維持している者の増加（肥満（BMI25 以上）、やせ（BMI18.5 未満）の減少）

目標値：20 ～ 60 歳代男性の肥満者の割合　28%、40 ～ 60 歳代女性の肥満者の割合　19%

図 4-28　**肥満者（BMI ≧ 25kg/m²）の割合**（20 歳以上、性・年齢階級別）

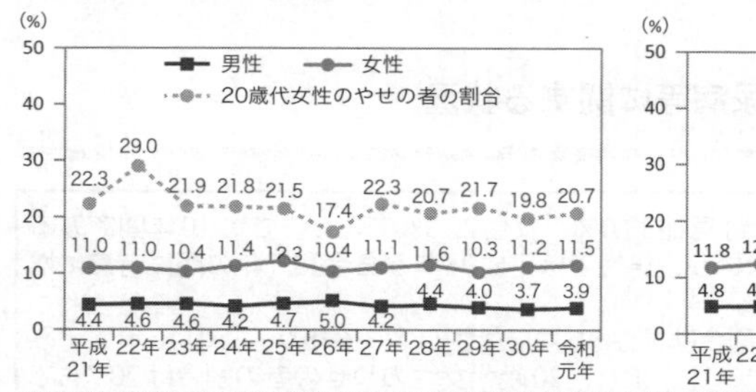

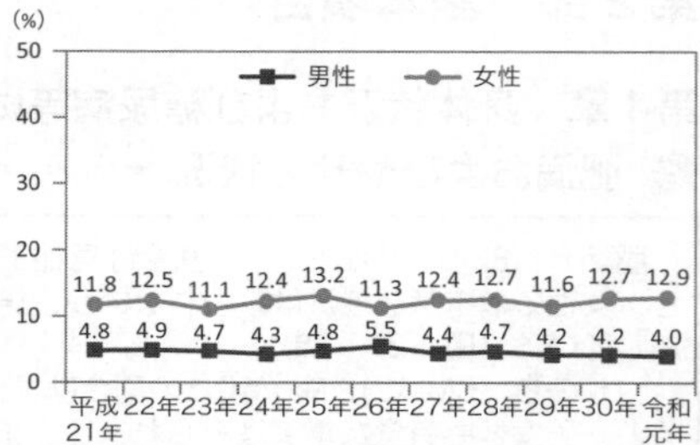

(参考)「健康日本 21 (第二次)」の目標：適正体重を維持している者の増加 (肥満 (BMI25 以上)、やせ (BMI18.5 未満) の減少)
目標値：20 歳代女性のやせの者の割合 20%

図 4-29 やせの者 (BMI < 18.5kg/m^2) の割合の年次推移 (20 歳以上) (平成 21 ～令和元年)

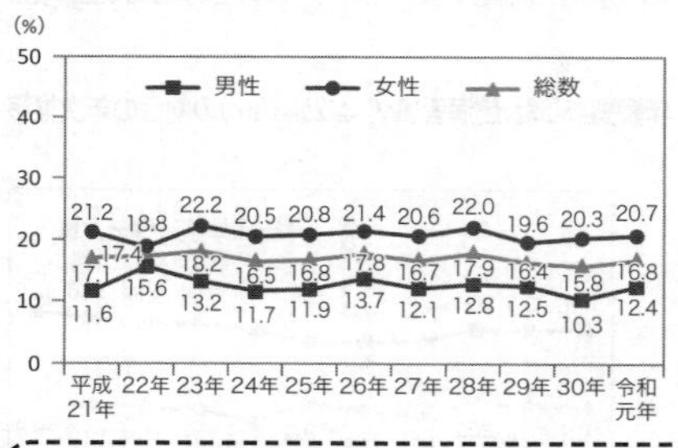

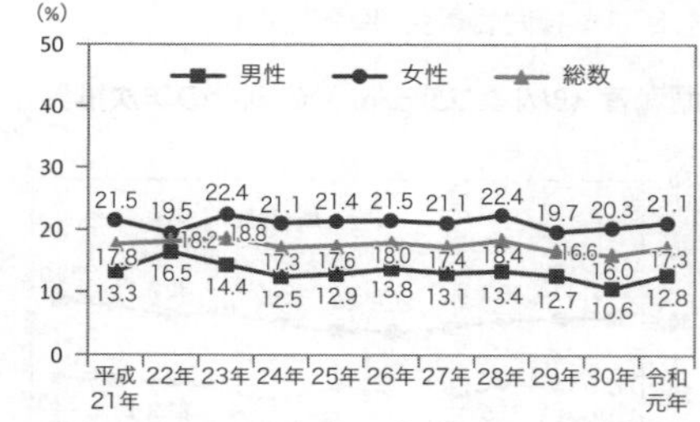

(参考)「健康日本 21 (第二次)」の目標：低栄養傾向 (BMI20 以下) の高齢者の割合の増加の抑制
目標値：22%

図 4-30 低栄養傾向の者 (BMI ≦ 20kg/m^2) の割合の年次推移 (65 歳以上) (平成 21 ～令和元年)

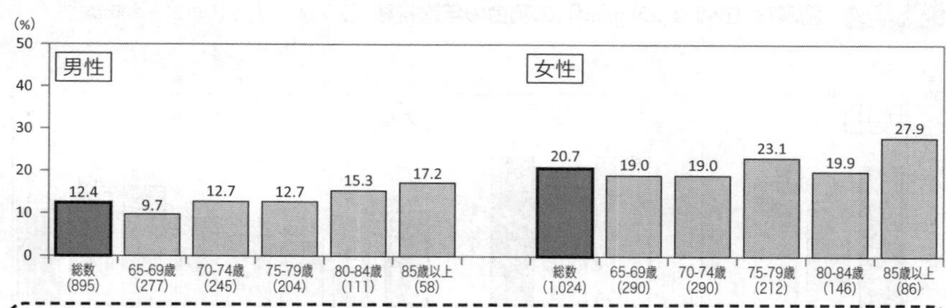

(参考) 低栄養傾向の者 (BMI ≦ 20kg/m^2) について
「健康日本 21 (第二次)」では、「やせあるいは低栄養状態にある高齢者」ではなく、より緩やかな基準を用いて「低栄養傾向にある高齢者」の割合を減少させることを重視している。その際、「低栄養傾向」の基準として、要介護や総死亡リスクが統計学的に有意に高くなるポイントとして示されている BMI20 以下を指標として設定している。

図 4-31 低栄養傾向の者 (BMI ≦ 20kg/m^2) の割合 (65 歳以上、性・年齢階級別)

糖尿病に関する状況

「糖尿病が強く疑われる者」の割合は男性19.7%、女性10.8%である。この10年間でみると、男女とも有意な増減はみられない（**図4-32**）。年齢階級別にみると、年齢が高い層でその割合が高い（**図4-33**）。

「糖尿病が強く疑われる者」の判定

ヘモグロビンA1cの測定値があり、身体状況調査票の問診において「これまでに医療機関や健診で糖尿病といわれたことの有無」、「現在、糖尿病治療の有無」および「現在の状況」が有効回答である者のうち、ヘモグロビンA1c（NGSP）値が6.5%以上（平成23年まではヘモグロビンA1c（JDS）値が6.1%以上）または「糖尿病治療の有無」に「有」と回答した者。

「糖尿病が強く疑われる者」の割合の年次推移

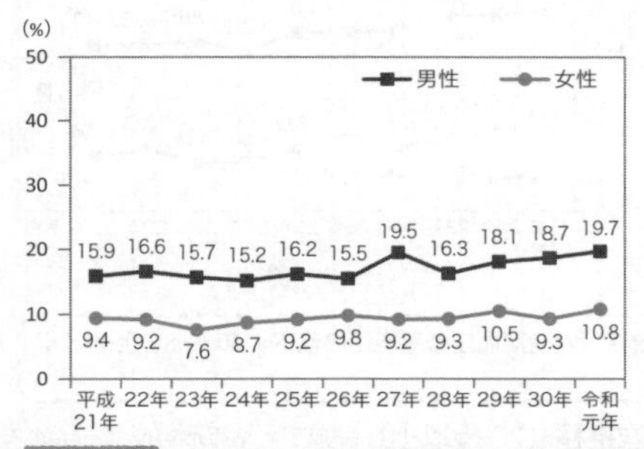

年齢調整した、「糖尿病が強く疑われる者」の割合の年次推移

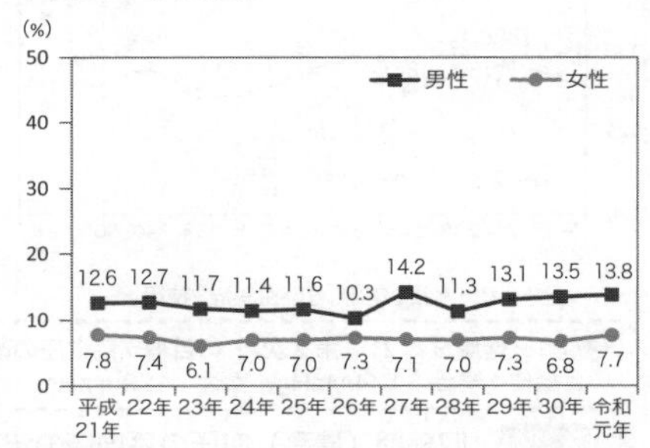

図 4-32 **「糖尿病が強く疑われる者」の割合の年次推移**（20歳以上）（平成21～令和元年）

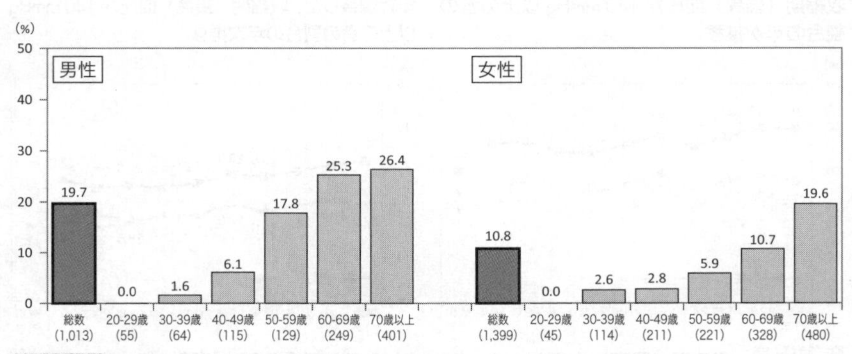

図 4-33 **「糖尿病が強く疑われる者」の割合**（20歳以上、性・年齢階級別）

血圧に関する状況

収縮期（最高）血圧の平均値は男性132.0 mmHg、女性126.5 mmHgである。この10年間でみると、男女とも有意に減少している（**図4-34**）。
収縮期（最高）血圧が140 mmHg以上の者の割合は男性29.9%、女性24.9%である。この10年間でみると、男女とも有意に減少している（**図4-35**）。

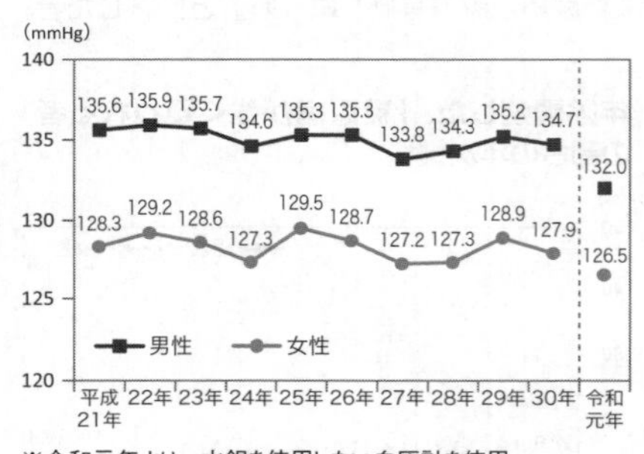

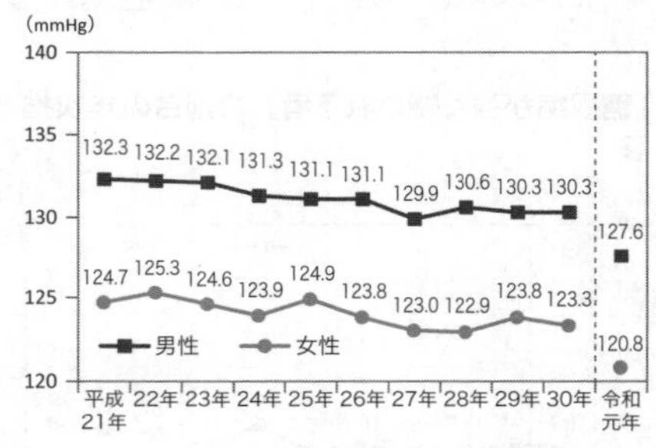

※令和元年より、水銀を使用しない血圧計を使用。

（参考）「健康日本21（第2次）」の目標：高血圧の改善（収縮期血圧の平均値の低下：40～89歳）
目標値：男性　134mmHg、女性　129mmHg

図4-34　収縮期（最高）血圧の平均値の年次推移（20歳以上）（平成21～令和元年）

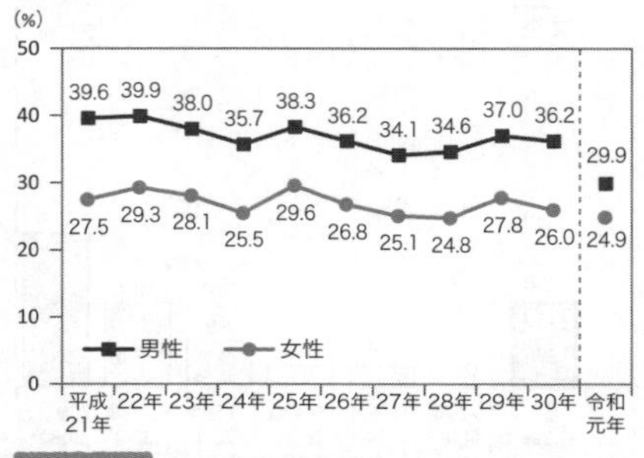

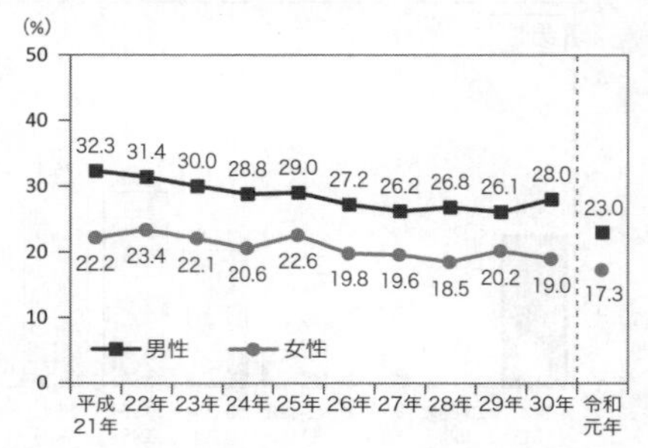

図4-35　収縮期（最高）血圧が140mmHg以上の者の割合の年次推移（20歳以上）（平成21～令和元年）

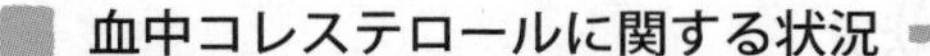

血中コレステロールに関する状況

血清総コレステロール値が240 mg/dL以上の者の割合は男性12.9%、女性22.4%である。この10年間でみると、男性では有意な増減はみられないが、女性では有意に増加している(**図4-36**)。

血清non HDLコレステロール値の平均値は男性141.9 mg/dL、女性145.9 mg/dLである。この10年間でみると、男女とも有意な増減はみられない（**図4-37**）。

血清総コレステロールが240mg/dL以上の者の割合の年次推移

(%)
30
20
10
0
16.0 18.1 16.4 14.7 16.8 17.4 17.8 17.3 19.8 21.1 22.4
10.4 12.6 10.2 9.8 10.3 10.8 9.8 9.8 12.4 12.2 12.9
男性 女性
平成21年 22年 23年 24年 25年 26年 27年 28年 29年 30年 令和元年

年齢調整した、血清総コレステロールが240mg/dL以上の者の割合の年次推移

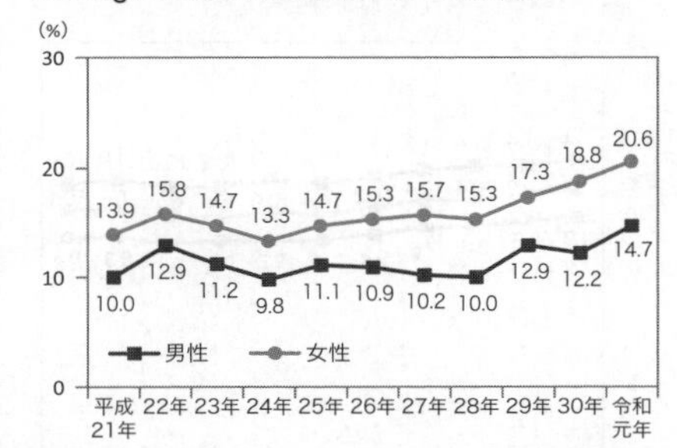

（参考）「健康日本21（第二次）」の目標：脂質異常症の減少（40～79歳）
目標値：総コレステロール240mg/dL以上の者の割合　男性　10%、女性　17%

図4-36　**血清総コレステロールが240mg/dL以上の者の割合の年次推移**（20歳以上）（平成21～令和元年）

血清non HDLコレステロール値の平均値の年次推移

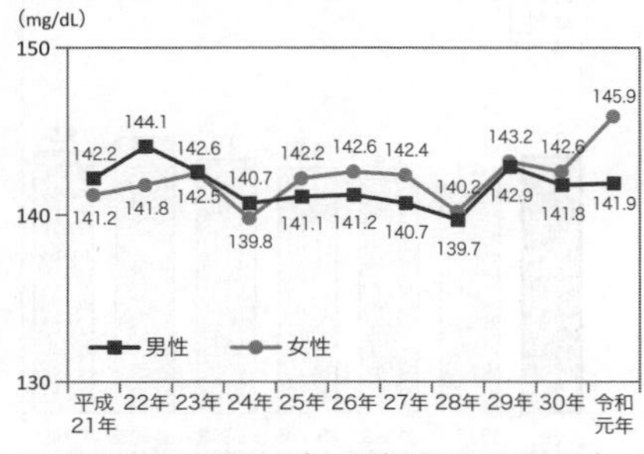

年齢調整した、血清non HDLコレステロール値の平均値の年次推移

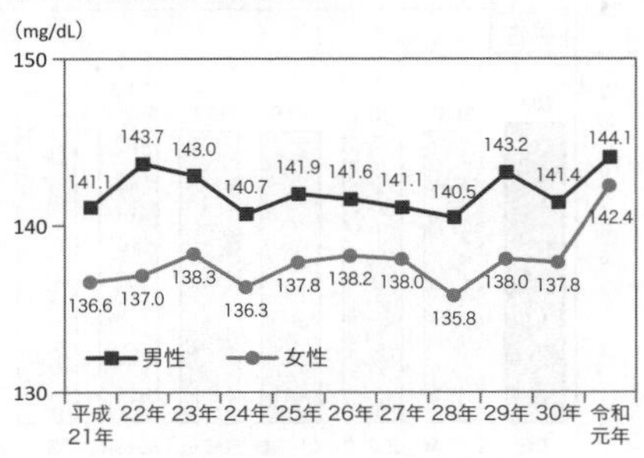

※ non HDLコレステロール(mg/dL)＝総コレステロール(mg/dL)－HDLコレステロール(mg/dL)

図4-37　**血清non HDLコレステロール値の平均値の年次推移**（20歳以上）（平成21～令和元年）

第２章　栄養・食生活に関する状況

食塩摂取量の状況

食塩摂取量の平均値は10.1 gであり、男性10.9 g、女性9.3 gである。この10年間でみると、男性では有意に減少、女性では平成21～27年は有意に減少、平成27～令和元年は有意な増減はみられない（**図4-38**）。年齢階級別にみると、男女とも60歳代で最も高い（**図4-39**）。

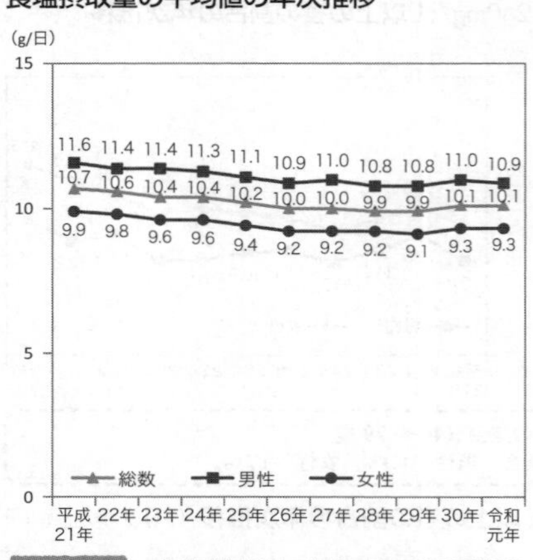

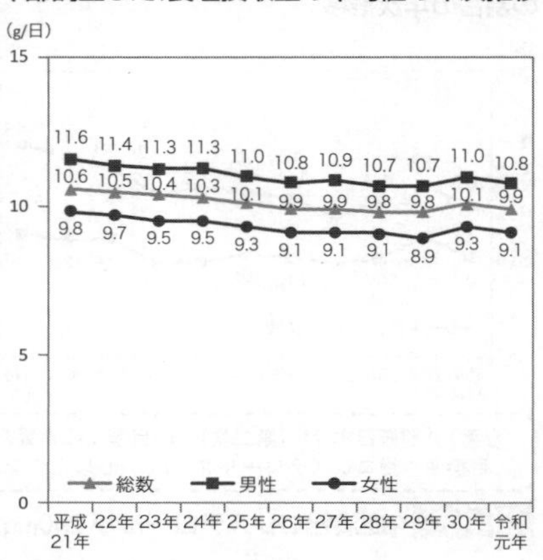

図 4-38　**食塩摂取量の平均値の年次推移**（20 歳以上）（平成 21 ～令和元年）

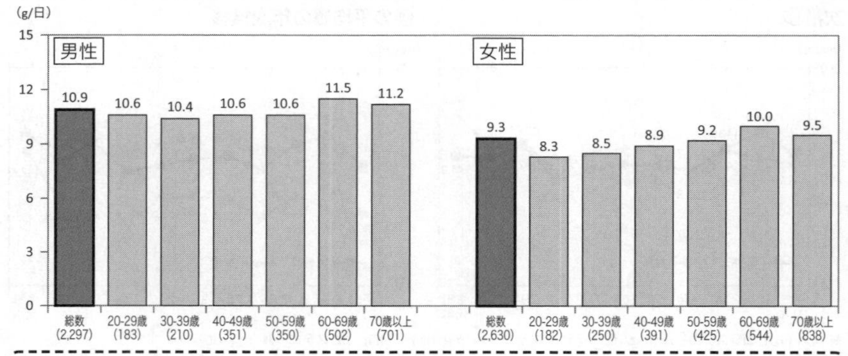

（参考）「健康日本 21（第二次）」の目標：食塩摂取量の減少
目標値：１日当たりの食塩摂取量の平均値８g

図 4-39　**食塩摂取量の平均値**（20 歳以上、性・年齢階級別）

野菜摂取量の状況

野菜摂取量の平均値は280.5 gであり、男性288.3 g、女性273.6 gである。この10年間でみると、いずれも有意な増減はみられない（**図4-40**）。年齢階級別にみると、男女ともに20～40歳代で少なく、60歳以上で多い（**図4-41**）。

野菜摂取量の平均値の年次推移

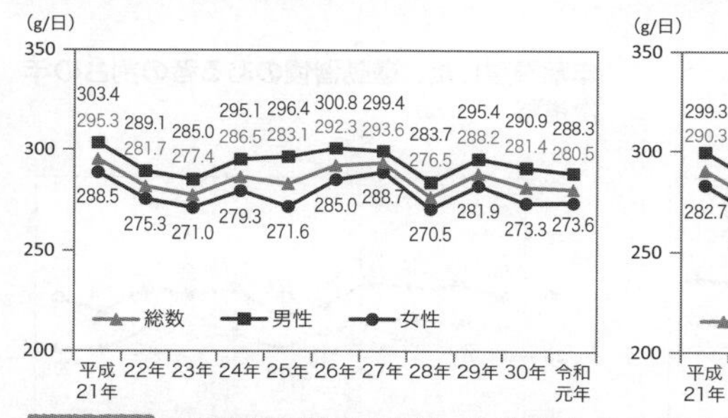

年齢調整した、野菜摂取量の平均値の年次推移

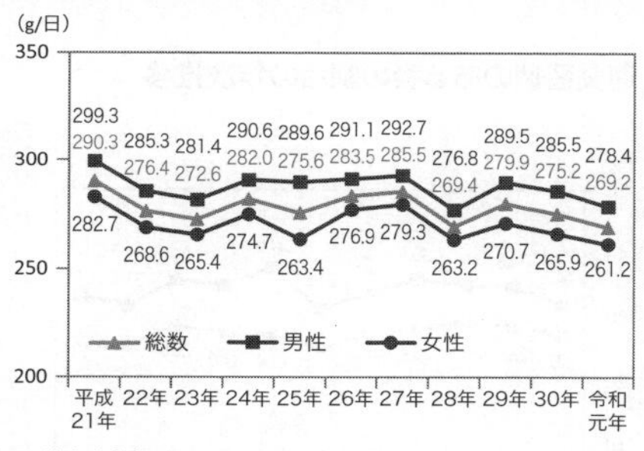

図 4-40 **野菜摂取量の平均値の年次推移**（20歳以上）（平成21～令和元年）

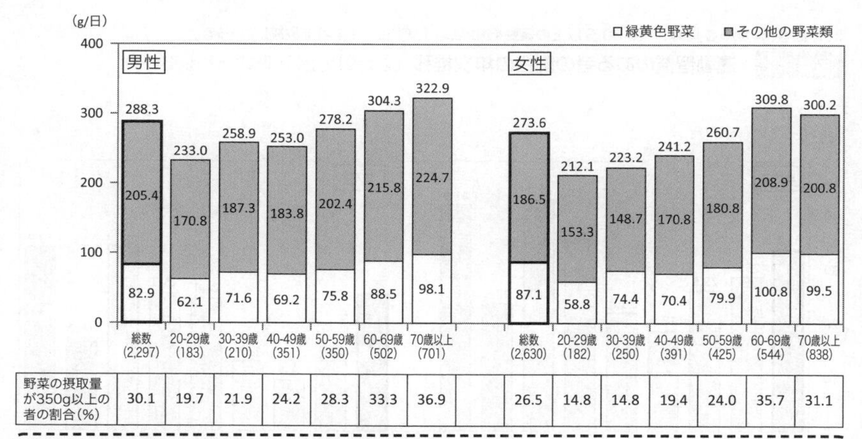

	男性 総数	20-29歳	30-39歳	40-49歳	50-59歳	60-69歳	70歳以上		女性 総数	20-29歳	30-39歳	40-49歳	50-59歳	60-69歳	70歳以上
野菜の摂取量が350g以上の者の割合(%)	30.1	19.7	21.9	24.2	28.3	33.3	36.9		26.5	14.8	14.8	19.4	24.0	35.7	31.1

（参考）「健康日本21（第二次）」の目標：野菜の摂取量の増加
目標値：野菜摂取量の平均値 350g

図 4-41 **野菜摂取量の平均値**（20歳以上、性・年齢階級別）

第３章　身体活動・運動および睡眠に関する状況

運動習慣者の状況

　運動習慣のある者の割合は、男性で33.4%、女性で25.1%であり、この10年間でみると、男性では有意な増減はなく、女性では有意に減少している（**図4-42**）。年齢階級別にみると、その割合は、男性では40歳代、女性では30歳代で最も低く、それぞれ18.5%、9.4%である（**図4-43**）。

運動習慣のある者の割合の年次推移

(%)
50
40
30
20
10
0

32.2　34.8　35.0　36.1　33.8　31.2　37.8　35.1　35.9　31.8　33.4

27.0　28.5　29.2　28.2　27.2　25.1　27.3　27.4　28.6　25.5　25.1

男性　女性

平成21年　22年　23年　24年　25年　26年　27年　28年　29年　30年　令和元年

年齢調整した、運動習慣のある者の割合の年次推移

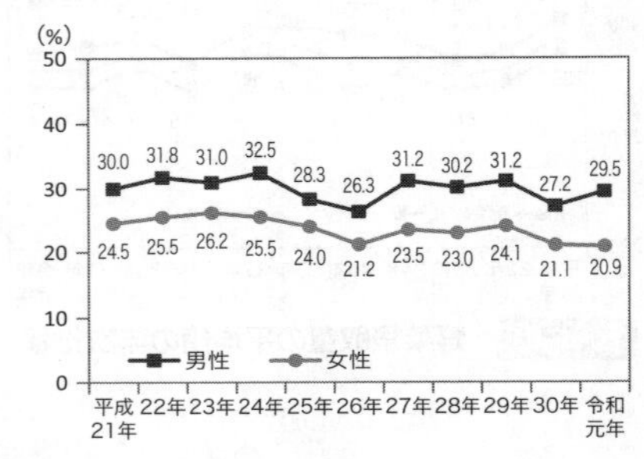

※「運動習慣のある者」とは、1回30分以上の運動を週2回以上実施し、1年以上継続している者。

図 4-42　**運動習慣のある者の割合の年次推移**（20歳以上）（平成21～令和元年）

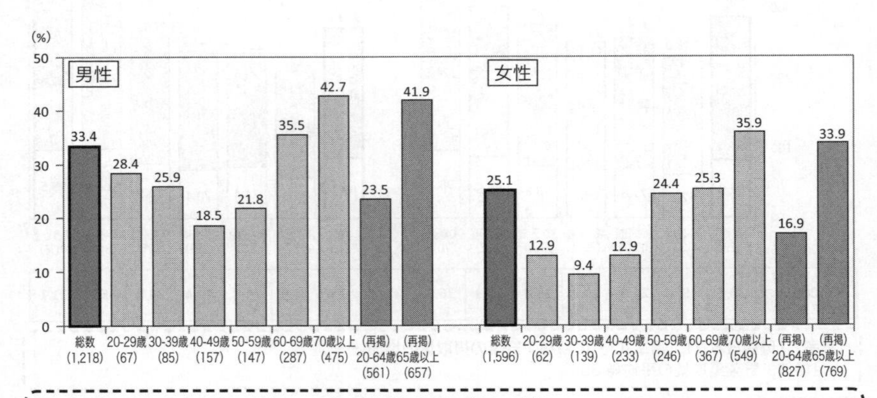

（参考）「健康日本21（第二次）」の目標：運動習慣者の割合の増加
目標値：20～64歳　男性36%　女性33%
　　　　65歳以上　男性58%　女性48%

図 4-43　**運動習慣のある者の割合**（20歳以上、性・年齢階級別）

歩数の状況

歩数の平均値は男性で6,793歩、女性で5,832歩であり、この10年間でみると、男性では有意な増減はなく、女性では有意に減少している（**図4-44**）。20～64歳の歩数は男性7,864歩、女性6,685歩であり、65歳以上では男性5,396歩、女性4,656歩である（**図4-45**）。

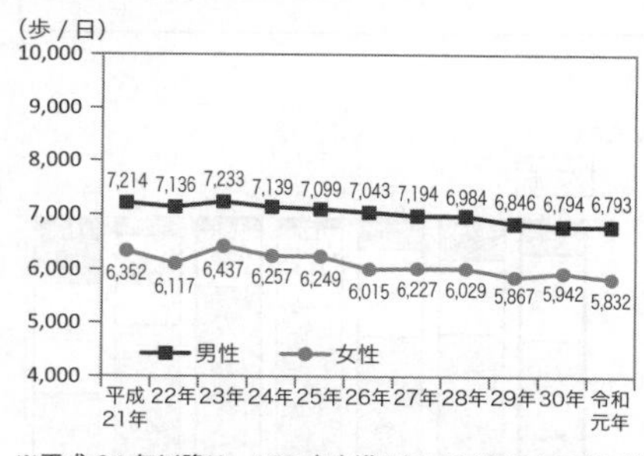

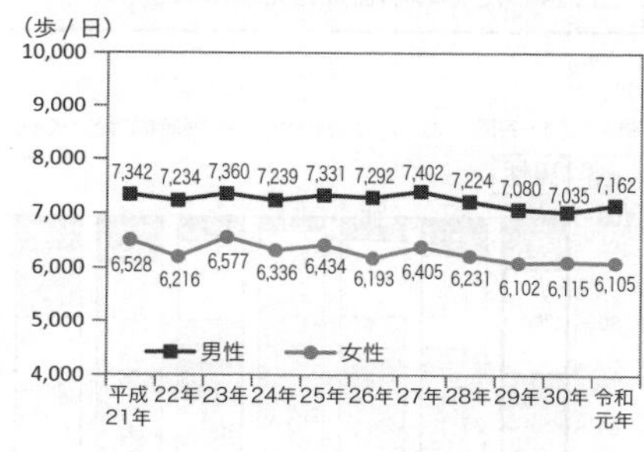

※平成24年以降は、100歩未満または5万歩以上の者は除く。

図4-44　**歩数の平均値の年次推移**（20歳以上）（平成21～令和元年）

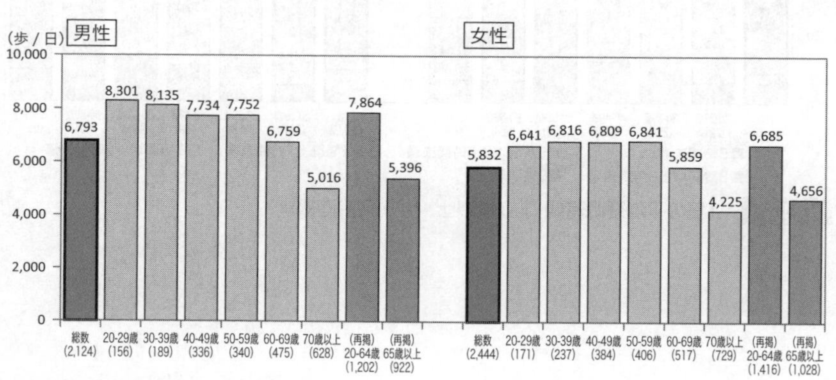

※100歩未満または5万歩以上の者は除く。

（参考）「健康日本21（第二次）」の目標：日常生活における歩数の増加
目標値：20～64歳　男性9,000歩　女性8,500歩
　　　　65歳以上　男性7,000歩　女性6,000歩

図4-45　**歩数の平均値**（20歳以上、性・年齢階級別）

睡眠の状況

1日の平均睡眠時間は6時間以上7時間未満の割合が最も高く、男性32.7%、女性36.2%である。6時間未満の者の割合は、男性37.5%、女性40.6%であり、性・年齢階級別にみると、男性の30～50歳代、女性の40～50歳代では4割を超えている（**図4-46**）。
睡眠の質の状況について、男女ともに20～50歳代では「日中、眠気を感じた」、70歳代女性では、「夜間、睡眠途中に目が覚めて困った」と回答した者の割合が最も高かった。
睡眠の確保の妨げとなる点について、男女ともに20歳代では「就寝前に携帯電話、メール、ゲームなどに熱中すること」、30～40歳代男性では「仕事」、30歳代女性では「育児」と回答した者の割合が最も高い。

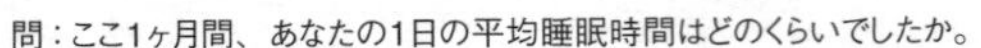

問：ここ1ヶ月間、あなたの1日の平均睡眠時間はどのくらいでしたか。

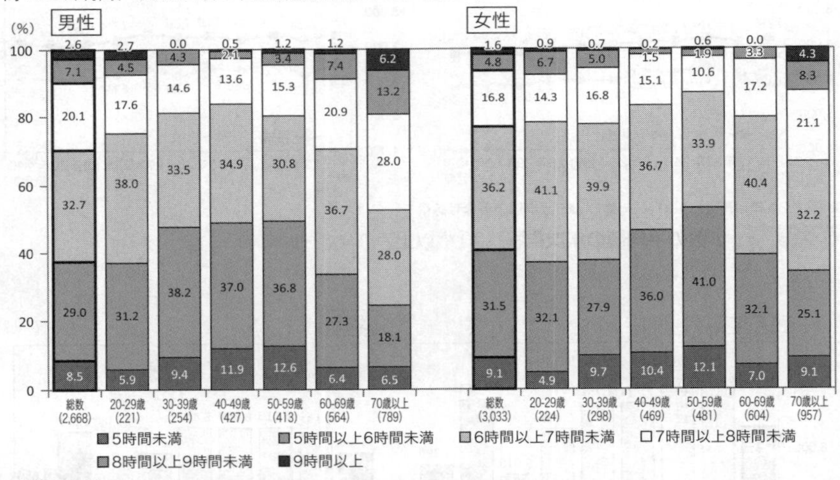

図 4-46　**1日の平均睡眠時間**（20歳以上、性・年齢階級別）

第４章　飲酒・喫煙に関する状況

飲酒の状況

生活習慣病のリスクを高める量を飲酒している者の割合は、男性14.9%、女性9.1%である。平成22年からの推移でみると、男性では有意な増減はなく、女性では有意に増加している（**図4-47**）。年齢階級別にみると、その割合は男性では40歳代、女性では50歳代が最も高く、それぞれ21.0%、16.8%である（**図4-48**）。

生活習慣病のリスクを高める量を飲酒している者の割合の年次比較

(%)

	平成22年	23年	24年	26年	27年	28年	29年	30年	令和元年
男性	15.3	16.3	14.7	15.8	13.9	14.6	14.7	15.0	14.9
女性	7.5	8.2	7.6	8.8	8.1	9.1	8.6	8.7	9.1

年齢調整した、生活習慣病のリスクを高める量を飲酒している者の割合の年次比較

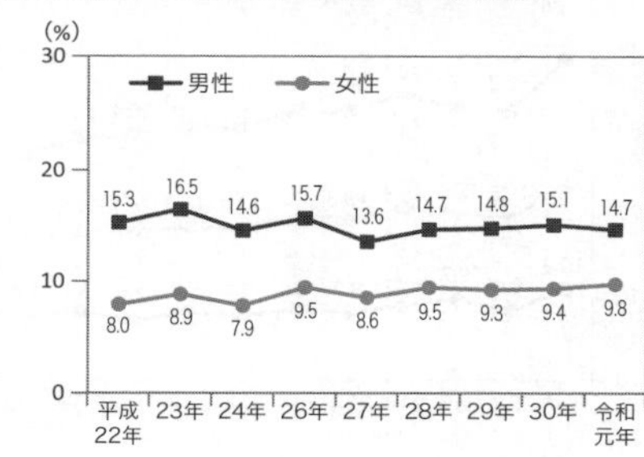

※平成25年は未実施。

※「生活習慣病のリスクを高める量を飲酒している者」とは、1日当たりの純アルコール摂取量が男性で40g以上、女性20g以上の者とし、以下の方法で算出。

①男性：「毎日×2合以上」＋「週5〜6日×2合以上」＋「週3〜4日×3合以上」＋「週1〜2日×5合以上」＋「月1〜3日×5合以上」

②女性：「毎日×1合以上」＋「週5〜6日×1合以上」＋「週3〜4日×1合以上」＋「週1〜2日×3合以上」＋「月1〜3日×5合以上」

清酒1合（180ml）は、次の量にほぼ相当する。
ビール・発泡酒中瓶1本（約500ml）、焼酎20度（135ml）、焼酎25度（110ml）、焼酎30度（80ml）、チュウハイ7度（350ml）、ウィスキーダブル1杯（60ml）、ワイン2杯（240ml）

図4-47　**生活習慣病のリスクを高める量を飲酒している者の割合の年次比較**（20歳以上、男女別）（平成22〜令和元年）

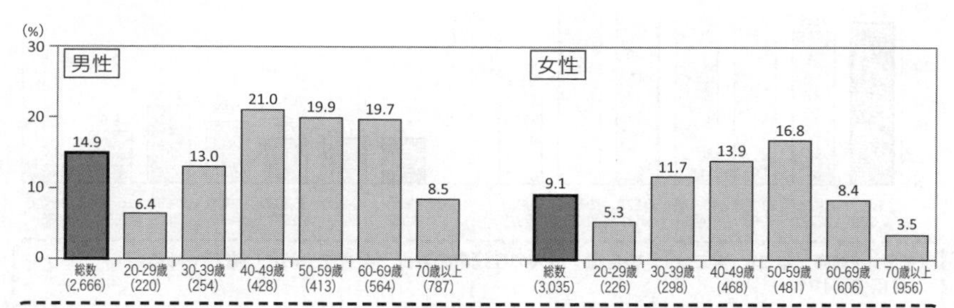

（参考）「健康日本21（第二次）」の目標：生活習慣病のリスクを高める量を飲酒している者の割合の減少
目標値：男性13%　女性6.4%

図4-48　**生活習慣病のリスクを高める量を飲酒している者の割合**（20歳以上、性・年齢階級別）

喫煙の状況

現在習慣的に喫煙している者の割合は16.7%であり、男性27.1%、女性7.6%である。この10年間でみると、いずれも有意に減少している（**図4-49**）。年齢階級別にみると、30～60歳代男性ではその割合が高く、３割を超えている（**図4-50**）。

現在習慣的に喫煙している者の割合の年次推移　　**年齢調整した、現在習慣的に喫煙している者の割合の年次推移**

(%)
総数
男性
女性
38.2 32.2 32.4 34.1 32.1 32.2 30.1 30.2 29.4 29.0 27.1
23.4 19.5 20.1 20.7 19.3 19.6 18.2 18.3 17.7 17.8 16.7
10.9 8.4 9.7 9.0 8.2 8.5 7.9 8.2 7.2 8.1 7.6
38.8 32.9 33.6 34.8 34.0 34.1 31.4 31.7 30.6 29.9 28.5
24.2 20.3 21.2 21.5 20.8 21.1 19.1 19.6 18.8 18.9 17.7
11.7 9.2 10.5 9.6 9.2 9.6 8.3 9.0 7.7 8.9 8.1
平成21年 22年 23年 24年 25年 26年 27年 28年 29年 30年 令和元年

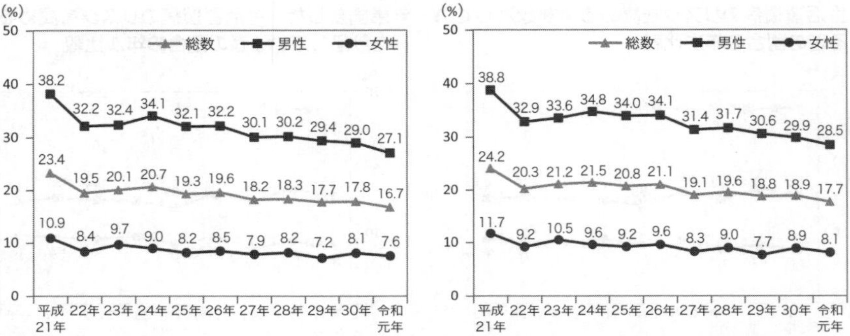

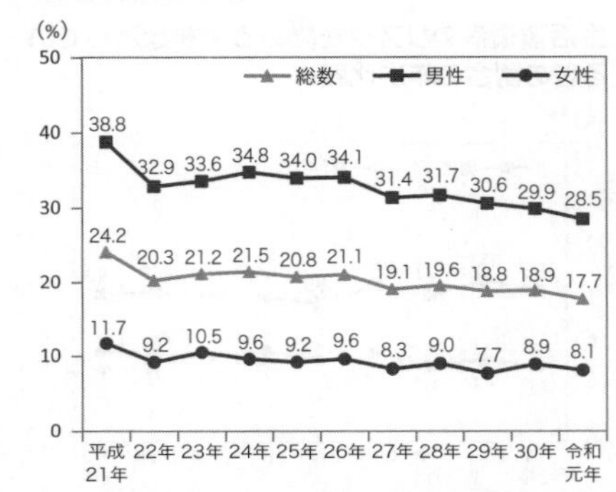

※「現在習慣的に喫煙している者」とは、たばこを「毎日吸っている」または「時々吸う日がある」と回答した者。なお、平成 23、24 年は、これまでたばこを習慣的に吸っていたことがある者のうち、「この1ヶ月間に毎日またはときどきたばこを吸っている」と回答した者であり、平成 21、22 年は、合計 100 本以上または6ヶ月以上たばこを吸っている（吸っていた）者。

図 4-49　**現在習慣的に喫煙している者の割合の年次推移**（20 歳以上）（平成 21 ～令和元年）

(%)
男性
女性
27.1 25.5 33.2 36.5 31.8 31.1 15.1
7.6 7.6 7.4 10.3 12.9 8.6 3.0
総数 (2,659) 20-29歳 (220) 30-39歳 (253) 40-49歳 (425) 50-59歳 (412) 60-69歳 (562) 70歳以上 (787)
総数 (3,032) 20-29歳 (225) 30-39歳 (298) 40-49歳 (468) 50-59歳 (481) 60-69歳 (605) 70歳以上 (955)

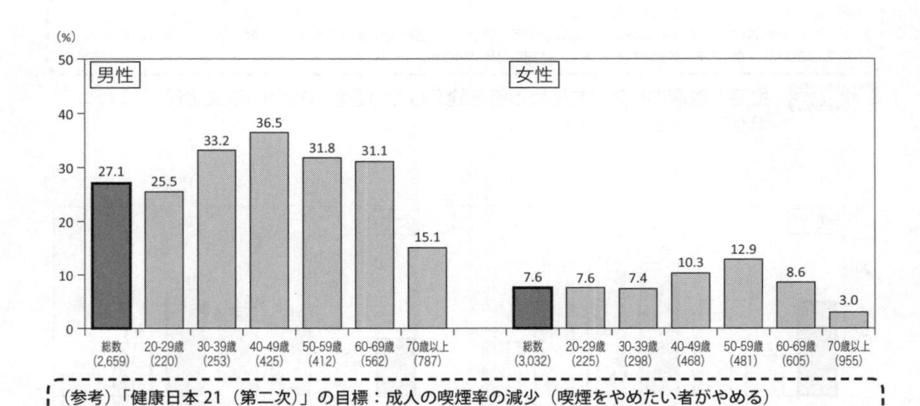

（参考）「健康日本 21（第二次）」の目標：成人の喫煙率の減少（喫煙をやめたい者がやめる）
目標値：12%

図 4-50　**現在習慣的に喫煙している者の割合**（20 歳以上、性・年齢階級別）

現在習慣的に喫煙している者が使用しているたばこ製品の種類は、「紙巻たばこ」の割合が男性79.0%、女性77.8%であり、「加熱式たばこ」の割合が男性27.2%、女性25.2%である（**図4-51**）。たばこ製品の組合せについて、「紙巻たばこのみ」「加熱式たばこのみ」「紙巻たばこおよび加熱式たばこ」の割合は、男性では、71.8%、20.3%、6.9%であり、女性では、72.6%、20.4%、4.8%である（**図4-52**）。

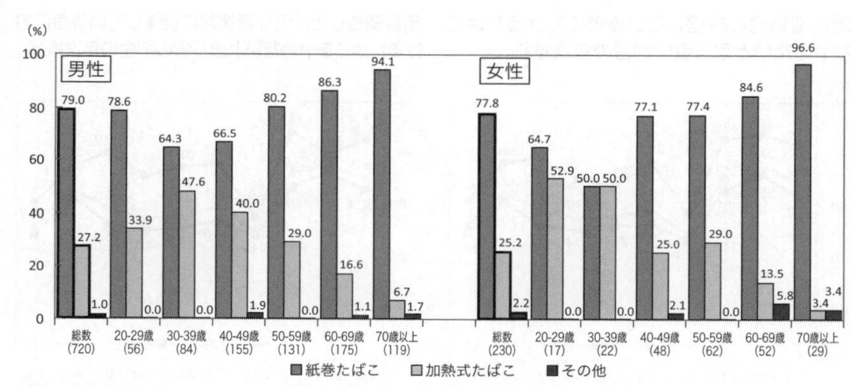

※「現在習慣的に喫煙している者」とは、たばこを「毎日吸っている」または「時々吸う日がある」と回答した者。
※たばこ製品は、「紙巻たばこ」、「加熱式たばこ」、「その他」の中から、複数回答可とした。

図 4-51　**現在習慣的に喫煙している者が使用しているたばこ製品の種類**（20歳以上、性・年齢階級別）

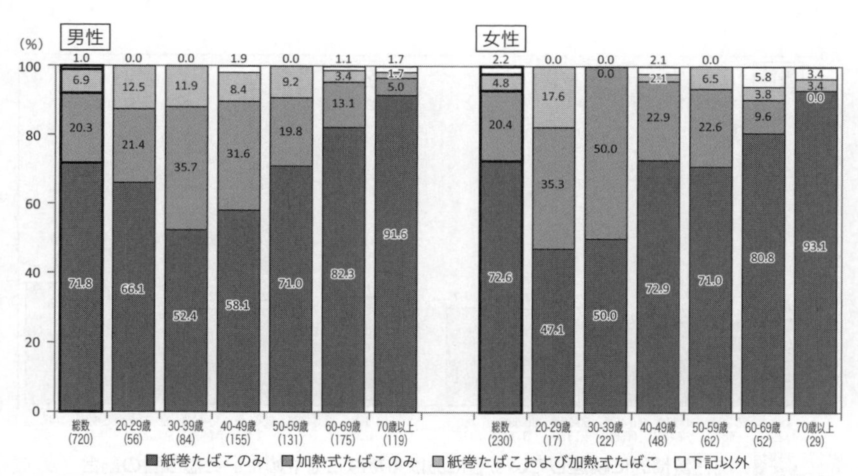

※「紙巻たばこおよび加熱式たばこ」とは、複数回答において「紙巻たばこ」および「加熱式たばこ」の両方を選択した者である。

図 4-52　**現在習慣的に喫煙している者が使用しているたばこ製品の組合せの状況**（20歳以上、性・年齢階級別）

禁煙意思の有無の状況

現在習慣的に喫煙している者のうち、たばこをやめたいと思う者の割合は26.1%であり、男女別にみると男性24.6%、女性30.9%である。この10年間でみると女性では有意な増減はみられないが、男性では有意に減少している（**図4-53、54**）。

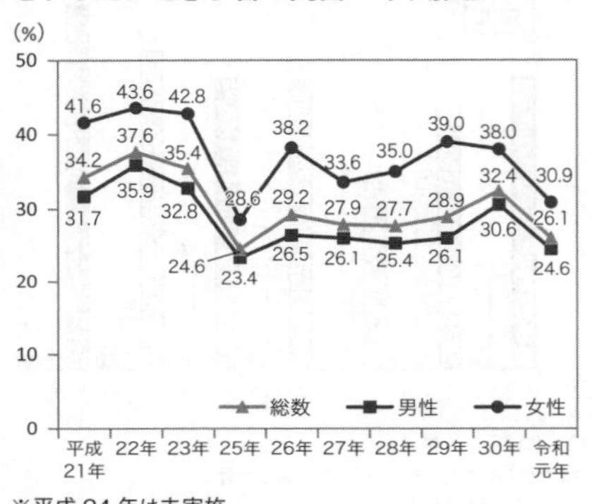

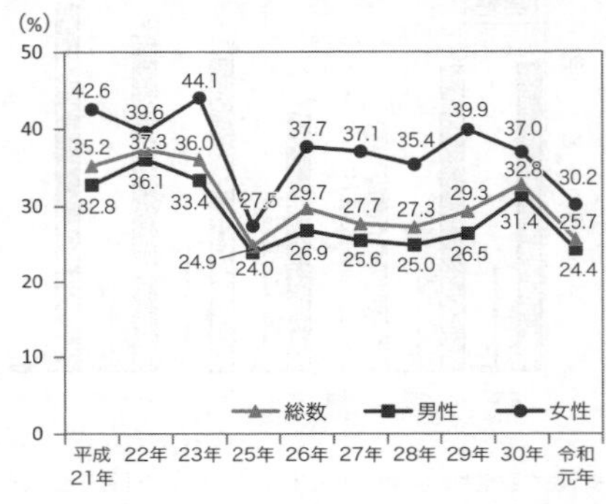

※平成24年は未実施。

図 4-53 現在習慣的に喫煙している者におけるたばこをやめたいと思う者の割合の年次推移（20歳以上）（平成21～令和元年）

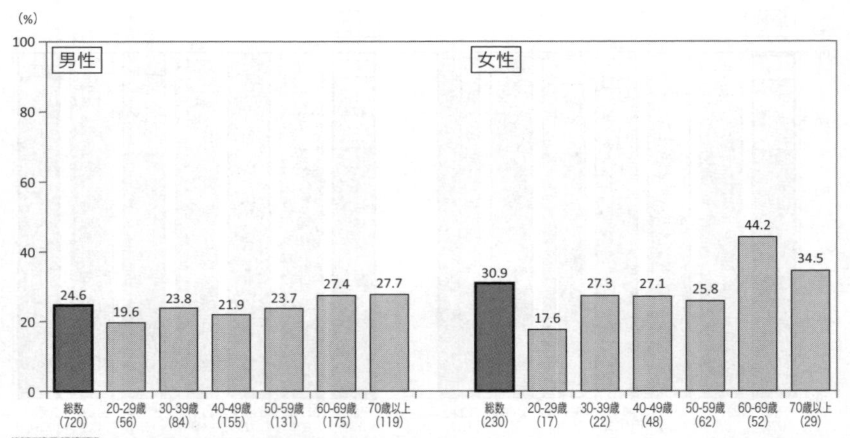

図 4-54 現在習慣的に喫煙している者におけるたばこをやめたいと思う者の割合（20歳以上、性・年齢階級別）

受動喫煙の状況

自分以外の人が吸っていたたばこの煙を吸う機会（受動喫煙）を有する者（現在喫煙者を除く）の割合について場所別にみると、「飲食店」では29.6%と最も高く、次いで「遊技場」「路上」では27.1%となっている。平成15年以降の推移でみると、全ての場所で有意に減少している（**図4-55**）。

問：あなたはこの1ヶ月間に、望まずに自分以外の人が吸っていたたばこの煙を吸う機会（受動喫煙）がありましたか。

左から順に、平成 15 年、20 年、23 年、25 年、27 年、28 年、29 年、30 年、令和元年。
ただし、公共交通機関、路上および子供が利用する屋外の空間は、左から順に平成 25 年、27 年、28 年、29 年、30 年、令和元年。

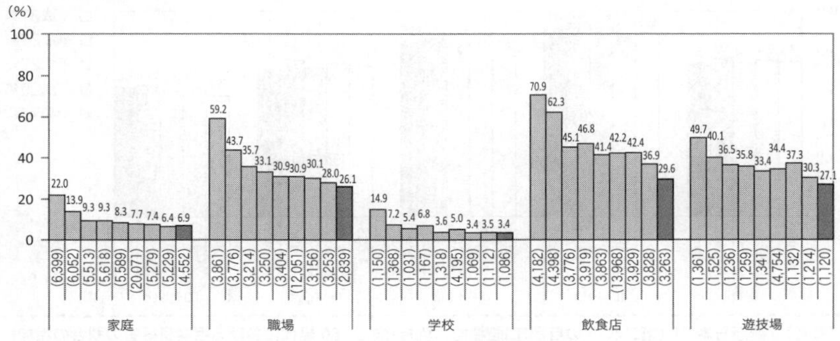

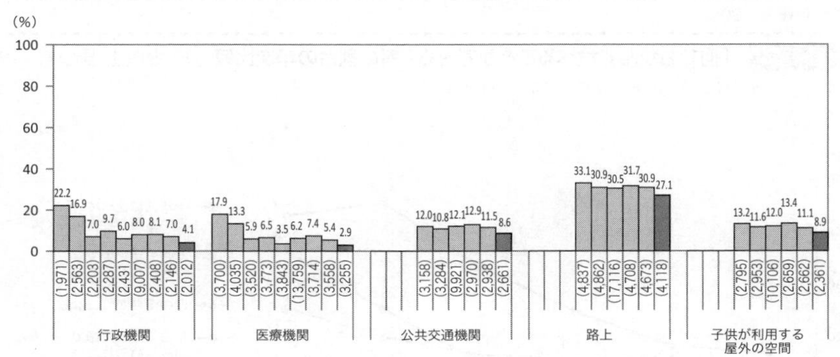

※「現在喫煙者」とは現在習慣的に喫煙している者。
※「受動喫煙の機会を有する者」とは、家庭:毎日受動喫煙の機会を有する者、その他:月1回以上受動喫煙の機会を有する者。
※学校、飲食店、遊技場などに勤務していて、その職場で受動喫煙があった場合は、「職場」欄に回答。
※屋内・屋外等、受動喫煙が生じた場所や場面は不明。

（参考）「健康日本 21（第二次）」の目標：望まない受動喫煙のない社会の実現

図 4-55　**自分以外の人が吸っていたたばこの煙を吸う機会（受動喫煙）を有する者の割合の年次比較**（20 歳以上、男女計、現在喫煙者を除く）（平成 15 年、20 年、23 年、25 年、27 年、28 年、29 年、30 年、令和元年）

第5章　歯・口腔の健康に関する状況

歯・口腔の健康に関する状況

何でもかんで食べることができると回答した者の割合は、75.0%である。平成21年、25年、27年、29年、令和元年の推移をみると、有意に増加している（**図4-56**）。

食事中の様子について「左右両方の奥歯でしっかりかみしめられない」と回答した者の割合は、60歳代で45.8%、70歳以上で43.3%であり、4割を超えている。「半年前に比べて固いものが食べにくくなった」「お茶や汁物等でむせることがある」「口の渇きが気になる」者の割合は70歳以上で最も高く、それぞれ36.6%、27.2%、25.7%である（**図4-57**）。

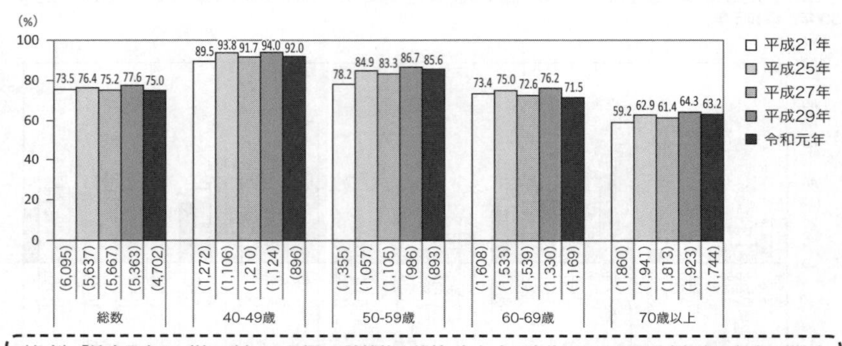

（参考）「健康日本21（第二次）」の目標：口腔機能の維持・向上（60歳代における咀嚼良好者の割合の増加）
目標値：80%

図 4-56　**「何でもかんで食べることができる」者の割合の年次比較**（40歳以上、男女計）（平成21年、25年、27年、29年、令和元年）

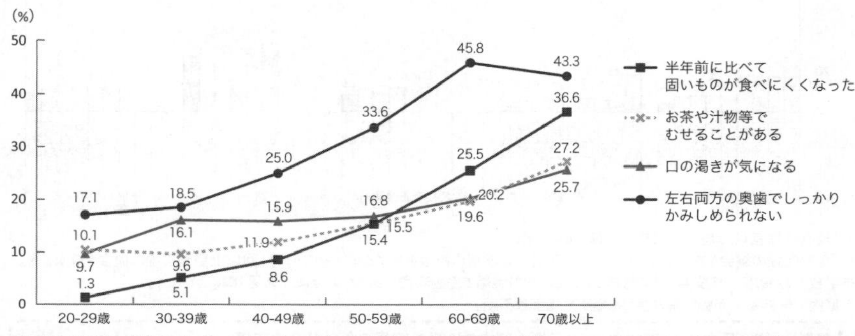

※図中の数値は、「半年前に比べて固いものが食べにくくなった」、「お茶や汁物等でむせることがある」、「口の渇きが気になる」に「はい」と回答した者、「左右両方の奥歯でしっかりかみしめられる」に「いいえ」と回答した者の割合。

図 4-57　**食事中の様子**（20歳以上、男女計・年齢階級別）

第6章　地域のつながりに関する状況

地域社会のつながりの状況

居住する地域の人々が、「お互いに助け合っている」と思う者の割合は50.1%であり、平成23年、平成27年、令和元年の推移でみると、有意な増減はみられなかった（**図4-58**）。また、「地域の人々とのつながりは強い」と思う者の割合は40.2%である。どちらの項目も、年代が高くなるほど、思うと回答した者の割合は高い。

社会活動の参加状況について、「町内会や地域行事などの活動」に参加している者の割合が男性42.8%、女性43.4%と最も多く、「ボランティア活動」「スポーツ関係のグループ活動」「趣味関係のグループ活動」「その他のグループ活動」に参加している者は、いずれも約２割であった（**図4-59**）。

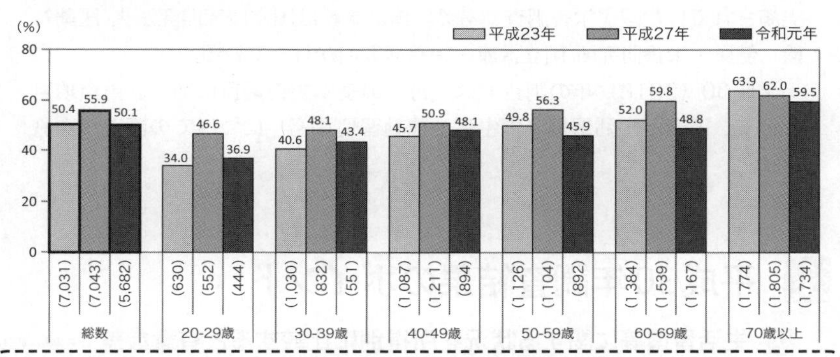

（参考）「健康日本21（第二次）」の目標：地域のつながりの強化（居住地域でお互いに助け合っていると思う国民の割合の増加）
目標値：65%

図 4-58　**居住する地域の人々が「お互いに助け合っている」と思う者の割合**（20歳以上、男女計・年齢階級別）（平成23年、平成27年、令和元年）

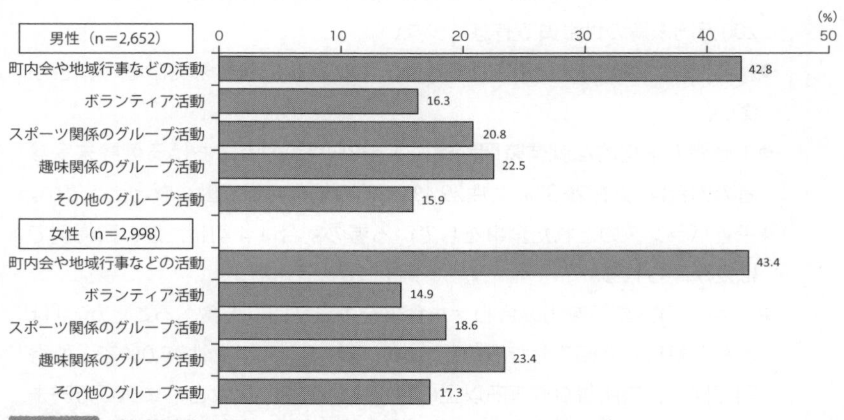

図 4-59　**社会活動に参加している者の割合**（20歳以上、男女別）

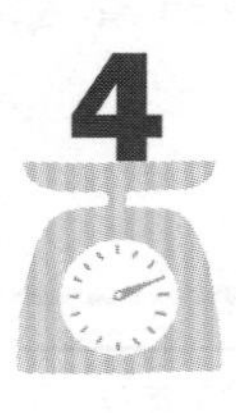

4 平成30年国民健康・栄養調査

国民健康・栄養調査は、健康増進法に基づき、国民の身体の状況、栄養素等摂取量、生活習慣の状況を明らかにし、国民の健康の増進の総合的な推進を図るための基礎資料を得ることを目的として、平成15（2003）年から現在の名称となって実施されている。前身は、栄養改善法に基づいて実施されていた国民栄養調査である。集計業務は国立研究開発法人 医薬基盤・健康・栄養研究所 国立健康・栄養研究所が行っている。

平成30（2018）年の調査では、毎年の基本調査項目に加え、重点項目として、所得と生活習慣（食生活や運動習慣など）についての調査が実施された。

1 平成30年調査結果のポイント

生活習慣等に関する状況を所得別に比較すると有意な差

- 現在の習慣的な喫煙者、健診未受診者、歯が20本未満と回答した者の各割合は、世帯所得600万円以上の世帯員に比べ、男女ともに200万円未満の世帯員で有意に高い。
- 歩数の平均値は、世帯所得600万円以上の世帯員に比べ、男女ともに200万円未満の世帯員で有意に少ない。
- 就業時間が週に１～39時間の者は、男女ともに健診未受診者の割合が高い。
- １週間の平均的な就業時間が週に１～39時間の者における健診未受診者の割合は、男性26.3%、女性29.4%と他の就業時間で働く者と比べ高い。
- 栄養バランスのとれた食事をしている者の割合は４割超だが、所得別では差がみられる。
- 主食・主菜・副菜を組み合わせた食事を１日２回以上食べることが、「ほとんど毎日」と回答した者の割合は、男性45.4%、女性49.0%で、所得別では、世帯所得600万円以上の世帯員に比べ、男女ともに200万円未満の世帯員で有意に低い。

●「加熱式たばこ」等の喫煙状況を今回初めて把握。また、受動喫煙の状況については改善傾向
●現在の習慣的な喫煙者が使用しているたばこ製品における「紙巻きたばこのみ」、「加熱式たばこのみ」、「紙巻きたばこ及び加熱式たばこ」の割合の順は、男性では68.1%、22.1%、8.5%、女性では76.1%、14.8%、8.8%。
●家庭、職場、学校、飲食店、遊技場、行政機関及び医療機関における受動喫煙の機会を有する者の割合は有意に減少。

2 国民健康・栄養調査の概要

目的

この調査は、健康増進法（平成14年法律第103号）に基づき、国民の身体の状況、栄養素等摂取量及び生活習慣の状況を明らかにし、国民の健康の増進の総合的な推進を図るための基礎資料を得ることを目的とする。

調査対象

調査の対象は、厚生労働大臣が定め、その地区内の世帯を都道府県知事が指定する。平成30年国民生活基礎調査（約2,000単位区内の世帯約６万世帯及び世帯員約14万６千人）において設定された単位区から層化無作為抽出した300単位区内の全ての世帯及び世帯員で、平成30年11月１日現在で１歳以上の者とした。

調査項目

①身体状況調査票

身長（１歳以上）/体重（１歳以上）/腹囲（20歳以上）/血圧（収縮期・拡張期；20歳以上）/血液検査（20歳以上）/問診（20歳以上）：薬の使用有無（降圧薬・抗不整脈薬・インスリン注射または血糖降下薬・コレステロール低下薬・中性脂肪（トリグリセライド）降下薬）、糖尿病の指摘・治療の有無、運動禁止の有無、運動習慣

②栄養摂取状況調査票（１歳以上）

●世帯状況：氏名、生年月日、性別、妊婦（週数）・授乳婦別、仕事の種類

●食事状況：家庭食・調理済み食・外食・給食・その他の区分
●食物摂取状況：料理名、食品名、使用量、廃棄量、世帯員ごとの案分比率
●１日の身体活動量〈歩数〉(20歳以上)

③生活習慣調査票（20歳以上）[自記式調査]

食生活、身体活動、休養（睡眠）、飲酒、喫煙、歯の健康等に関する生活習慣全般を把握した。また、平成30年は重点項目として、所得等社会経済状況を把握した。

調査時期

国民健康・栄養調査は毎年11月に国が費用負担して実施する。本年の調査は平成30年11月中である。

●身体状況調査：調査地区の実情を考慮して、最も高い参加率をあげ得る日時（複数日設定しても構わない）
●栄養摂取状況調査：日曜日及び祝祭日を除く任意の１日
●生活習慣調査：調査期間中（平成30年11月中）

調査系統

厚生労働省－［都道府県／保健所設置市／特別区］－保健所－国民健康・栄養調査員－対象者

その他

●結果の概要における集計評価のうち、「有意に高かった（低かった、増加した、減少した）」「有意な増減はみられなかった」などについては、統計学的な検定（両側有意水準５％とした）に基づき記述した。
●年次推移に関する分析：各年次の平均値または割合と標準誤差を用いて、joinpoint regressionで検定を行った。65歳以上の低栄養傾向（BMI20以下）の者の割合の年次推移に関しては年齢調整値を算出したうえで、join point regressionで検定した。
●年次比較に関する分析：年次比較に関する傾向性の検定には重回帰分析を用いて年齢調整を行った。
●所得と生活習慣等に関する分析：所得と生活習慣・食生活に関する項目の推定値は、年齢階級と世帯員数で調整した。世帯員数は、生活習慣調

査票の問12の世帯の代表者の回答を用いた。割合に関する項目は直接法、平均値に関する項目は共分散分析を用いて算出した。世帯所得の群間比較に関する項目は、多変量解析（割合に関する項目は多変量ロジスティック回帰分析、平均値に関する項目は共分散分析）を用いて600万円以上を基準とした他の３群との比較を行った。

●解析対象者数は、図表中（　）内に併記した。

●集計客体数及び結果の概要に掲載している数値は四捨五入のため、内訳合計が総数合わないことがある。

3 結果の概要

第１部　社会経済状況と生活習慣等に関する状況

■ 所得と生活習慣等に関する状況

以下は世帯所得600万円以上の世帯員との比較である。

●**食塩摂取量**：男性では200万円未満の世帯員で有意に少ない。

●**野菜摂取量**：男性では200万円未満および200～400万円未満の世帯員で有意に少ない。

●**果物摂取量**：100g未満の者の割合は、女性では200万円未満の世帯員で有意に高い。

●**歩数の平均値**：男性では200万円未満の世帯員で有意に少なく、女性では200万円未満、200～400万円未満および400～600万円未満の世帯員で有意に少ない。

●**現在習慣的に喫煙している者の割合**：男性では200万円未満および200～400万円未満の世帯員で有意に高く、女性では200万円未満の世帯員で有意に高い。

●**生活習慣病のリスクを高める量を飲酒している者の割合**：世帯所得男性では200万円未満および400～600万円未満の世帯員で有意に低い。

●**睡眠による休養が十分にとれていない者の割合**：女性では200万円未満の世帯員で有意に高い。

●**健診の未受診者の割合**：男女ともに200万円未満、200～400万円未満および400～600万円未満の世帯員で有意に高い。

- **やせの者の割合**：男性では200～400万円未満の世帯員で有意に高い。
- **歯の本数が20歯未満と回答した者の割合**：男性では200万円未満、200～400万円未満および400～600万円未満の世帯員で有意に高く、女性では200万円未満および200～400万円未満の世帯員で有意に高い。

所得と食生活等に関する状況

以下は世帯所得600万円以上の世帯員との比較である。

- **食品を選択する際に重視する点**：「おいしさ」、「栄養価」、「季節感・旬」を重視すると回答した者の割合は、男女ともに200万円未満の世帯員で有意に低い。
- **主食・主菜・副菜を組み合わせて食べている食事の頻度**：組合わせて1日2回以上食べる頻度が「ほとんど毎日」と回答した者の割合は、男女ともに200万円未満の世帯員で有意に低い。また、「ほとんどない」と回答した者の割合は、男女ともに200万円未満の世帯員で有意に高い（**図4-60**）。
- **主食・主菜・副菜を組み合わせて食べることがバランスの良い食事の認知度**：主食・主菜・副菜を組み合わせた食事の頻度が週5日以下と回答

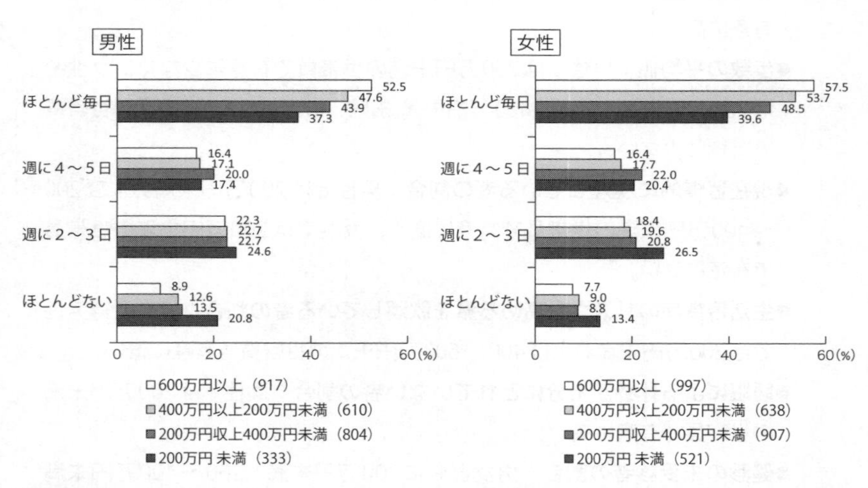

図4-60 **所得と主食・主菜・副菜を組み合わせた食事の頻度の状況**（20歳以上）

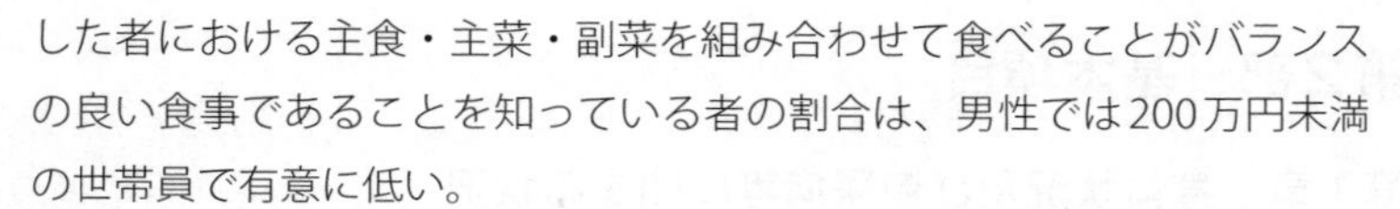

した者における主食・主菜・副菜を組み合わせて食べることがバランスの良い食事であることを知っている者の割合は、男性では200万円未満の世帯員で有意に低い。

- **主食・主菜・副菜を組み合わせて食べることができない理由**：「食費の余裕がない」と回答した者の割合が、男女ともに200万円未満の世帯員で有意に高い。また、「外食が多く難しい」と回答した者の割合は、男女ともに200万円未満の世帯員で有意に低い。
- **肉類、乳類の摂取量**：男女ともに200万円未満の世帯員で有意に少ない。
- **エネルギー摂取量**：男女ともに200万円未満の世帯員で有意に少ない。

就業時間と生活習慣等に関する状況

- **1週間の平均的な就業時間**：男性では週に40～48時間、女性では週に1～39時間が最も多い（**図4-61**）。
- **1週間の平均的な就業時間と生活習慣等**：就業時間が週に1～39時間の者は、男女ともに健診を未受診の者の割合が高く、就業時間が週に60時間以上の者は、男女ともに肥満者の割合が高い傾向にある。

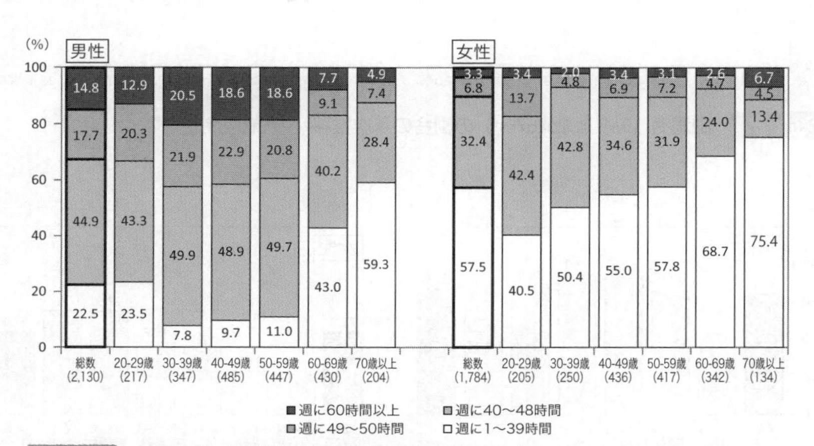

図4-61　**1週間の平均的な就業時間の状況**（20歳以上、性・年齢階級別）

第２部　基本項目

第１章　身体状況及び糖尿病等に関する状況

肥満及びやせの状況

肥満者（BMI≧25kg/m²）の割合は男性32.2%、女性21.9%であり、この10年間でみると、男女とも有意な増減はみられない（**図4-62、63**）。

やせの者（BMI＜18.5kg/m²）の割合は男性3.7%、女性11.2%であり、この10年間でみると、男女とも有意な増減はみられない。また、20歳代女性のやせの割合は19.8%である（**図4-64**）。

65歳以上の高齢者の低栄養傾向の者（BMI≦20kg/m²）の割合は男性10.3%、女性20.3%であり、この10年間でみると男女とも有意な増減はみられない。年齢階級別にみると、男女とも85歳以上で低栄養傾向の者の割合が高い（**図4-65、66**）。

肥満者の割合の年次推移

(%)

	平成20年	21年	22年	23年	24年	25年	26年	27年	28年	29年	30年
男性	28.6	30.5	30.4	30.3	29.1	28.6	28.7	29.5	31.3	30.7	32.2
女性	20.6	20.8	21.1	21.5	19.4	20.3	21.3	19.2	20.6	21.9	21.9

年齢調整した、肥満者の割合の年次推移

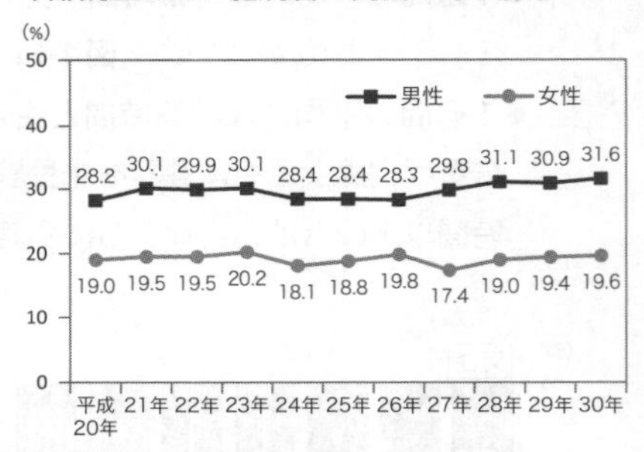

図4-62　**肥満者（BMI≧25kg/m²）の割合の年次推移**（20歳以上）（平成20～30年）

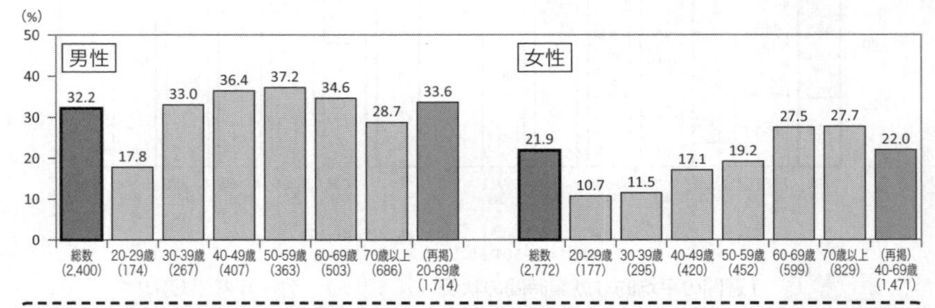

（参考）「健康日本21（第二次）」の目標：適正体重を維持している者の増加（肥満（BMI25以上）、やせ（BMI18.5未満）の減少）

目標値：20～60歳代男性の肥満者の割合28%、40～60歳代女性の肥満者の割合19%

図4-63　**肥満者（BMI≧25kg/m²）の割合**（20歳以上、性・年齢階級別）

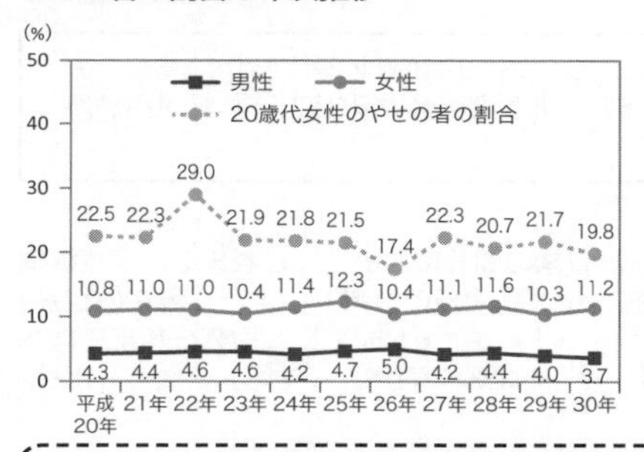

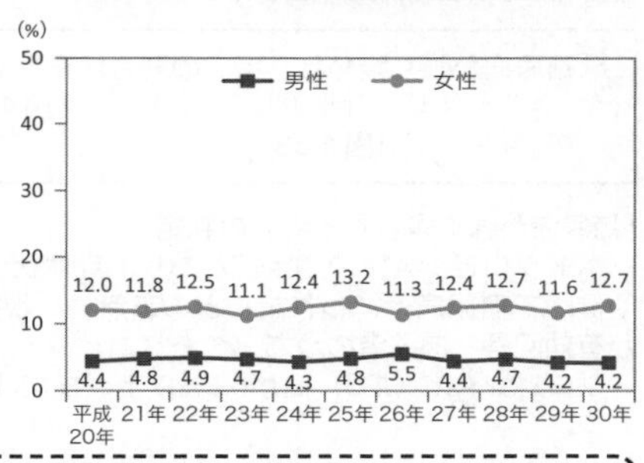

【参考】「健康日本 21（第二次）」の目標：適正体重を維持している者の増加（肥満（BMI25 以上）、やせ（BMI18.5 未満）の減少）
目標値：20 歳代女性のやせの者の割合 20%

図 4-64 やせの者（BMI ＜ 18.5kg/m²）の割合の年次推移（20 歳以上）（平成 20 ～ 30 年）

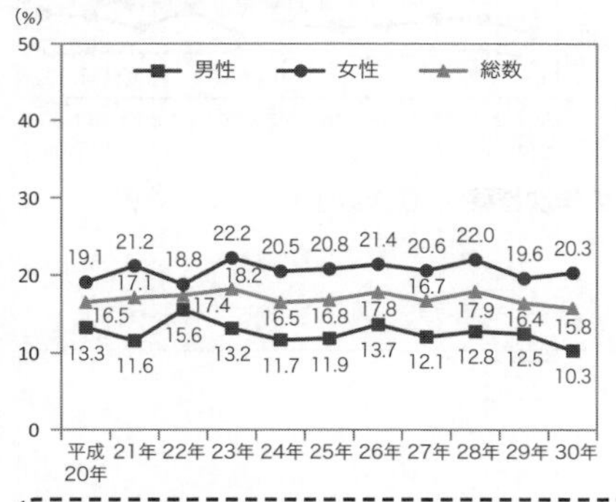

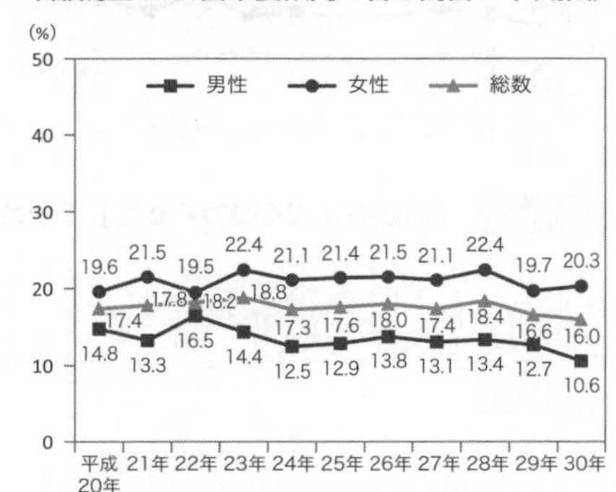

【参考】「健康日本 21（第二次）」の目標　低栄養傾向（BMI20 以下）の高齢者の割合の増加の抑制
目標値：22%

図 4-65 低栄養傾向の者（BMI ≦ 20kg/m²）の割合の年次推移（65 歳以上）（平成 20 ～ 30 年）

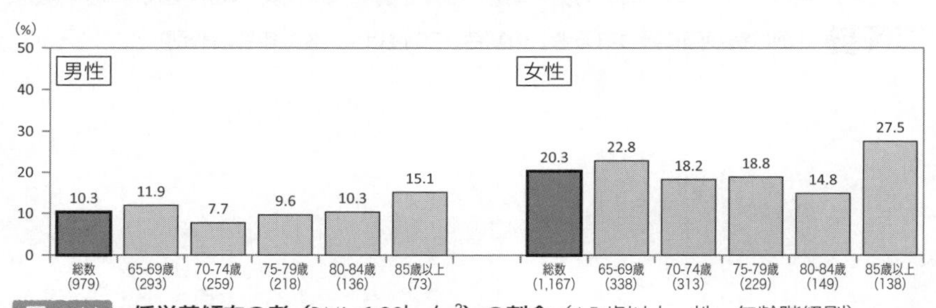

図 4-66 低栄養傾向の者（BMI ≦ 20kg/m²）の割合（65 歳以上、性・年齢階級別）

糖尿病に関する状況

「糖尿病が強く疑われる者」の割合は男性18.7%、女性9.3%である。この10年間でみると、男女とも有意な増減はみられない（**図4-67**）。年齢階級別にみると、年齢が高い層でその割合が高い（**図4-68**）。

「糖尿病が強く疑われる者」の判定

ヘモグロビンA1cの測定値があり、身体状況調査票の問診において「これまでに医療機関や健診で糖尿病といわれたことの有無」、「現在、糖尿病治療の有無」および「現在の状況」が有効回答である者のうち、ヘモグロビンA1c（NGSP）値が6.5%以上（平成23年まではヘモグロビンA1c（JDS）値が6.1%以上）または「糖尿病治療の有無」に「有」と回答した者。

「糖尿病が強く疑われる者」の割合の年次推移

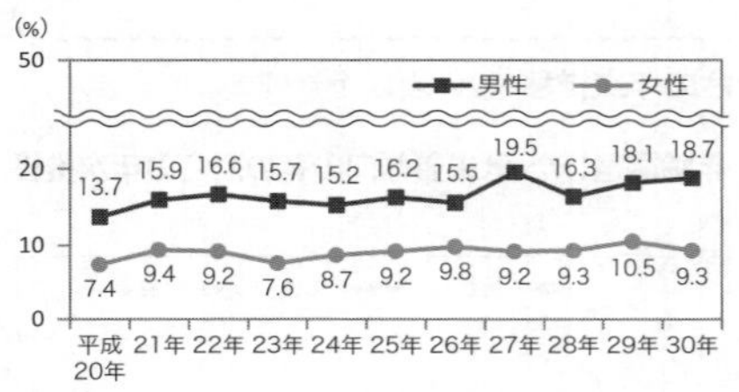

年齢調整した、「糖尿病が強く疑われる者」の割合の年次推移

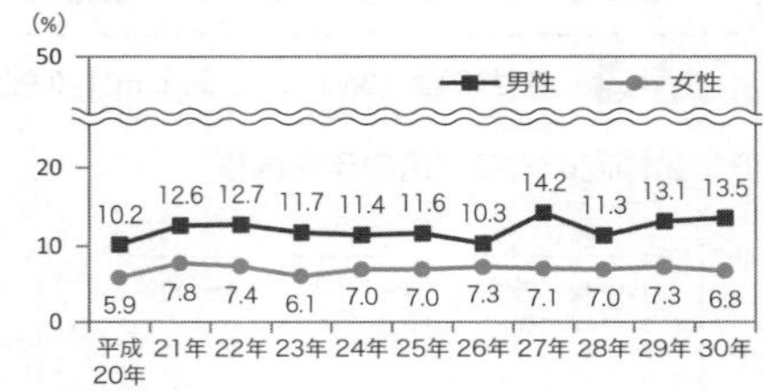

図 4-67 **「糖尿病が強く疑われる者」の割合の年次推移**（20歳以上）（平成20～30年）

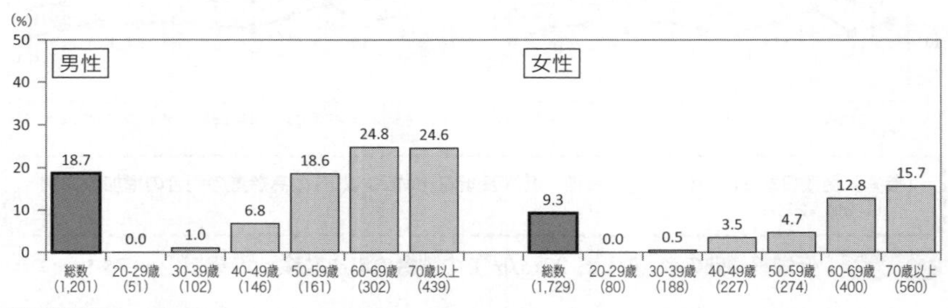

図 4-68 **「糖尿病が強く疑われる者」の割合**（20歳以上、性・年齢階級別）

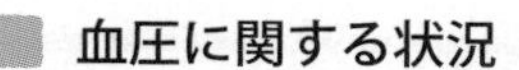

血圧に関する状況

収縮期（最高）血圧の平均値は男性134.7mmHg、女性127.9mmHgである。この10年間でみると、男女とも有意に減少している（**図4-69**）。
収縮期（最高）血圧が140mmHg以上の者の割合は男性36.2%、女性26.0%である。この10年間でみると、男女とも有意に減少している（**図4-70**）。

収縮期（最高）血圧の平均値の年次推移

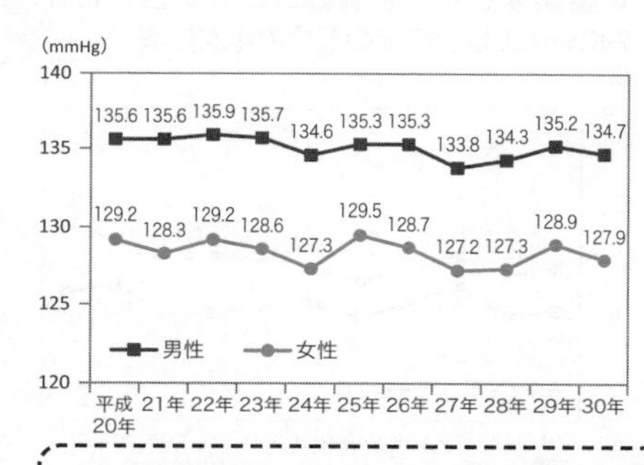

年齢調整した、収縮期（最高）血圧の平均値の年次推移

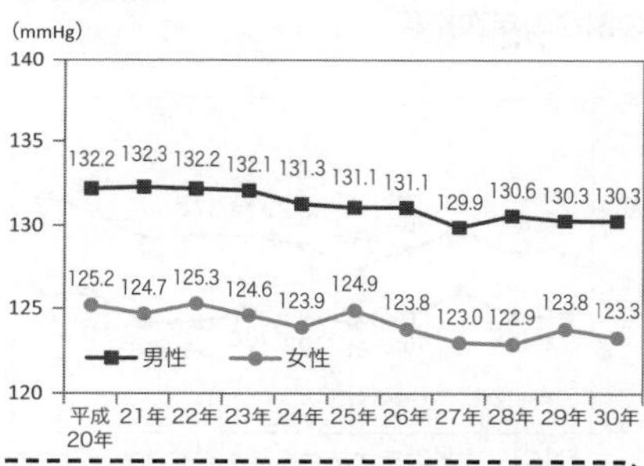

【参考】「健康日本21（第二次）」の目標：高血圧の改善（収縮期血圧の平均値の低下：40～89歳）
目標値：男性134mmHg、女性129mmHg

図4-69　**収縮期（最高）血圧の平均値の年次推移**（20歳以上）（平成20～30年）

収縮期（最高）血圧が140mmHg以上の者の割合の年次推移

(%)
50
40
30
20
10
0
38.1 39.6 39.9 38.0 35.7 38.3 36.2 34.1 34.6 37.0 36.2
28.7 27.5 29.3 28.1 25.5 29.6 26.8 25.1 24.8 27.8 26.0
男性
女性
平成20年 21年 22年 23年 24年 25年 26年 27年 28年 29年 30年

年齢調整した、収縮期（最高）血圧が140mmHg以上の者の割合の年次推移

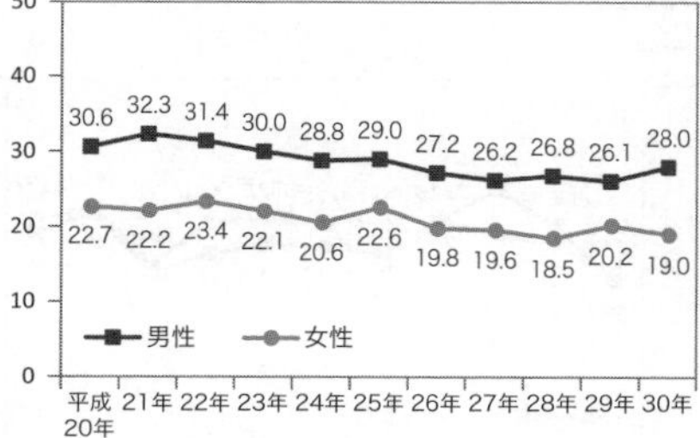

図4-70　**収縮期（最高）血圧が140mmHg以上の者の割合の年次推移**（20歳以上）（平成20～30年）

第4章　健康・栄養関連統計調査

血中コレステロールに関する状況

血清総コレステロール値が240mg/dL以上の者の割合は男性12.2%、女性21.1%である。この10年間でみると、男性は有意な増減はみられないが、女性は有意に増加している（**図4-71**）。

血清non HDLコレステロール値の平均値は男性141.8mg/dL、女性142.6mg/dLである。この10年間でみると、男女とも有意な増減はみられない（**図4-72**）。

血清総コレステロールが240mg/dL以上の者の割合の年次推移

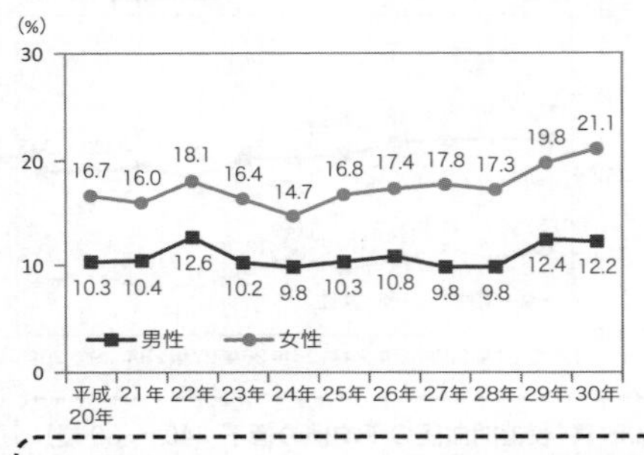

年齢調整した、血清総コレステロールが240mg/dL以上の者の割合の年次推移

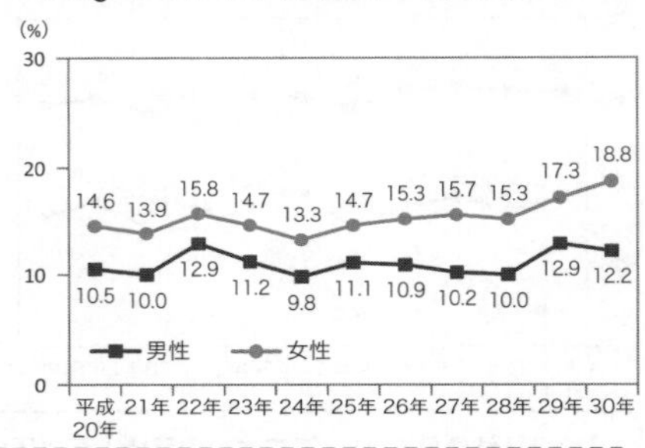

【参考】「健康日本21（第二次）」の目標：脂質異常症の減少（40～79歳）
目標値：総コレステロール240mg/dL以上の者の割合男性　10%、女性17%

図4-71　**血清総コレステロールが240mg/dL以上の者の割合の年次推移**（20歳以上）（平成20～30年）

血清non HDLコレステロール値の平均値の年次推移

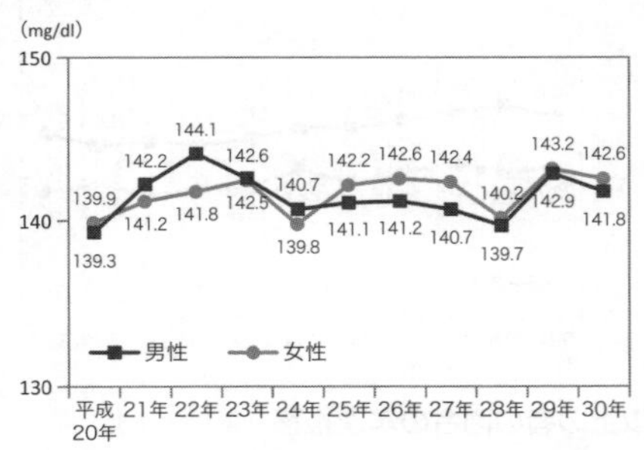

年齢調整した、血清non HDLコレステロール値の平均値の年次推移

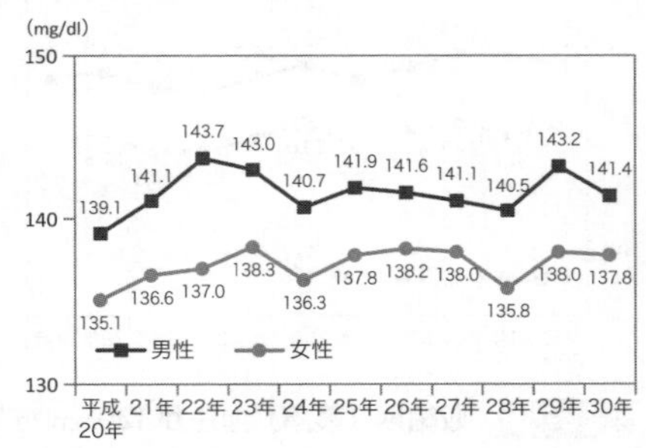

図4-72　**血清non HDLコレステロール値の平均値の年次推移**（20歳以上）（平成20～30年）

第2章 栄養・食生活に関する状況

食塩摂取量の状況

食塩摂取量の平均値は10.1gであり、男女別にみると男性11.0g、女性9.3gである。この10年間でみると、いずれも有意に減少している（**図4-73**）。年齢階級別にみると、男女とも60歳代で最も高い（**図4-74**）。

食塩摂取量の平均値の年次推移

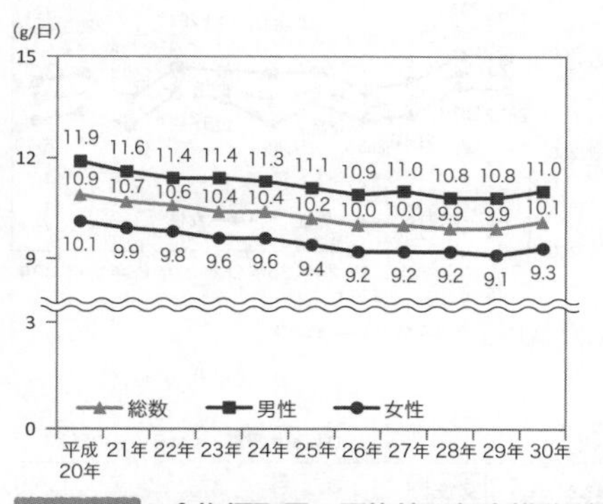

年齢調整した、食塩摂取量の平均値の年次推移

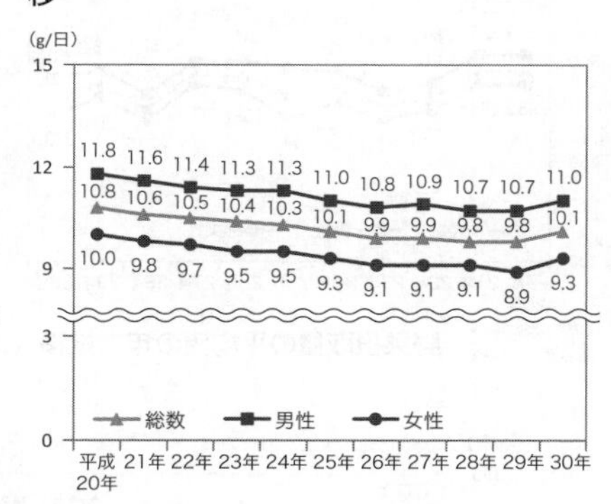

図 4-73 **食塩摂取量の平均値の年次推移**（20歳以上）（平成20～30年）

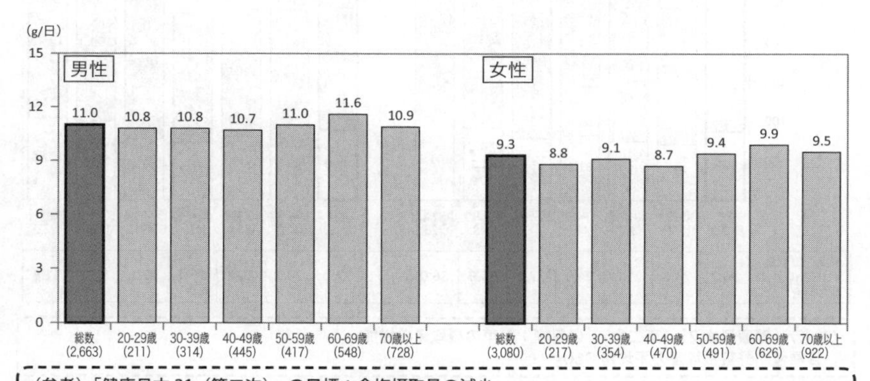

（参考）「健康日本21（第二次）」の目標：食塩摂取量の減少
目標値：１日当たりの食塩摂取量の平均値８g

図 4-74 **食塩摂取量の平均値**（20歳以上、性・年齢階級別）

野菜摂取量の状況

野菜摂取量の平均値は281.4gであり、男女別にみると男性290.9g、女性273.3gである。この10年間でみると、いずれも有意な増減はみられない（**図4-75**）。年齢階級別にみると、男女ともに20～40歳代で少なく、60歳以上で多い（**図4-76**）。

野菜摂取量の平均値の年次推移

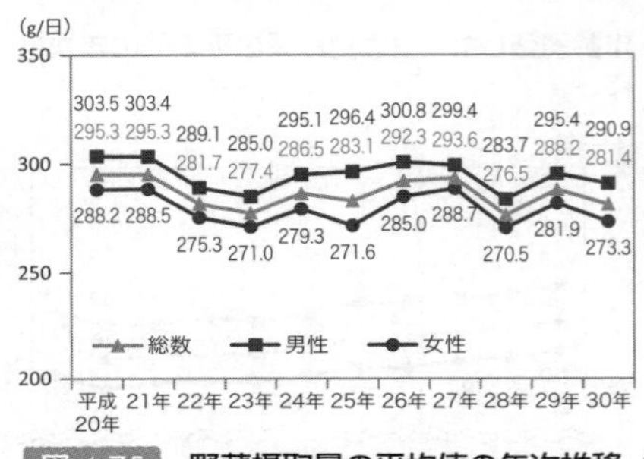

年齢調整した、野菜摂取量の平均値の年次推移

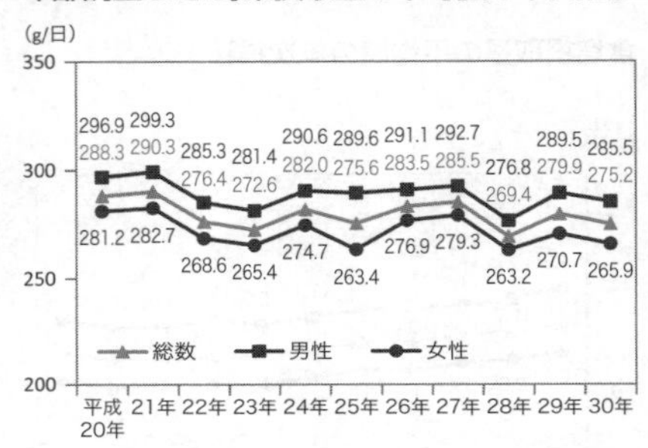

図 4-75　**野菜摂取量の平均値の年次推移**（20歳以上）（平成20～30年）

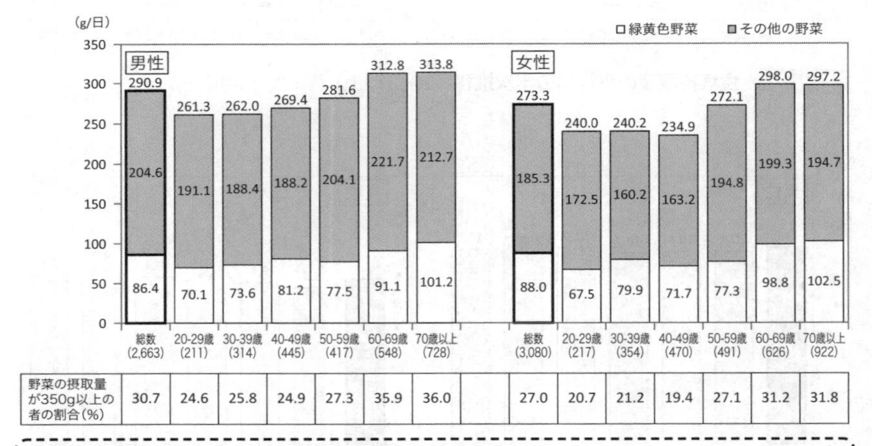

	男性 総数	20-29歳	30-39歳	40-49歳	50-59歳	60-69歳	70歳以上	女性 総数	20-29歳	30-39歳	40-49歳	50-59歳	60-69歳	70歳以上
野菜の摂取量が350g以上の者の割合(%)	30.7	24.6	25.8	24.9	27.3	35.9	36.0	27.0	20.7	21.2	19.4	27.1	31.2	31.8

（参考）「健康日本21（第二次）」の目標：野菜の摂取量の増加
目標値：野菜摂取量の平均値 350g

図 4-76　**野菜摂取量の平均値の年次推移**（20歳以上）（平成20～30年）

食品の選択に関する状況

1．食品を選択する際に重視する点

食品を選択する際に重視する点として回答した者の割合が男女とも高い項目は「おいしさ」であり、男性74.4%、女性77.4%である。男女の違いが大きい主な項目は、「栄養価」、「季節感・旬」、「安全性」、次いで「鮮度」、「価格」である（**図4-77**）。

問：あなたは普段食品を選択する際にどのようなことを重視していますか。

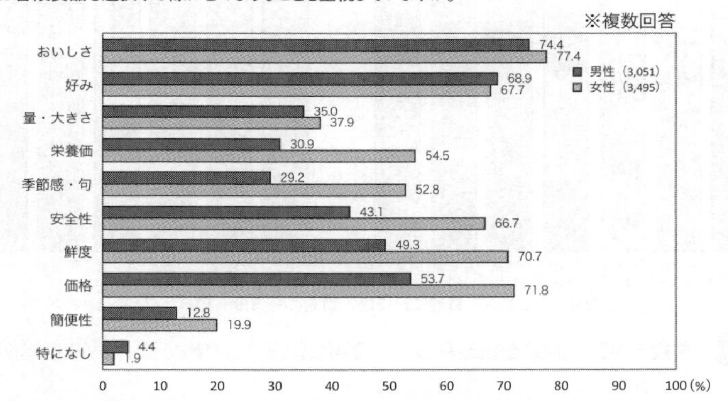

図4-77　**食品を選択する際に重視する点**（20歳以上、性別）

2．栄養バランスのとれた食事に関する状況

主食・主菜・副菜を組み合わせた食事を１日２回以上食べることが、「ほとんど毎日」と回答した者の割合は、男性45.4%、女性49.0%である。年代別にみると男女ともに若い世代ほどその割合が低い傾向にある（**図4-78**）。

主食・主菜・副菜を組み合わせた食事の頻度が週５日以下と回答した者のうち、主食・主菜・副菜の３つを組み合わせるとバランスの良い食事になることを知っている者の割合は、男性88.7%、女性95.5%である。また、知っている者のうち、主食・主菜・副菜の３つを組み合わせて食べることができない理由は、男女ともに「手間がかかる」の割合が最も高い（**図4-79**）。

問：あなたは、主食（ごはん、パン麺類などの料理）、主菜（魚介類、肉類、卵類、大豆・大豆製品を主材料にした料理）、副菜（野菜類、海藻類、きのこ類を主材料にした料理）の3つを組み合わせて食べることが1日に2回以上あるのは週に何日ありますか。

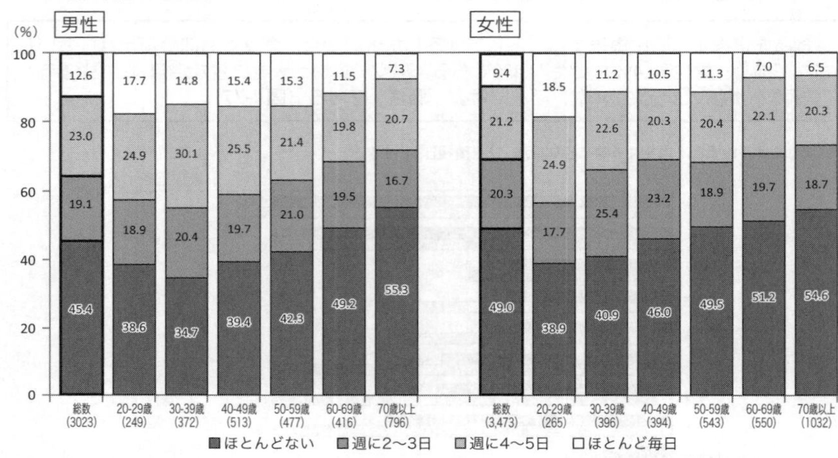

図 4-78 **主食・主菜・副菜を組み合わせた食事の頻度**（20 歳以上、性・年齢階級別）

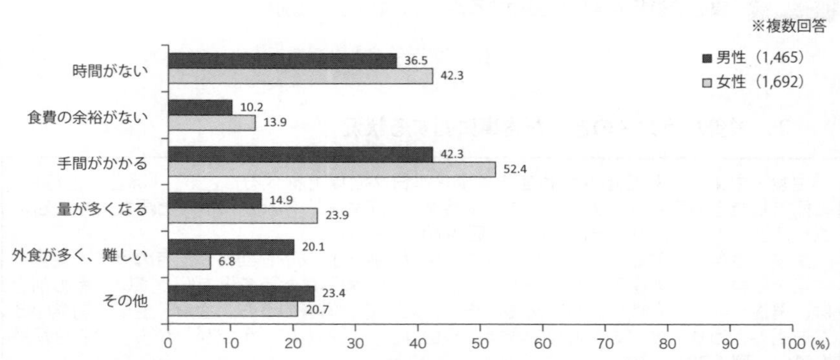

※主食・主菜・副菜を組み合わせた食事を1日2回以上食べる頻度が「週に4～5日」「週に2～3日」「ほとんどない」と回答した者のうち、主食・主菜・副菜の3つを組み合わせることがバランスの良い食事になることを知っている者が回答。

図 4-79 **主食・主菜・副菜の3つを組み合わせて食べることができない理由**（20 歳以上、性別）

第3章　身体活動・運動及び睡眠に関する状況

運動習慣者の状況

運動習慣のある者の割合は、男性で31.8%、女性で25.5%であり、この10年間でみると、男性では有意な増減はなく、女性では有意に減少している（**図4-80**）。年齢階級別にみると、その割合は、男女ともに20歳代で最も低く、それぞれ17.6%、7.8%である（**図4-81**）。

運動習慣のある者の割合の年次推移

(%)
50
40
30
20
10
0

男性：33.3 32.2 34.8 35.0 36.1 33.8 31.2 37.8 35.1 35.9 31.8
女性：27.5 27.0 28.5 29.2 28.2 27.2 25.1 27.3 27.4 28.6 25.5

―■―男性　―●―女性

平成20年 21年 22年 23年 24年 25年 26年 27年 28年 29年 30年

年齢調整した、運動習慣のある者の割合の年次推移

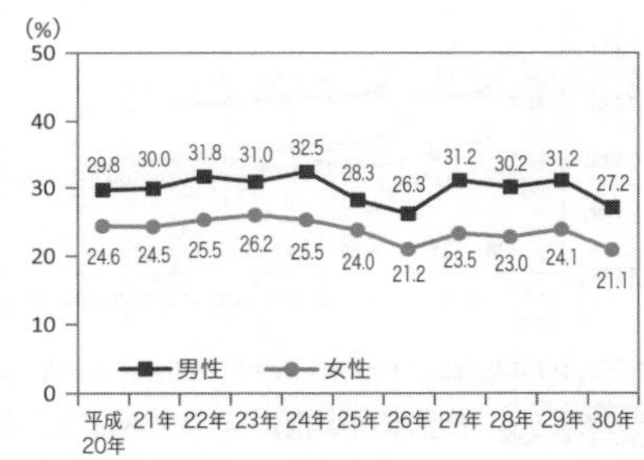

※「運動習慣のある者」とは、1回30分以上の運動を週2回以上実施し、1年以上継続している者。

図4-80　**運動習慣のある者の割合の年次推移**（20歳以上）（平成20～30年）

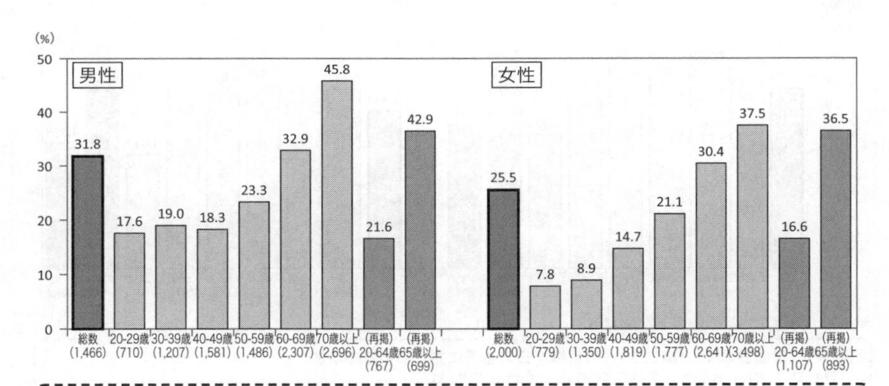

（参考）「健康日本21（第二次）」の目標：運動習慣者の割合の増加
目標値：20～64歳　男性36%　女性33%
65歳以上　男性58%　女性48%

図4-81　**運動習慣のある者の割合**（20歳以上、性・年齢階級別）

第4章　健康・栄養関連統計調査

歩数の状況

歩数の平均値は男性で6,794歩、女性で5,942歩であり、この10年間でみると、男女ともに有意な増減はみられない（**図4-82**）。年齢階級別にみると、20～64歳の歩数は男性7,644歩、女性6,705歩であり、65歳以上は男性5,417歩、女性4,759歩である（**図4-83**）。

歩数の平均値の年次推移

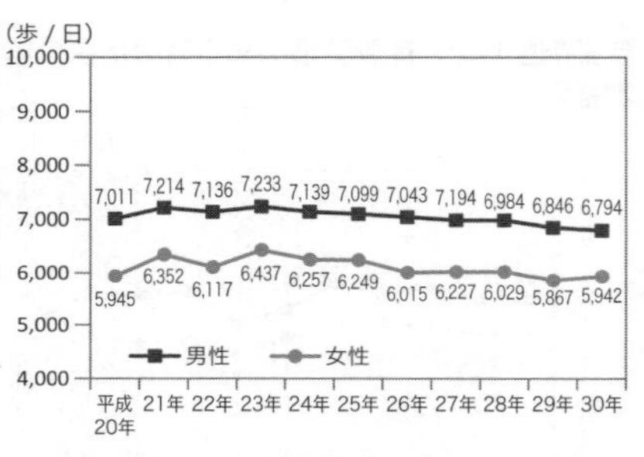

年齢調整した、歩数の平均値の年次推移

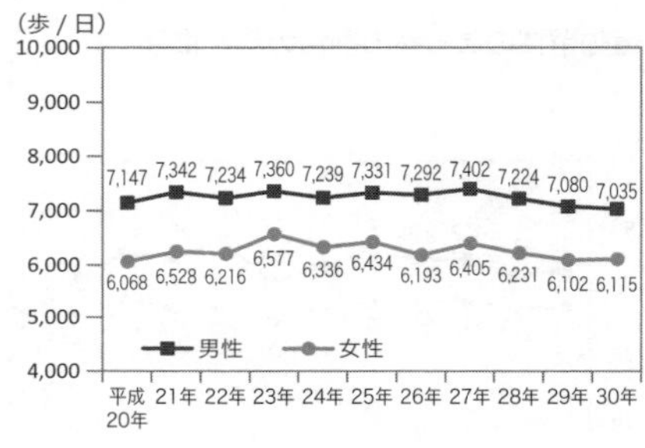

※平成24年以降は、100歩未満または5万歩以上の者は除く。

図 4-82　**歩数の平均値の年次推移**（20歳以上）（平成20～30年）

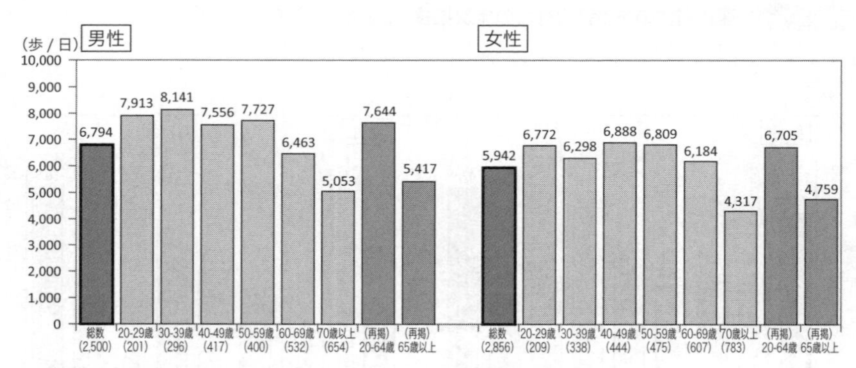

※100歩未満または5万歩以上の者は除く。

（参考）「健康日本21（第二次）」の目標：日常生活における歩数の増加
目標値：20～64歳　男性9,000歩　女性8,500歩
　　　　65歳以上　　男性7,000歩　女性6,000歩

図 4-83　**歩数の平均値**（20歳以上、性・年齢階級別）

睡眠の状況

ここ１ヶ月間、睡眠で休養が十分にとれていない者の割合は21.7%であり、平成21年からの推移でみると、有意に増加している（**図4-84**）。

１日の平均睡眠時間は６時間以上７時間未満の割合が最も高く、男性34.5%、女性34.7%である。６時間未満の者の割合は、男性36.1%、女性39.6%であり、性・年齢階級別にみると、男性の30～50歳代、女性の40～60歳代では４割を超えている（**図4-85**）。

問：ここ１ヶ月間、あなたは睡眠で休養が十分とれていますか。

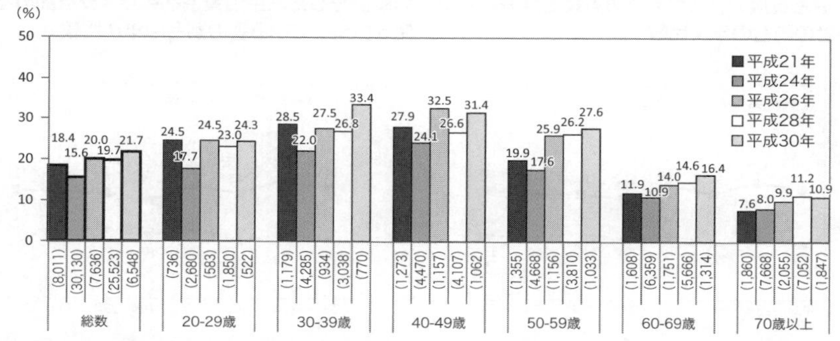

※「睡眠で休養が十分にとれていない者」とは、睡眠で休養が「あまりとれていない」又は「まったくとれていない」と回答した者。

※年齢調整した、睡眠で休養が十分にとれていない者の割合（総数）は、平成21年で19.4%、平成24年で16.3%、平成26年で21.7%、平成28年で20.9%、平成29年で21.9%、平成30年で23.4%であり、平成21年からの推移でみると、有意に増加している。

（参考）「健康日本21（第二次）」の目標：睡眠による休養を十分とれていない者の割合の減少
目標値：15%

図4-84　**睡眠で休養が十分にとれていない者の割合の年次比較**（20歳以上、男女計・年齢階級別）（平成21年、24年、26年、28年、30年）

問：ここ1ヶ月間、あなたの1日の平均睡眠時間はどのくらいでしたか。

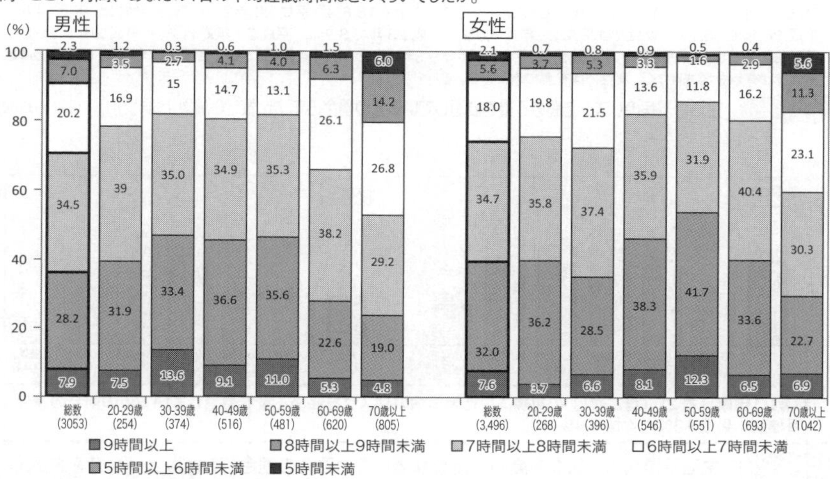

図4-85　**1日の平均睡眠時間**（20歳以上、性・年齢階級別）

第４章　飲酒・喫煙に関する状況

飲酒の状況

生活習慣病のリスクを高める量を飲酒している者の割合は、男性15.0%、女性8.7%である。平成22年からの推移でみると、男性では有意な増減はなく、女性では有意に増加している（**図4-86**）。年齢階級別にみると、その割合は男女とも50歳代が最も高く、男性22.4%、女性15.6%である（**図4-87**）。

生活習慣病のリスクを高める量を飲酒している者の割合の年次比較

(%)
30
20
10
0
男性　女性
15.3　16.3　14.7　15.8　13.9　14.6　14.7　15.0
7.5　8.2　7.6　8.8　8.1　9.1　8.6　8.7
平成22年　23年　24年　26年　27年　28年　29年　30年

年齢調整した、生活習慣病のリスクを高める量を飲酒している者の割合の年次比較

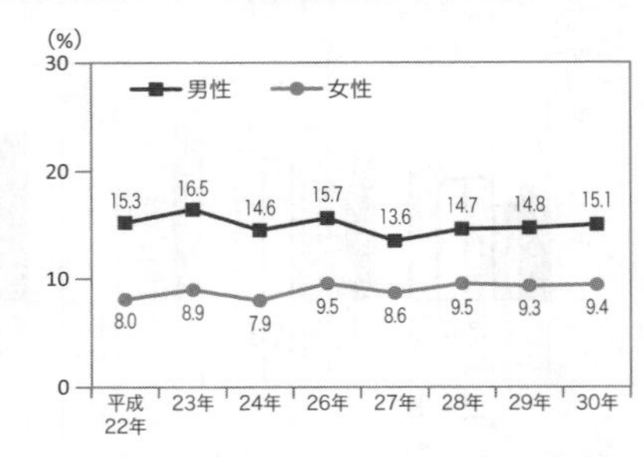

※平成 25 年は未実施。
※「生活習慣病のリスクを高める量を飲酒している者」とは、1日当たりの純アルコール摂取量が男性で 40g 以上、女性 20g 以上の者とし、以下の方法で算出。
①男性：「毎日×2合以上」＋「週5～6日×2合以上」＋「週3～4日×3合以上」＋「週1～2日×5合以上」＋「月1～3日×5合以上」
②女性：「毎日×1合以上」＋「週5～6日×1合以上」＋「週3～4日×1合以上」＋「週1～2日×3合以上」＋「月1～3日×5合以上」

清酒1合（180ml）は、次の量にほぼ相当する。
ビール・発泡酒中瓶1本（約 500ml）、焼酎 20 度（135ml）、焼酎 25 度（110ml）、焼酎 30 度（80ml）、チュウハイ 7 度（350ml）、ウィスキーダブル1杯（60ml）、ワイン2杯（240ml）

※年齢調整した、生活習慣病のリスクを高める量を飲酒している者の割合は、男性では平成 22 年で 15.3%、平成 23 年で 16.5%、平成 24 年で 14.6%、26 年で 15.7%、平成 27 年で 13.6%、平成 28 年で 14.7%、平成 29 年で 14.8%、平成 30 年で 15.1%、女性では平成 22 年で 8.0%、平成 23 年で 8.9%、平成 24 年で 7.9%、平成 26 年で 9.5%、平成 27 年で 8.6%、平成 28 年で 9.5%、平成 29 年で 9.3%、平成 30 年で 9.4%であり、平成 22 年からの推移でみると、男性では有意な増減はなく、女性では有意に増加している。

図 4-86　**生活習慣病のリスクを高める量を飲酒している者の割合の年次比較**（20 歳以上、男女別）（平成 22 ～ 30 年）

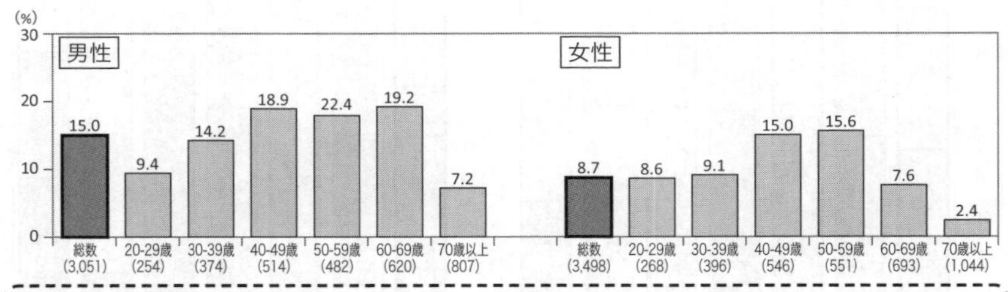

（参考）「健康日本 21（第二次）」の目標：生活習慣病のリスクを高める量を飲酒している者の割合の減少
目標値：男性 13%　女性 6.4%

図 4-87　**生活習慣病のリスクを高める量を飲酒している者の割合**（20 歳以上、性・年齢階級別）

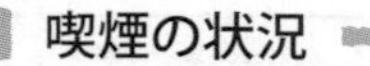

喫煙の状況

現在習慣的に喫煙している者の割合は17.8%であり、男女別にみると男性29.0%、女性8.1%である。この10年間でみると、いずれも有意に減少している（**図4-88**）。年齢階級別にみると、30～60歳代男性ではその割合が高く、習慣的に喫煙している者は3割を超えている（**図4-89**）。

現在習慣的に喫煙している者の割合の年次推移

(%)

	平成20年	21年	22年	23年	24年	25年	26年	27年	28年	29年	30年
総数	21.8	23.4	19.5	20.1	20.7	19.3	19.6	18.2	18.3	17.7	17.8
男性	36.8	38.2	32.2	32.4	34.1	32.1	32.2	30.1	30.2	29.4	29.0
女性	9.1	10.9	8.4	9.7	9.0	8.2	8.5	7.9	8.2	7.2	8.1

年齢調整した、現在習慣的に喫煙している者の割合の年次推移

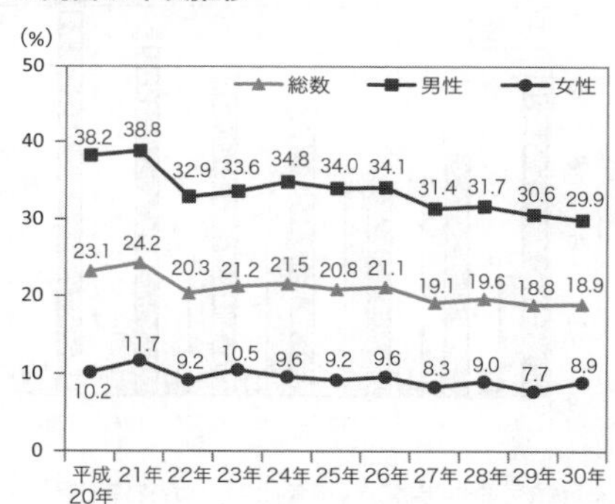

※「現在習慣的に喫煙している者」とは、たばこを「毎日吸っている」または「時々吸う日がある」と回答した者。なお、平成23、24年は、これまでたばこを習慣的に吸っていたことがある者のうち、「この1ヶ月間に毎日またはときどきたばこを吸っている」と回答した者であり、平成20～22年は、合計100本以上または6ヶ月以上たばこを吸っている（吸っていた）者。

図4-88　**現在習慣的に喫煙している者の割合の年次推移**（20歳以上）（平成20～30年）

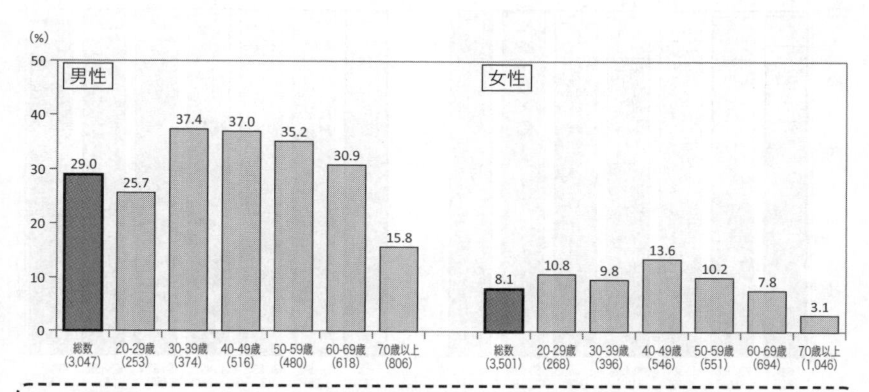

（参考）「健康日本21（第二次）」の目標：成人の喫煙率の減少（喫煙をやめたい者がやめる）
目標値：12%

図4-89　**現在習慣的に喫煙している者の割合**（20歳以上、性・年齢階級別）

現在習慣的に喫煙している者が使用しているたばこ製品の種類は、「紙巻きたばこ」の割合が男性77.0%、女性84.9%であり、「加熱式たばこ」の割合が男性30.6%、女性23.6%である（**図4-90**）。

たばこ製品の組合せについて、「紙巻きたばこのみ」「加熱式たばこのみ」「紙巻きたばこ及び加熱式たばこ」の割合は、男性では68.1%、22.1%、8.5%であり、女性では76.1%、14.8%、8.8%である（**図4-91**）。

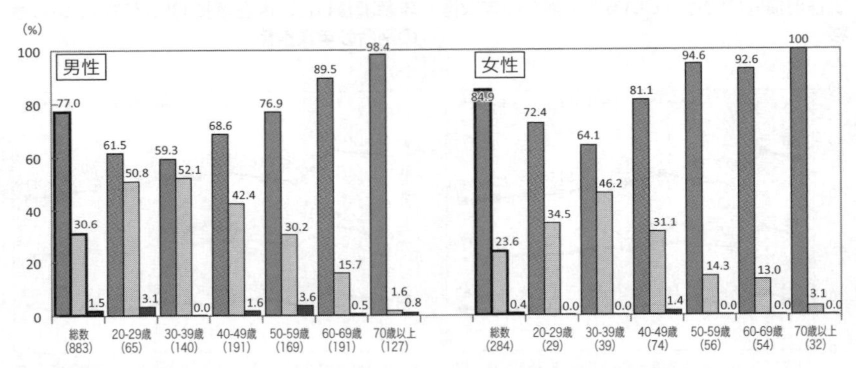

※「現在習慣的に喫煙している者」とは、たばこを「毎日吸っている」または「時々吸う日がある」と回答した者。
※たばこ製品は、「紙巻きたばこ」、「加熱式たばこ」、「その他」の中から、複数回答可とした。

図 4-90　現在習慣的に喫煙している者が使用しているたばこ製品の種類

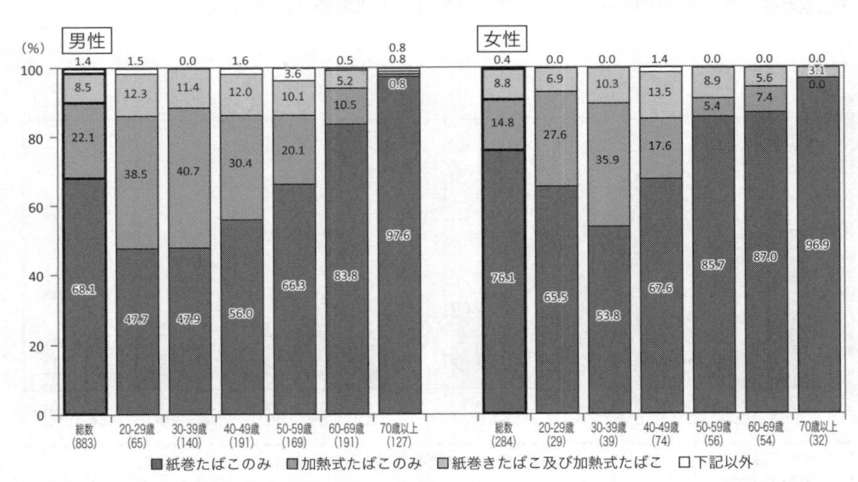

※「紙巻きたばこ及び加熱式たばこ」とは、複数回答において「紙巻きたばこ」および「加熱式たばこ」をそれぞれ選択した者であり、さらに「その他」も選択した1名を含む。

図 4-91　現在習慣的に喫煙している者が使用しているたばこ製品の組合せの状況

禁煙意思の有無の状況

> 現在習慣的に喫煙している者のうち、たばこをやめたいと思う者の割合は32.4%であり、男女別にみると男性30.6%、女性38.0%である（**図4-92、93**）。

現在習慣的に喫煙している者におけるたばこをやめたいと思う者の割合の年次推移

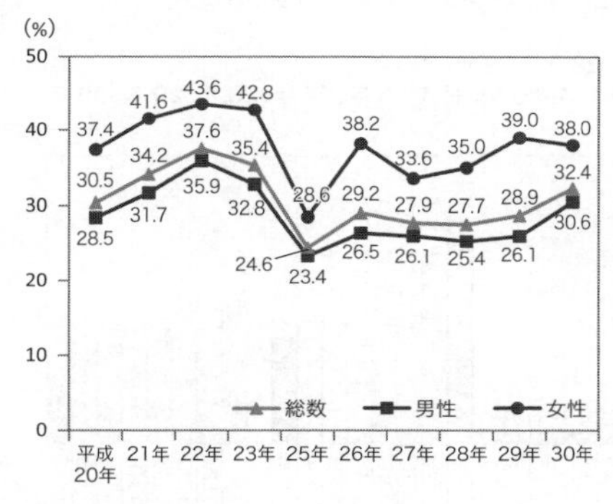

年齢調整した、現在習慣的に喫煙している者におけるたばこをやめたいと思う者の割合の年次推移

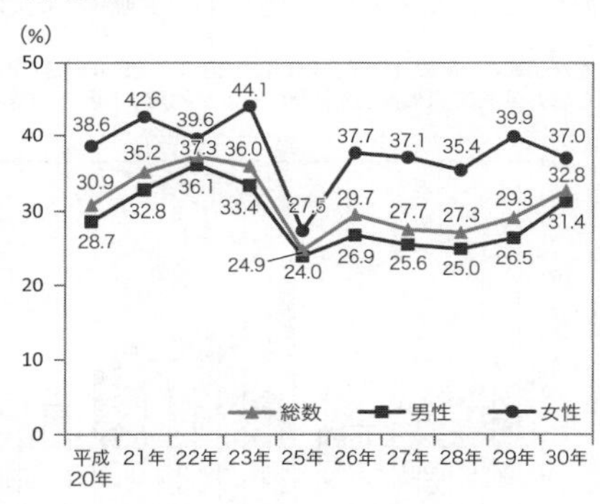

※平成24年は未実施。

図 4-92　**現在習慣的に喫煙している者におけるたばこをやめたいと思う者の割合の年次推移（20歳以上）**（平成20～30年）

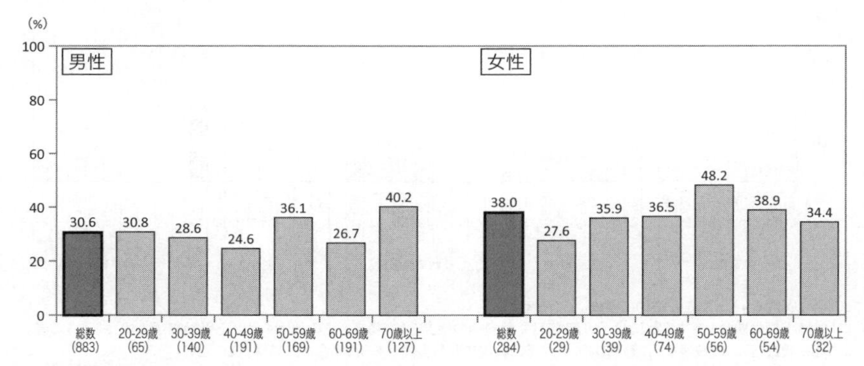

図 4-93　**現在習慣的に喫煙している者におけるたばこをやめたいと思う者の割合**（20歳以上、性・年齢階級別）

受動喫煙の状況

自分以外の人が吸っていたたばこの煙を吸う機会（受動喫煙の機会）を有する者（現在喫煙者を除く）の割合について場所別にみると、「飲食店」では36.9%と最も高く、次いで「路上」では30.9%、「遊技場」では30.3%といずれも３割を超えている（**図4-94**）。平成15年、20年、23年、25年、27年、28年、29年、30年の推移でみると家庭、職場、学校、飲食店、遊技場、行政機関及び医療機関は、有意に減少している。

問：あなたはこの1ヶ月間に、自分以外の人が吸っていたたばこの煙を吸う機会（受動喫煙）がありましたか。

左から順に、平成 15 年、20 年、23 年、25 年、27 年、28 年、29 年、30 年。
ただし、公共交通機関、路上及び子供が利用する屋外の空間は、左から順に平成 25 年、27 年、28 年、29 年、30 年。

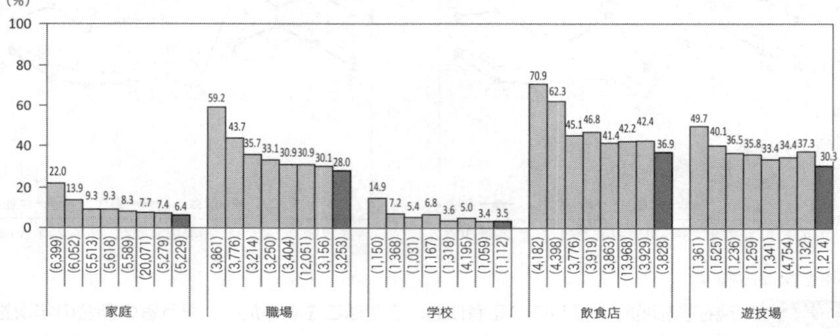

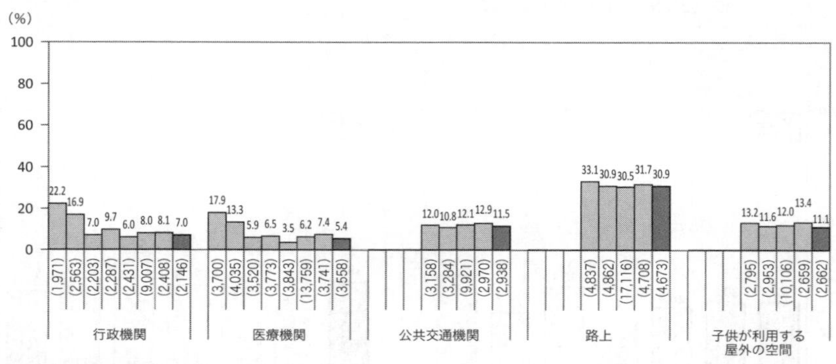

※「現在喫煙者」とは現在習慣的に喫煙している者。
※「受動喫煙の機会を有する者」とは、家庭:毎日受動喫煙の機会を有する者、その他:月1回以上受動喫煙の機会を有する者。
※学校、飲食店、遊技場などに勤務していて、その職場で受動喫煙があった場合は、「職場」欄に回答。
※屋内・屋外等、受動喫煙が生じた場所や場面は不明。

（参考）「健康日本 21（第二次）」の目標：望まない受動喫煙のない社会の実現

図 4-94 **自分以外の人が吸っていたたばこの煙を吸う機会(受動喫煙)を有する者の割合の年次比較**（20 歳以上、男女計、現在喫煙者を除く）（平成 15 年、20 年、23 年、25 年、27 年、28 年、29 年、30 年）

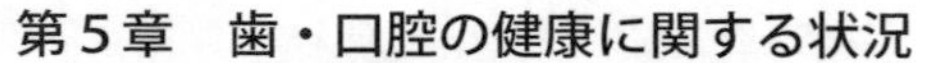

第5章 歯・口腔の健康に関する状況

歯・口腔の健康に関する状況

自分の歯を20歯以上有すると回答した者の割合は76.9%である。平成16年、21年、26年、30年の推移をみると、有意に増加している(**図4-95**)。

歯肉に炎症所見を有すると回答した者の割合は21.3%である。平成16年、21年、26年、30年の推移でみると、有意に減少している(**図4-96**)。

問：自分の歯は何本ありますか。

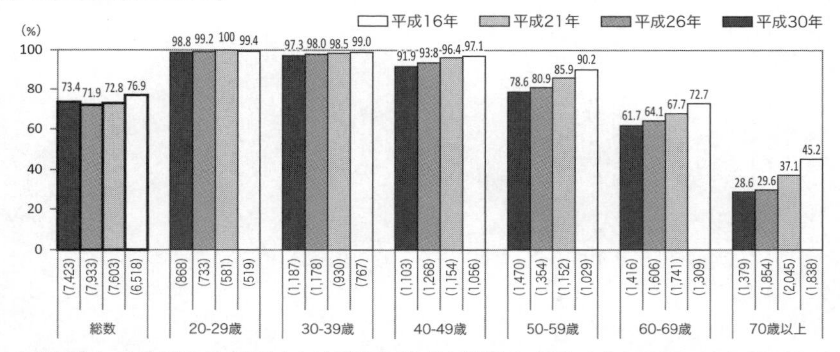

※年齢調整した、自分の歯を20歯以上有すると回答した者の割合(総数)は、平成16年で73.6%、21年で75.0%、26年で78.6%、30年で81.9%であり、平成16年、21年、26年、30年の推移でみると、増加している。

図4-95 20歯以上有すると回答した者の割合の年次比較(20歳以上、男女計)

問：あなたの歯ぐきの状態について「はい」「いいえ」でお答えください。

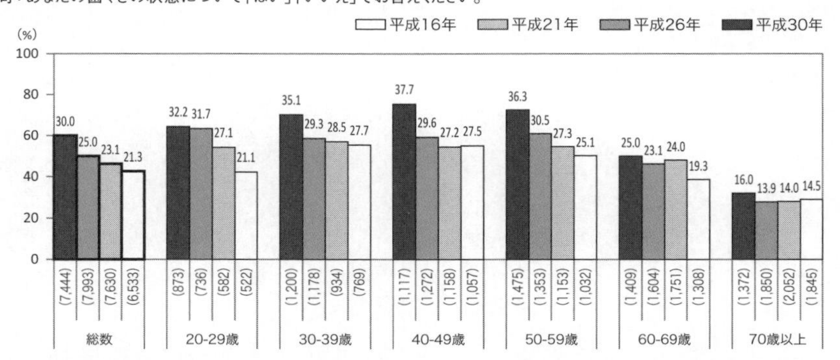

※歯肉に炎症所見を有すると回答した者とは、「歯ぐきの状態」において、「歯ぐきが腫れている」、「歯を磨いたときに血が出る」のいずれかに「はい」と回答した者。

※年齢調整した、歯肉に炎症所見を有すると回答した者の割合(総数)は、平成16年で29.7%、21年で25.7%、26年で24.2%、30年で22.3%であり、平成16年、21年、26年、30年の推移でみると、減少している。

(参考)「健康日本21(第二次)」の目標：20歳代における歯肉に炎症所見を有する者の割合の減少
目標値：25%

図4-96 歯肉に炎症所見を有すると回答した者の割合の年次比較(20歳以上、男女計)

第4章 健康・栄養関連統計調査

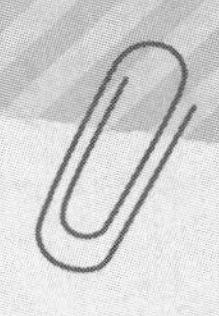

第5章 制度と法律

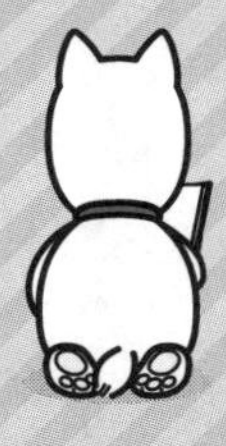

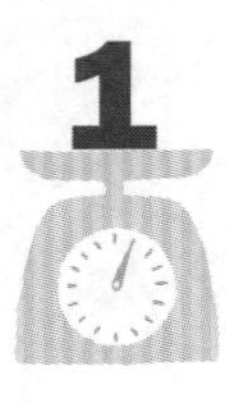

1 栄養関連の診療報酬

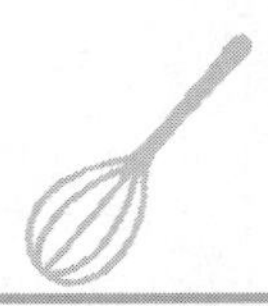

診療報酬とは、医療保険から保険医療機関に支払われる治療費のことである。国はすべての医療行為(ケアや検査、薬剤なども含む)に対し1点10円として点数を定めており、医療保険は、保険適応となっている医療行為を行った保険医療機関に対して、点数に応じて診療報酬を支払っている。診療報酬は2年に1度に改定され、点数の見直しや項目の新設を行っている。

令和2(2020)年度の診療報酬改定では、医療従事者の負担軽減やタスク・シフティングのためのチーム医療として、栄養サポートチーム加算の対象病棟の拡大、外来栄養食事指導料におけるICT(情報通信機器)活用、身近で安心・安全な医療の提供、社会保障制度の安定性・持続可能性をテーマに、特定集中治療室(ICU)での早期栄養介入や医療機関以外の管理栄養士の活動を評価するとともに、栄養サポートチーム・摂食嚥下支援チームの活動範囲拡大、入院時食事療養費における適時適温の緩和などが行われた。

なお、本項では、令和2年度改定で新設された加算には二重下線を、変更された加算には下線を付した。

1 令和2年度の診療報酬改定のポイント

チーム医療推進のためのタスク・シフティング/タスク・シェアリング(働き方改革)

- 栄養サポートチーム加算の対象病棟の拡大〔結核病棟入院基本料、精神病棟入院基本料、特定機能病院入院基本料(結核病棟、精神病棟)の追加〕
- 外来栄養食事指導料におけるICT(情報通信機器)活用の追加
- 入院時食事療養費の算定要件の緩和(必須の帳票の一部簡素化、夕食の配膳時間のばらつき許容、電子レンジ等を用いた再加熱の許容)

多くの場面での安心・安全で質の高い医療の提供

- ICUにおける早期栄養介入管理加算の新設
- 回復期リハビリテーション病棟入院料における管理栄養士配置の要件の見直し

- ●経口摂取回復促進加算の名称を摂食嚥下支援加算に変更し、摂食嚥下支援チームの介入による算定要件・評価の見直し
- ●緩和ケア診療加算（個別栄養食事管理加算）における算定対象疾患の拡大（後天性免疫不全症候群、末期心不全の追加）
- ●外来・入院・集団・在宅患者訪問栄養食事指導料に規定されている特別食の追加（尿素サイクル異常症食、メチルマロン酸血症食、プロピオン酸血症食、極長鎖アシル-CoA脱水素酵素欠損症食、糖原病食）

地域・多職種連携（地域包括ケア）

- ●外来がん化学療法における医師または薬剤師と管理栄養士などとの連携強化のため、連携充実加算を新設
- ●外来栄養食事指導料における連携充実加算の要件を満たす管理栄養士が食事指導を行った場合の算定要件の追加
- ●小児在宅患者訪問口腔リハビリテーション指導管理料において小児栄養サポートチーム等連携加算を新設
- ●在宅患者訪問褥瘡管理指導料における算定要件の緩和〔保険医療機関以外（栄養ケア・ステーション含む）の管理栄養士でも算定可〕
- ●栄養情報提供加算の新設（入院中の栄養管理情報を退院先の医療機関や福祉関係施設へ提供することを評価）
- ●外来栄養食事指導料・在宅患者訪問栄養食事指導料での算定要件の追加（他の医療機関や栄養ケア・ステーションの管理栄養士が指導しても算定可）

2 入院時食事療養・入院時生活療養

入院時食事療養

入院時食事療養は、医療の一環として提供され、医師もしくは管理栄養士または栄養士が検食する。入院時食事療養費とは、被保険者が入院したときに必要となる食費の一部を、入院基本料とは別に、加入している健康保険から支給するものをいう。

この支給額については診療報酬で規定され、所得や、食事形態により給付額が区分される。費用は1食単位で算定できる。なお、平成28（2016）

年度改定で、平成30（2018）年４月から食事の自己負担額が増額（360円→460円/食）されることになり、入院時食事療養費（Ⅱ）(455円/食）を上回った。そこで、平成30年度改定では、自己負担額を超えないよう入院時食事療養費（Ⅱ）が460円/食に見直された。

1．入院時食事療養（Ⅰ）

（1）流動食以外の食事療養を行う場合　640円/食（1日３食まで）

（2）流動食のみを提供する場合　575円/食（1日３食まで）

●施設基準・算定要件：保険医療機関が厚生労働省の定める基準に基づき都道府県に届出を行い、受理された保険医療機関において、管理栄養士または栄養士により、定められた基準による食事療養を行う。

①患者の体位、病状、身体活動レベル等によって適切な栄養量および内容で行われていること。

②適時であること（夕食の配膳時間は原則午後６時以降)。

③適温であること（電子レンジ等での温め直しも認める)。

●（2）については、食事療養として流動食（市販されているものに限る）のみを経管栄養法により提供したとき*に算定される。

＊　食事療養または食事の提供たる療養として、食事の大半を経管栄養法による流動食（市販されているものに限る）により提供した場合のこと。栄養管理がおおむね経管栄養法による流動食によって行われている患者に対し、流動食とは別に、または流動食と混合して、少量の食品または飲料を提供した場合（経口摂取でも経管栄養でもよい）を含む。

●特別食加算〔(1）のみ〕と食堂加算が算定できる。

2．入院時食事療養（Ⅱ）

（1）流動食以外の食事療養を行う場合　506円/食（1日３食まで）

（2）流動食のみを提供する場合　460円/食（1日３食まで）

●施設要件・算定要件：入院時食事療養（Ⅰ）を算定する保険医療機関以外の保険医療機関に入院している患者について、食事療養を行う。

●特別食加算と食堂加算は算定できない。

入院時生活療養

介護保険との均衡の観点から、保険医療機関の療養病棟に入院する65歳以上の者の生活療養〔食事療養（食費〈食材、調理費〉)〕、温度、照明、給

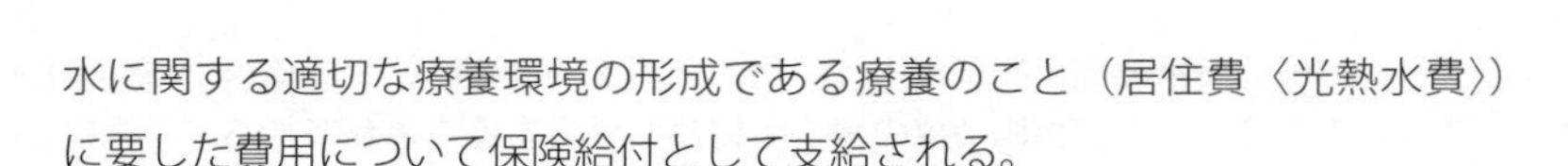

水に関する適切な療養環境の形成である療養のこと（居住費〈光熱水費〉）に要した費用について保険給付として支給される。

1．入院時生活療養（Ⅰ）

（1）流動食以外の食事療養を行う場合　554円/食（1日3食まで）

（2）流動食のみを提供する場合　500円/食（1日3食まで）

（3）温度、照明および給水に関する適切な療養環境　398円/日

●算定要件：定められた基準による生活療養を行ったときに算定される。

●施設基準等：入院時食事療養（Ⅰ）に準ずる。

●特別食加算〔（1）のみ〕と食堂加算が算定できる。

2．入院時生活療養（Ⅱ）

（1）食事療養を行う場合　420円/食（1日3食まで）

（2）温度、照明および給水に関する適切な療養環境　398円/日

●施設基準・算定要件：入院時生活療養（Ⅰ）を算定する保険医療機関以外の保険医療機関に入院中の患者へ、生活療養を行ったときに算定される。

入院時食事療養（Ⅰ）・入院時生活療養（Ⅰ）が受理された保険医療機関での加算

1．特別食加算　76円/食（1日3食まで）

●対象：治療食〔腎臓食、肝臓食、糖尿食、胃潰瘍食（流動食を除く）、貧血食、膵臓食、脂質異常症食、痛風食、てんかん食、フェニールケトン尿症食、楓糖尿症食、ホモシスチン尿症食、ガラクトース血症食、治療乳〕、無菌食、特別な場合の検査食（潜血食）

※治療乳を除く乳児の人工栄養のための調乳、離乳食、幼児食など、さらに治療食のうちで単なる流動食や軟食を除く。

※治療乳とは、いわゆる乳児栄養障害（離乳を終らない者の栄養障害）に対する直接調製する治療乳をいい、治療乳既製品（プレミルク等）を用いる場合および添加含水炭素の選定使用等は含まない。

※心臓疾患、妊娠高血圧症候群などに対する減塩食療法：腎臓食に準じる（高血圧症に対する減塩食療法は除く）。

※腎臓食に準じて取り扱うことができる心臓疾患などの減塩食：食塩相当量1日6g未満の減塩食（妊娠高血圧症候群の減塩食は、日本高血圧学会、日本妊娠高血圧学会等の基準に準じる）。

※肝臓食：肝庇護食、肝炎食、肝硬変食、閉鎖性黄疸食（胆石症、胆嚢炎による閉鎖性黄疸の場合も含む）など。

※侵襲の大きな消化管手術の術後における胃潰瘍食に準ずる食事：特別食加算とする。十二指腸潰瘍の場合も胃潰瘍食とすることができる（手術前後の高カロリー食は対象外）。また、クローン病、潰瘍性大腸炎などにより腸管の機能が低下している患者に対する低残渣食については、特別食とすることができる。

※高度肥満症（肥満度＋70%以上またはBMI 35以上）の食事療法：脂質異常症食に準じる。

※大腸X線検査・大腸内視鏡検査のための、特に残渣の少ない調理済食品の使用：「特別な場合の検査食」とすることができる（外来患者は対象外）。

※てんかん食：難治性てんかん（外傷性のものを含む）の患者に対し、グルコースに代わりケトン体を熱量源として供給することを目的に、炭水化物量の制限・脂質量の増加が厳格に行われた治療食。ただし、グルコーストランスポーター１欠損症またはミトコンドリア脳筋症の患者に提供するてんかん食（治療食として）も、同様に特別食とすることができる。

※特別食として提供される脂質異常症食の対象患者：①LDL-コレステロール値140 mg/dL以上の者、②HDL-コレステロール値40 mg/dL未満の者、③中性脂肪値150 mg/dL以上の者（いずれも空腹時定常状態）。

※貧血食の対象患者：血中ヘモグロビン濃度10 g /dL以下、その原因が鉄分の欠乏に由来する者。

※無菌食の対象患者：無菌治療室管理加算を算定している者。

※特別食加算の対象となる食事として提供される経管栄養：当該特別食に準じて算定。

2．食堂加算　　50円/日

●食堂の床面積は、食堂を利用する病棟または診療所の病床１床当たり0.5 m^2以上とする。

●他の病棟に入院する患者との共用、談話室等との兼用は差し支えない。

●病棟に入院している患者のうち、食堂で食事ができる患者については、食堂で食事を提供するように努める。

3．特別メニューの食事　　17円/食（標準）

●通常の食事療養費では提供できない高価な食事を患者の同意を得て提供する際に算定できる。

3 栄養管理体制

病院における栄養管理体制

医療機関は患者を入院させる際、病棟機能に応じた「入院基本料」を算定

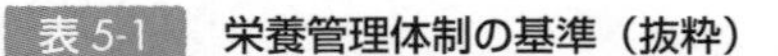

表5-1　栄養管理体制の基準（抜粋）

❶配置基準：常勤の管理栄養士が１名以上。

❷栄養管理手順の作成：管理栄養士をはじめ、医師、看護師、その他医療従事者が共同して栄養管理を行う体制を整備し、あらかじめ栄養管理手順（栄養スクリーニングを含む栄養状態の評価、栄養管理計画、定期的な評価等）を作成。

❸特別な栄養管理の入院診療計画書への記録：入院時に患者の栄養状態を医師、看護職員、管理栄養士が共同して確認し、特別な栄養管理の必要性の有無について入院診療計画書に記載。

❹栄養管理計画の作成：❸において、特別な栄養管理が必要と医学的に判断される患者に栄養状態の評価を行い、医師、管理栄養士、看護師その他の医療従事者が共同して、当該患者ごとの栄養状態、摂食機能や食形態を考慮した栄養管理計画を作成（入院後７日以内）。

❺栄養管理計画の記載事項：栄養補給（栄養補給量、補給方法、特別食の有無等）、栄養食事相談（入院時栄養食事指導、退院時の指導の計画等）、その他栄養管理上の課題に関する事項、栄養状態の評価の間隔等を記載。診療録に本計画書かその写しを添付。

❻栄養状態の評価：患者へ栄養管理計画に基づいた栄養管理を行うとともに、患者の栄養状態を定期的に評価し、必要に応じて栄養管理計画を見直す。

厚生労働省：基本診療料の施設基準等及びその届出に関する手続きの取扱いについて(保医発0305第２号)（令和２年３月５日）

し、診療報酬を請求している。入院基本料とは、各病棟の基本的な入院医療の体制を評価したもので、医学的管理、看護、寝具類などの所定の施設基準を満たした届出を、医療機関の住所を管轄する厚生労働省地方厚生局の各事務所へ提出して承認されて初めて算定できる。

なお、各入院基本料には算定要件として、「栄養管理体制の基準」(**表5-1**)が定められており、同基準を満たせない場合、入院基本料から減算となる。

入院基本料等　栄養管理体制減算　　－40点/日

回復期リハビリテーション病棟における栄養管理体制

回復期リハビリテーション病棟において、患者の栄養状態を踏まえたリハビリテーションやリハビリに応じた栄養管理の推進を図ることが評価され、回復期リハビリテーション病棟入院料１の算定要件が改定された。

回復期リハビリテーション病棟入院料１　2,129点/日

●施設基準：当該病棟に専任の常勤管理栄養士が１名以上配置されていること。

●算定要件：

①当該入院料を算定する全ての患者について、患者ごとに行うリハビリテーション実施計画またはリハビリテーション総合実施計画の作成に当たっては、管理栄養士も参画し、患者の栄養状態を十分に踏まえて行うこと。なお、リハビリテーション実施計画書またはリハビリテーション総合実施計画書における栄養関連項目については必ず記載する。

②当該入院料を算定する全ての患者について、管理栄養士を含む医師、看護師その他医療従事者が、入棟時の患者の栄養状態の確認、当該患者の栄養状態の定期的な評価および栄養管理にかかわる計画の見直しを共同して行う。

③当該入院料を算定する患者のうち、栄養障害の状態にある、もしくは栄養障害の状態になることが見込まれるなど、重点的な栄養管理が必要なものには、栄養状態に関する再評価を週1回以上行うとともに、再評価の結果も踏まえた適切な栄養管理を行い、栄養状態の改善等を図る。

●回復期リハビリテーション病棟入院料1を算定している患者については、入院栄養食事指導料を別に算定できる。

●令和２年度診療報酬改定では、回復期リハビリテーション病棟入院料２～６でも病棟に専任の常勤管理栄養士１名以上が配置されていることが望ましいとされた。

有床診療所における栄養管理体制

栄養管理実施加算　12点/日

●算定要件：栄養管理体制等施設基準に適合しているものとして届け出た有床診療所に入院している患者について算定できる。

※この場合において、入院栄養食事指導料は算定できない

●施設基準：①常勤の管理栄養士が１名以上配置されていること。

②栄養管理を行うための必要な体制が整備されていること。

4 栄養食事指導料

栄養食事指導料は、医師が特別食が必要と認めた者に対して、医師の指示

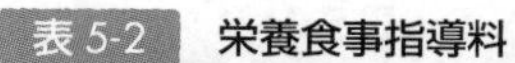
表5-2　栄養食事指導料

<table>
<tr><th>栄養食事指導</th><th colspan="2">算定要件等</th></tr>
<tr><td>外来栄養食事指導料1</td><td>①初回 260 点
②2回目以降
対面：200 点 / 月
ICT 利用：180 点 / 月</td><td rowspan="2">・初回の指導を行った月は月2回まで、その他の月は月1回まで。
・指導時間は初回おおむね 30 分以上、2回目以降はおおむね 20 分以上。
・入院していない患者に対し、管理栄養士が医師の指示に基づき具体的な献立を示して療養のため必要な栄養指導を行った場合に算定。
・管理栄養士は常勤でなくともよい。
・対象は入院時栄養食事指導料に準じる。
・ICT 活用：医師の指示に基づき管理栄養士が電話や ICT などによって必要な指導を行った場合に、月1回に限り算定。</td></tr>
<tr><td>外来栄養食事指導料2</td><td>①初回 250 点
②2回目以降 190 点 / 月</td></tr>
<tr><td>入院栄養食事指導料1</td><td colspan="2">①初回 260 点 / 週（入院中1回 / 指導時間 おおむね 30 分以上）
②2回目 200 点 / 週（入院中1回 / 指導時間 おおむね 20 分以上）｝計2回まで
・入院中の患者に対し、管理栄養士が医師の指示に基づき具体的な献立によって療養のため必要な栄養指導を行った場合。
・対象：特別食[*1]が必要な患者、がん患者、摂食機能または嚥下機能が低下した患者、低栄養状態にある患者。</td></tr>
<tr><td>入院栄養食事指導料2</td><td colspan="2">①初回 250 点（入院中1回 / 指導時間 おおむね 30 分以上）
②2回目 190 点 / 週（入院中1回 / 指導時間 おおむね 20 分以上）｝計2回まで
・有床診療所に入院中の患者に対し、管理栄養士が医師の指示に基づき具体的な献立によって対面で栄養指導を行った場合に算定。
・そのほかは入院栄養食事指導料1に準じる。
・常勤の管理栄養士を配置している場合は栄養管理実施加算を算定し、入院栄養食事指導料は算定できない。</td></tr>
<tr><td>集団栄養食事指導料</td><td colspan="2">・80 点 / 月・人
・1回 15 人以下で 40 分以上。患者1人につき、月1回（入院患者は入院期間中に2回が限度）。
・特別食[*1]を必要とする複数の患者を対象に管理栄養士が医師の指示に基づき栄養指導を行った場合に算定。
・外来栄養食事指導料または入院栄養食事指導料を同一日にあわせて算定できる。</td></tr>
<tr><td>在宅患者訪問栄養食事指導料1</td><td>①単一建物診療患者[*2]が1人の場合　530 点
②単一建物診療患者[*2]が2人以上9人以下の場合　480 点
③上記以外の場合　440 点</td><td rowspan="2">・月2回まで算定可能。
・30 分以上の調理を伴う指導。
・診療に基づき計画的な医学管理を継続して行い、かつ管理栄養士が訪問して具体的な献立によって食事の用意や摂取などに関する具体的な指導を行った場合に算定。
・対象は、在宅で療養しており、疾病・負傷のために通院が困難な者。または、特別食[*1]が必要な患者、がん患者、摂食機能または嚥下機能が低下した患者、低栄養状態にある患者。</td></tr>
<tr><td>在宅患者訪問栄養食事指導料2</td><td>①単一建物診療患者[*2]が1人の場合　510 点
②単一建物診療患者[*2]が2人以上9人以下の場合　460 点
③上記以外の場合　420 点</td></tr>
</table>

ICT：情報通信機器

＊1；提供する特別食：入院時食事療養（Ⅰ）または入院時生活療養（Ⅰ）における特別食のほかに、高血圧症の患者に対する塩分6g/日未満の減塩食、尿素サイクル異常症食、メチルマロン酸血症食、プロピオン酸血症食、極長鎖アシル-CoA 脱水素酵素欠損症食、糖原病食、食物アレルギーを持つことが明らかな9歳未満の小児に対する小児食物アレルギー食（外来栄養食事指導料および入院栄養食事指導料に限る）

＊2；単一建物診療患者：当該建築物に居住する者のうち、当該保険医療機関が在宅医学管理を行っている者

に基づき、管理栄養士が指導を行った場合に算定できる（**表5-2**）。

令和２年度の改定では、以下①〜③の変更が行われた。

①外来・入院・集団・在宅患者訪問栄養食事指導の対象として、尿素サイクル異常症食、メチルマロン酸血症食、プロピオン酸血症食、極長鎖アシル-CoA脱水素酵素欠損症食、糖原病食が追加された。

②外来栄養食事指導料・在宅患者訪問栄養食事指導料における算定要件として、他の医療機関や栄養ケア・ステーションの管理栄養士による栄養食事指導が追加された。

③外来栄養食事指導料において、２回目以降の栄養指導においてICT（情報通信機器）の活用が算定要件として認められた。

5 ICUにおける早期栄養介入管理加算

令和２年度改定では、患者の早期離床、在宅復帰を推進する観点から、特定集中治療室（ICU）において、早期の経腸栄養などによる栄養管理の実施を評価するために新設された。

早期栄養介入管理加算　　400点/日（７日を限度）

●算定要件：ICU入室後早期から経腸栄養などの必要な栄養管理が行う。

●施設基準：ICUに次の要件を満たす管理栄養士が専任で配置されていること。

①栄養サポートチーム加算の施設基準にある研修を修了し、栄養サポートチームでの栄養管理の経験を３年以上。

②ICUにおける栄養管理の経験を３年以上。

③特定集中治療室管理料を算定する一般病床の治療室における管理栄養士の数は、当該治療室の入院患者の数が10またはその端数を増すごとに１以上。

また、入室患者全員に栄養スクリーニングを実施し、抽出された患者に対し、次の項目を実施する。

ア　栄養アセスメント
イ　栄養管理にかかわる早期介入の計画作成
ウ　腸管機能評価を実施し、入室後48時間以内に経腸栄養等を開始

（ア〜ウ：ICU入室後48時間以内）

エ　経腸栄養開始後は、１日に３回以上のモニタリングを行い、その結

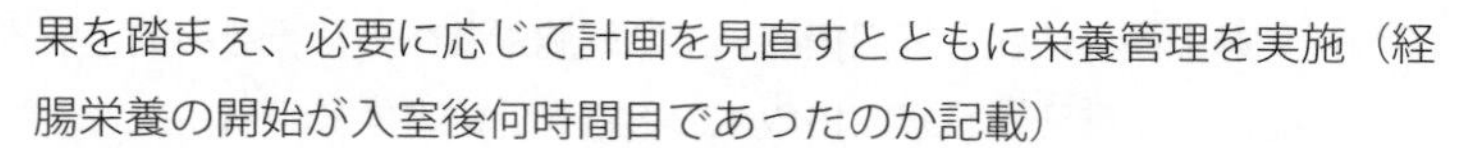

果を踏まえ、必要に応じて計画を見直すとともに栄養管理を実施（経腸栄養の開始が入室後何時間目であったのか記載）

オ　再アセスメントを実施し、胃管からの胃内容物の逆流の有無等の確認

カ　ア～オまでの内容を診療録等に記載

なお、上記項目を実施する場合、ICUの医師、看護師、薬剤師等とのカンファレンスおよび回診等を実施するとともに、早期離床・リハビリテーションチームが設置されている場合は、適切に連携して栄養管理を実施すること。

当該加算の１日当たりの算定患者数は、管理栄養士１名につき、10人以内とする。また、当該加算および栄養サポートチーム加算を算定する患者数は、管理栄養士１名につき、合わせて15人以内とする。

⑥ 栄養サポートチーム加算

急性期の入院医療を行う一般病棟において、栄養障害を生じている患者または栄養障害を生じるリスクの高い患者に対して、医師、看護師、薬剤師および管理栄養士などからなるチームを編成し、栄養状態改善の取組みが行われた場合を評価する制度である。平成22（2010）年度改定により新設され、平成24年度改定で一部拡充された。また、平成26（2014）年度改定では、医療資源の少ない地域に配慮した評価（特定地域）が新設され、さらに平成28年度改定では、歯科医師が参加した場合の評価が新設された。平成30年度改定では、新たに栄養サポートチーム等連携加算が加わった。令和２年度改定では、栄養サポートチーム加算の対象となる病棟が拡大した。

1．栄養サポートチーム加算　200点/週

- **算定可能病棟**：一般病棟入院基本料、特定機能病院入院基本料（一般病棟）、専門病院入院基本料、療養病棟入院基本料、結核病棟入院基本料、精神病棟入院基本料、特定機能病院入院基本料（結核病棟、精神病棟）。ただし、療養病棟、結核病棟、精神病棟については、入院日から起算して６月以内に限り算定可能とし、入院１月までは週１回、入院２月以降６月までは月１回に限り算定可能とする。
- **算定対象者**：栄養管理計画を策定している患者のうち、次の①から④までのいずれかに該当する者について算定できる。

①血中アルブミン値が3.0 g/dL以下で、栄養障害があると判定された患者

②静脈栄養法から経口摂取または経腸栄養への移行を目的とする患者
③経腸栄養法から経口摂取への移行を目的とする患者
④栄養治療により改善が見込めると判断した患者

●算定要件：
①対象患者に対する栄養カンファレンスと回診の開催（週１回程度）
②対象患者に関する栄養治療実施計画の作成とそれに基づく適切な治療
③１日当たりの算定患者数は、１チームにつきおおむね30人以内など

●施設基準：医療機関内に、次の専任の①～④から構成される栄養管理にかかわるチームが設置されており、いずれか１人は専従であること。ただし、当該栄養サポートチームが診察する患者数が１日に15人以内である場合は、いずれも専任で差し支えない。

いずれも栄養管理にかかわる所定の研修を修了した、①常勤医師、②常勤看護師、③常勤薬剤師、④常勤管理栄養士

そのほか、歯科医師、歯科衛生士、臨床検査技師、理学療法士、作業療法士、社会福祉士、言語聴覚士が配置されていることが望ましい。

※栄養サポートチーム加算を算定の場合、入院栄養食事指導料、集団栄養食事指導料、乳幼児育児栄養指導料は別に算定できない。

2．栄養サポートチーム加算（特定地域）　100点/週

平成26年度改定で、医療資源の少ない地域に対して、対象医療圏は変更せずに、地域包括ケア病棟入院料などの評価要件を緩和した形で設けられた。

●施設基準：①専従、専任、常勤を緩和する（医師のみ常勤）
②専任チームの設置を緩和し、指導等を行った場合に算定可

3．栄養サポートチーム加算　歯科医師連携加算　50点/週追加

平成28年度改定で設けられた。院内または院外の歯科医師が、栄養サポートチームの構成員として、その診療に従事した場合に算定できる。

そのほかにもチームで診療を行う入院基本料等加算について、同様の評価が設定されている。

4．栄養サポートチーム等連携加算　80点/月

平成30年度改定により、歯科医師が栄養サポートチーム等と連携して口腔機能管理を実施した場合の評価が新設された。歯科疾患在宅療養管理料と在宅患者訪問口腔リハビリテーション指導管理料の加算で算定される。

栄養サポートチーム等連携加算１

- **算定要件**：院外の歯科医師が、栄養サポートチーム等の構成員として対象入院患者の診療を行う。診療結果を踏まえ、口腔機能評価に基づく管理を行った場合に算定できる。

栄養サポートチーム等連携加算２

- **算定要件**：施設外の歯科医師が、介護保険施設等の入所患者に対して施設で行われる、経口による継続的な食事摂取を支援するための食事観察および会議に参加する。この結果を踏まえ、口腔機能評価に基づく管理を行った場合に算定できる。

7 摂食嚥下支援チームによる摂食嚥下支援加算

令和２年度改定では、摂食嚥下障害を有する患者に対して多職種チームによる効果的な介入が推進されるよう、摂食機能療法の経口摂取回復促進加算について要件および評価を見直し、摂食嚥下支援加算と名称が変更された。

摂食嚥下支援加算　　**200点**（週１回に限り、摂食機能療法に加算）

- **算定対象**：摂食嚥下支援チームの対応によって摂食機能または嚥下機能の回復が見込まれる患者
- **算定要件**：摂食嚥下支援チームにより、内視鏡下嚥下機能検査または嚥下造影検査の結果に基づいて、摂食嚥下支援計画書を作成。その後、定期的にこれらの検査を実施（月１回以上）。検査結果を踏まえ、チームカンファレンスを実施（週１回以上）。カンファレンス結果に基づき、摂食嚥下支援計画書の見直し、嚥下調整食の見直し等を実施など。
- **施設基準**：専任常勤の医師または歯科医師をはじめ、専任常勤の管理栄養士などから成る摂食嚥下支援チームを設置し、入院時および退院時の嚥下機能の評価等について報告する。

8 個別栄養食事管理加算

平成30年度改定により、緩和ケア診療加算について、緩和ケアを要するがん患者に対する栄養食事管理の取組みを評価する制度が新設され、令和２年度改定で後天性免疫不全症候群、末期心不全が対象患者に追加された。

個別栄養食事管理加算　　70点/日

●算定要件：

①緩和ケア診療加算を算定している緩和ケアを要する患者について、緩和ケアチームに管理栄養士が参加し、患者の症状や希望に応じた栄養食事管理を行う。

②緩和ケア診療実施計画に基づき実施した栄養食事管理の内容を診療録等に記載する、または当該内容を記録したものを診療録に添付する。

●施設基準：

緩和ケアチームに、次のいずれかの経験を有する専任の管理栄養士が参加していること。

①緩和ケア病棟において緩和ケアを要する患者の栄養食事管理に従事した経験を有する。

②緩和ケア診療を行う医療機関において栄養食事管理（緩和ケアを要する患者に対するものを含む。）にかかわる３年以上の経験を有する。

9 連携充実加算

令和２年度改定では、質の高い外来がん化学療法を提供するため、患者にレジメン（治療内容）を提供し、患者の状態を踏まえた必要な指導を行うとともに、地域の薬局薬剤師を対象とした研修会の実施等の連携体制を整備することを評価するため新設された。

連携充実加算　　　　150点（月１回）

●算定対象：外来化学療法加算１（抗悪性腫瘍剤を注射した場合）のＡを算定する患者

●算定要件：化学療法の経験を有する医師または薬剤師が、抗悪性腫瘍剤などの副作用の発現状況を評価するとともに、副作用の発現状況を記した治療計画等の文書*を患者に交付すること。また、療養のため必要な栄養の指導を実施する場合には、管理栄養士と連携を図ること。

*患者に交付する文書の記載内容：実施しているレジメン、レジメンの実施状況、抗悪性腫瘍剤等の投与量、主な副作用の発現状況、その他医学・薬学的管理上必要な事項

●施設基準：

①外来化学療法加算１に規定するレジメンにかかわる委員会への管理栄養士の参加。

②地域の保険薬局等との連携体制として、次に掲げる体制の整備。

ア　当該保険医療機関で実施される化学療法のレジメンをホームページ等で閲覧できるようにしておくこと。

イ　当該保険医療機関において地域の薬局薬剤師等を対象とした研修会等を年１回以上実施すること。

ウ　保険薬局等からのレジメンに関する照会等に応じる体制の整備。また、当該体制について、ホームページや研修会等での周知。

③外来化学療法を実施している保険医療機関に５年以上勤務し、栄養管理（悪性腫瘍患者に対するものを含む）にかかわる３年以上の経験を有する専任の常勤管理栄養士の勤務。

⑩ 入退院支援加算における栄養評価

平成30年度改定により患者が早期に退院し、退院後に住み慣れた地域での暮らしができるよう、「退院支援加算」から「入退院支援加算」に改称された。改称にともない入院時から退院困難者を抽出するため、入院の際、患者の利用している介護サービスや服薬状況などを確認するとともに、栄養状態を評価することも算定要件となった。

入院前の支援を行った場合、平成30年度改定により新設された「入院時支援加算」が算定できる。

入院時支援加算１　230点

入院時支援加算２　200点

●算定対象：

①自宅等から入院する予定入院患者（他の保険医療機関から転院する患者以外）であること。

②入退院支援加算を算定する患者であること。

●算定要件：入院の決まった患者に対し、入院中の治療や入院生活にかかわる計画に備え、1）入院前に以下の①～⑧を行い、その内容を踏まえ、2）入院中の看護や栄養管理等にかかわる療養支援の計画を立て、3）患者および入院予定先の病棟職員と共有する。患者の病態等により①～⑧のすべてを実施できない場合は、実施した内容の範囲で療養支援計画を立てても差し支えないが、この場合であっても、①、②および⑧は必ず実施する。①～⑧のすべてを実施し、療養支援計画を立てた場合は「入院時支援加算１」を算定できる。

①身体的・社会的・精神的背景を含めた患者情報の把握
②入院前に利用していた介護サービスまたは福祉サービスの把握（要介護・要支援状態のみ）
③褥瘡に関する危険因子の評価
④栄養状態の評価
⑤服薬中の薬剤の確認
⑥退院困難な要因の有無の評価
⑦入院中に行われる治療・検査の説明
⑧入院生活の説明

●施設基準：
①入退院支援加算1、2または3で求める人員に加え、以下の十分な経験を有する職種の配置。
・許可病床数200床以上：専従の看護師が1名以上または専任の看護師および専任の社会福祉士が1名以上
・許可病床数200床未満：専任の看護師が1名以上
②地域連携にかかわる十分な体制の整備。

11 栄養情報提供加算

令和２年度改定では、退院後も栄養管理に留意が必要な患者について、入院中の栄養管理に関する情報を示す文書を用いて患者に説明し、退院先の医療機関等へ提供するために新設された。

栄養情報提供加算　　**50点**（入院中１回のみ）

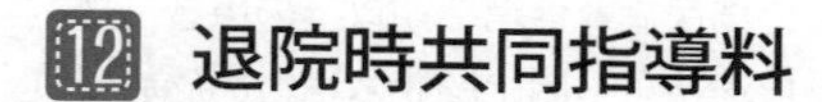

12 退院時共同指導料

平成30年度改定により、退院後に患者が安心して療養生活を送ることができるよう、関係医療機関間の連携を推進しつつ患者へ共同で指導を行って、その内容を情報提供した場合にどちらの機関でも算定できる。算定要件の職種に、医師や看護職員以外の職種である薬剤師、理学療法士、作業療法士、言語聴覚士、社会福祉士と管理栄養士が追加された。

退院時共同指導料1　1,500点（在宅療養支援診療所以外の場合900点）（当該入院中1回※）

退院時共同指導料2　400点（当該入院中1回※）

※厚生労働大臣が定める疾病等の患者の場合、当該入院中2回算定できる

- **施設基準**：在宅療養支援診療所
- **算定要件**：在宅療養担当医療機関の保険医または当該保険医の指示を受けた保健師、助産師、看護師、准看護師、薬剤師、管理栄養士、理学療法士、作業療法士、言語聴覚士もしくは社会福祉士が、当該患者の同意を得て、入院中の保険医療機関の保険医又は看護師等、薬剤師、管理栄養士、理学療法士、作業療法士、言語聴覚士もしくは社会福祉士と共同で退院後の在宅での療養上必要な説明・指導を行った上で、文書により情報提供する。なお、退院時共同指導料2の場合、在宅療養担当医療機関の保険医の指示を受けた訪問看護ステーションの看護師等（准看護師を除く）や、介護支援専門員（ケアマネージャー）、相談支援専門員等も対象職種となる。

13 糖尿病透析予防指導管理料

透析医療における重症化や糖尿病患者の透析移行の予防のために、外来では糖尿病患者に対し、医師・看護師（または保健師）・管理栄養士（透析予防診療チーム）などが連携して、重点的な医学管理を行うことが重要となっている。

糖尿病透析予防指導管理料　　350点/月

- **算定要件**：

①HbA1cが6.5%（NGSP値）以上または内服薬やインスリン製剤を使用

している外来糖尿病患者であって、糖尿病腎症第２期以上の患者（透析患者を除く）に対し、医師が糖尿病透析予防に関する指導の必要性を認めた場合。

②透析予防診療チームが、①の患者に対し、日本糖尿病学会の「糖尿病治療ガイド」等に基づき、患者の病期分類、食塩・たんぱく制限等の食事指導、運動指導、生活習慣に関する指導等を必要に応じて実施した場合。

③保険者から保健指導を行う目的で情報提供などの協力の求めがある場合に、患者の同意を得て、必要な協力を行うこと。

●施設基準：

①以下から構成される透析予防診療チームが設置されていること。
専任の医師、看護師（または保健師）、管理栄養士（糖尿病および糖尿病腎症の栄養指導に従事した経験を5年以上有する者であること）

②糖尿病教室を定期的に実施すること等により、糖尿病について患者およびその家族に対して説明が行われていること。

③１年間に当該管理料を算定した患者の人数、状態の変化等について報告を行うこと。

④薬剤師、理学療法士が配置されていることが望ましい。など

※医師か看護師（または保健師）のどちらか一方は常勤である必要があるが、管理栄養士は非常勤でよい

※外来栄養食事指導料、集団栄養食事指導料は、糖尿病透析予防指導管理料に含む

また、平成26年度改定では、栄養サポートチーム加算と同様に、医療資源の少ない地域に配慮した評価にあたる「糖尿病透析予防指導管理料（特定地域）175点（月１回）」が設けられている。

さらに、平成30年度改定では、糖尿病透析予防指導管理料の腎不全期患者指導加算について、対象患者を「腎不全に至っていない高度腎機能障害の患者」に拡大するとともに、下記の名称に見直された。

糖尿病透析予防指導管理料　高度腎機能障害患者指導加算　　100点

●算定要件：eGFR（mL/分/1.73m^2）が45未満の患者に対し、専任の医師が、当該患者が腎機能を維持する観点から必要と考えられる運動について、その種類、頻度、強度、時間、留意すべき点等について指導し、ま

た既に運動を開始している患者についてはその状況を確認し、必要に応じてさらなる指導を行った場合に算定できる。

14 摂食障害入院医療管理加算

平成22年度改定により、治療抵抗性を示すことの多い摂食障害について、専門的な入院医療に対する評価が設けられた。

摂食障害入院医療管理加算	**30日以内**	**200点/日**
	31日以上60日以内	**100点/日**

●算定要件・施設基準：

①重度の摂食障害による著しい体重減少が認められ、BMI 15未満の者。

②医師、看護師、精神保健福祉士、公認心理師および管理栄養士等による集中的かつ多面的な治療が計画的に提供されること。

15 在宅患者訪問褥瘡管理指導料

平成26年度改定により、在宅褥瘡ケア推進のために新設された。

在宅患者訪問褥瘡管理指導料　　750点/回（初回のカンファレンス時から起算して6か月以内、患者1人につき3回まで）

●**算定要件**：重点的な褥瘡管理を行う必要がある在宅療養の患者に対して、医師、管理栄養士、看護師が共同して、褥瘡管理に関する計画的な指導管理を行う。

●**施設基準**：医療機関に、常勤の医師・保健師、助産師、看護師または准看護師*・管理栄養士**の3名から構成される在宅褥瘡対策チームの設置。

*当該患者に対して継続的に訪問看護を行う訪問看護ステーションの看護師、または褥瘡ケアを担う他の保険医療機関等の看護師が管理指導を行った場合でも可

**保険医療機関以外（栄養ケア・ステーションなど）の管理栄養士が管理指導を行った場合でも算定可

※在宅患者訪問栄養食事指導料は別に算定できない。ただし、カンファレンスを行う場合にあってはこの限りでない

16 在宅半固形栄養経管栄養法指導管理料

平成30年度改定により、経口摂取の回復を目的として、胃瘻造設を実施して1年以内に在宅で半固形化栄養を行う患者に対する評価が設けられた。また、これまで「在宅成分栄養経管栄養法指導管理料」に対して認められていた加算の要件が拡大され、「在宅半固形栄養経管栄養法指導管理料」でも「在宅経管栄養法用栄養管セット加算 2,000点（月1回）」の算定が可能となった。

在宅半固形栄養経管栄養法指導管理料　2,500点（最初の算定日から起算して1年を限度）

- **算定要件**：在宅半固形栄養経管栄養法を行っている入院中の患者以外の患者（別に厚生労働大臣が定める者に限る）に対して、同療法に関する指導管理を行う。

2 介護保険制度

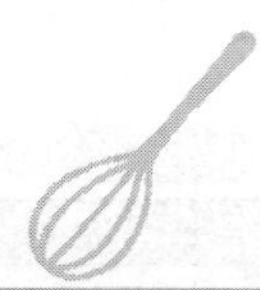

社会の高齢化に伴い要介護高齢者が増加し、介護期間が長期化する一方、核家族化の進行など、支える家族をめぐる状況も変化している。介護保険法は、それらに対応するための高齢者の介護を社会全体で支え合う仕組みとして平成12（2000）年に施行され、3年ごとに改正が行われている。

令和3（2021）年の介護保険法改正では、新型コロナウイルス感染症や大規模災害が発生する中で「感染症や災害への対応力強化」を図るとともに、団塊の世代のすべてが75歳以上となる2025年に向けて、2040年も見据えながら、「地域包括ケアシステムの推進」、「自立支援・重度化防止の取組の推進」、「介護人材の確保・介護現場の革新」、「制度の安定性・持続可能性の確保」が図られている。

なお、要介護（要支援）の認定者数は平成31（2019）年3月末で658万人であり、この18年間で約2.6倍に増加している。

1 介護保険制度の体系

「保険者」とは、被保険者への給付金の支払いなどを行う健康保険事業の運営主体のことをいう。介護保険制度における保険者は、国民に最も身近な行政単位である市町村（特別区を含む）とされている。そのうえで、保険財政の安定化や事務負担の軽減を図る等の観点から、国、都道府県、医療保険者、年金保険者が市町村を重層的に支え合うこととされている。

2 被保険者と受給要件

被保険者は65歳以上の第1号被保険者と、40歳以上65歳未満の医療保険加入者である第2号被保険者に分けられている（**表5-3**）。

表 5-3　介護保険制度における被保険者について

	第１号被保険者	第２号被保険者
対象者	65 歳以上の者	40 歳以上 65 歳未満の医療保険加入者
人数 （平成30年度末）	3,525 万人	4,192 万人
受給要件	・要介護者（寝たきりや認知症で介護が必要な者） ・要支援者（要介護状態となるおそれがあり日常生活に支援が必要な者）	左のうち、初老期認知症、脳血管疾患等の加齢に起因する疾病（特定疾病）によるものに限定
保険料負担	所得段階別定額保険料 （低所得者の負担軽減）	・健保：標準報酬 × 介護保険料率 （事業主負担あり） ・国保：所得割、均等割等に按分 （国庫負担あり）
賦課・徴収方法	・市町村と特別区が徴収 （原則、年金からの天引き） ・65 歳になった月から徴収開始	・医療保険料と一体的に徴収 （健康保険加入者は、原則、事業主が 1/2 を負担） ・40 歳になった月から徴収開始

表 5-4　介護保険制度の仕組み

介護におけるサービスの支払い　100%					
利用者負担 10 ～ 30%	介護保険給付金　70 ～ 90%				
	保険料 50%		公費：税金 50%		
	第１号被保険者 （65 歳以上の者） 23%	第２号被保険者 （40～64 歳の者） 27%	市町村 12.5%	都道府県 12.5%	国 25%

厚生労働省「公的介護保険制度の現状と今後の役割（平成 30 年度）」より作成

③ 費用負担の仕組み

介護保険制度の介護費用総額は、①公費＋②保険料＋③利用者負担で構成されている（**表5-4**）。

①公費：国、都道府県、市町村の税金

②保険料：40歳以上の国民が負担する総額

③利用者負担：介護保険サービスを利用した場合の一部負担金〔原則１割、一定以上の所得がある者は２割、高所得者は３割〕

公費による部分を除いた給付費の50%の費用は、第１号被保険者（65歳以上）と第２号被保険者（40歳以上65歳未満）の保険料により賄われる。第１号被保険者と第２号被保険者の負担割合は、３年間の計画期間ごとに全国ベースの人口比率で定められる。

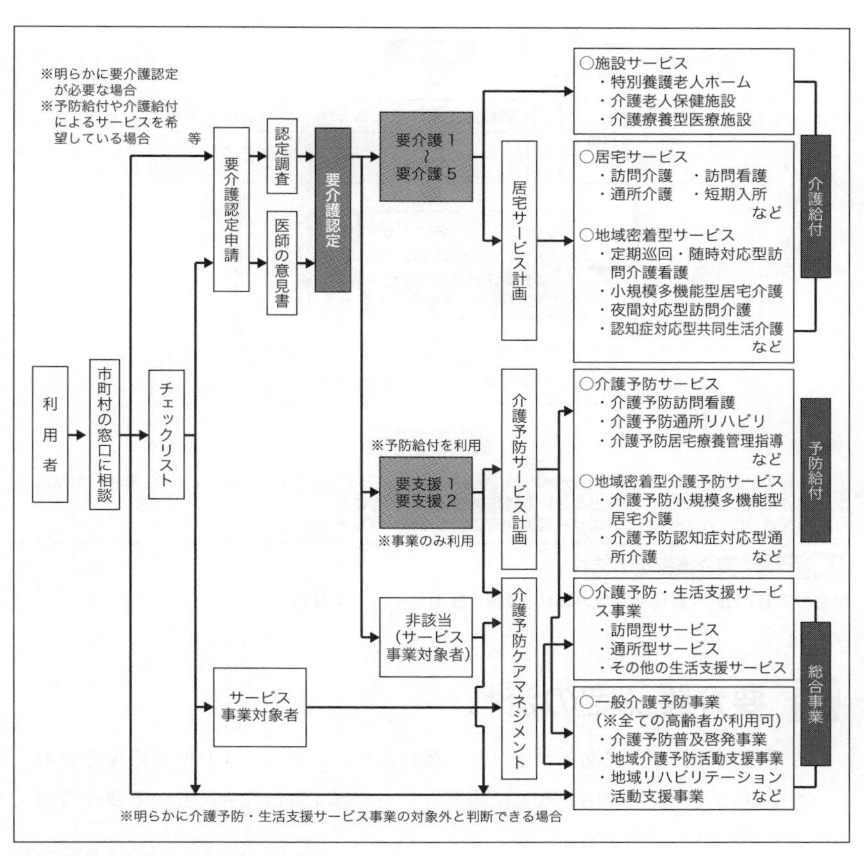

図 5-1 **介護サービスの利用手続き**

厚生労働省「公的介護保険制度の現状と今後の役割（平成 30 年度）」

4 介護サービスの利用手続き

介護サービスは利用者自身が選択でき、要介護認定と介護サービスの利用手続きの流れは**図5-1**のとおりである。なお、現実の運用においては、要介護認定申請と要支援認定申請を兼ねた様式により申請し、二次判定（**図5-2**）により要介護の状態に至らない場合は、自動的に要支援認定の申請があったものとみなされている。

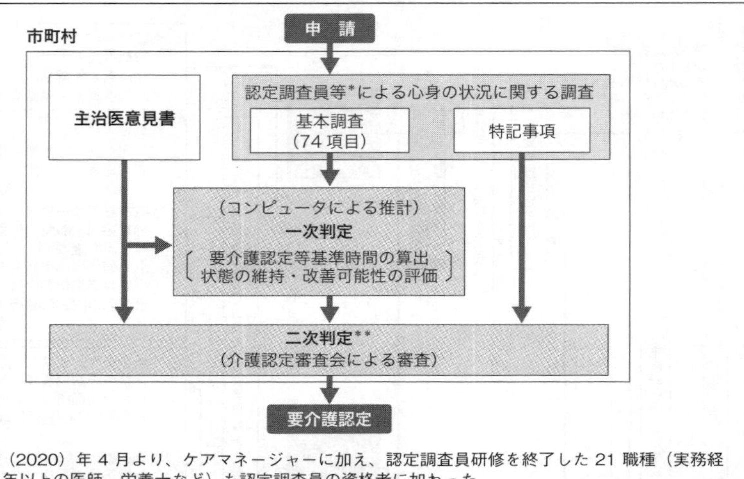

図 5-2　**要介護認定の流れ**
厚生労働省「公的介護保険制度の現状と今後の役割(平成 30 年度)」

5 要介護認定の流れ

要介護等の状態にあるかどうか、要介護状態にあるとすればどの程度かを判定するために、市町村などに設置される介護認定審査会において要介護認定が行われる（**図5-2**）。

介護認定審査会は、保健・医療・福祉の学識経験者で構成され、高齢者の心身の状況調査に基づくコンピュータ判定の結果（一次判定）を原案として、主治医意見書、訪問調査の際の特記事項の情報を基に、最終判定（二次判定）を行う。

要介護認定方法については、適宜、見直しが行われている。

6 地域包括ケアシステム

わが国は、諸外国に例をみないスピードで高齢化が進行しており、65歳以上の人口は、現在3,500万人を超えている。また、団塊の世代が75歳以上となる令和7（2025）年以降は、国民の医療や介護の需要が、さらに増加

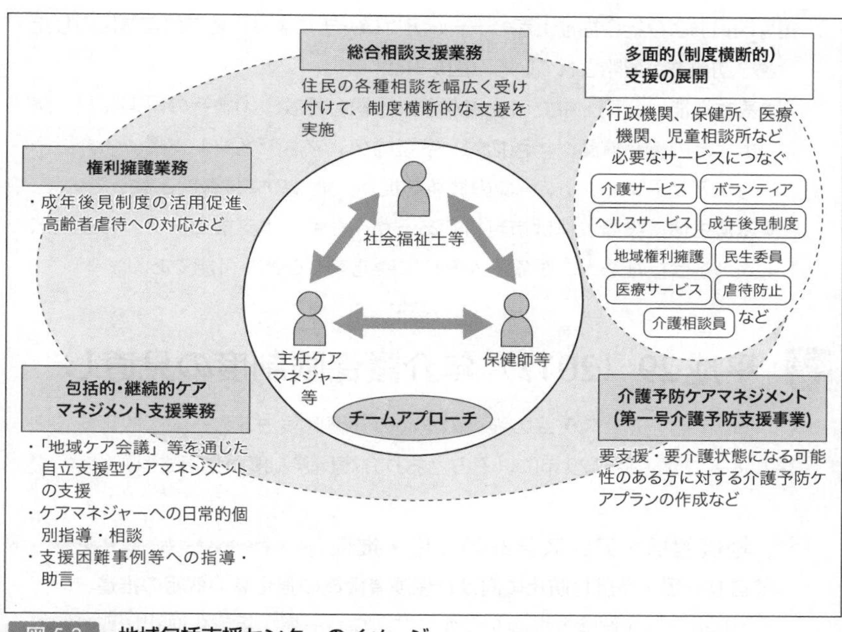

図 5-3 地域包括支援センターのイメージ

厚生労働省：地域包括支援センターの概要

することが見込まれている。

このため、厚生労働省では、令和7（2025）年を目途に、高齢者の尊厳の保持と自立生活の支援の目的のもと、可能な限り住み慣れた地域で、自分らしい暮らしを人生の最期まで続けることができるよう、地域の包括的な支援・サービス提供体制（地域包括ケアシステム）の構築を推進している。

地域包括支援センター

平成17（2005）年の介護保険制度の見直しの柱として、「予防重視型システムへの転換」がある。そこで、要支援・要介護状態になる前から、一貫性、連続性のある介護予防マネジメント体制を確立するという観点より、平成18（2006）年に地域包括支援センターが設置された。地域包括支援センターは全国すべての市町村に設置されており、令和2（2020）年4月末時点で全国に5,221か所設置されている。

地域包括支援センターでは、市町村が設置主体となり、保健師、主任介護支援専門員および社会福祉士等のチームアプローチにより、地域の実情に応じた介護予防事業が展開されている（**図5-3**）。

- **基本性能**：公正・中立の立場から、①総合相談、②虐待の早期発見・防止などの権利擁護、③包括的・継続的ケアマネジメント支援、④介護予防ケアマネジメントの4つの機能を担う、地域の中核機関となっている。
- **運営主体**：設置主体は市町村であるが、在宅介護支援センターの運営法人（社会福祉法人、医療法人等）に委託することも可能である。

7 平成29（2017）年介護保険制度の見直し

「地域包括ケアシステムの強化のための介護保険法等の一部を改正する法律」に基づき、平成29年に以下のとおり介護保険制度が見直された。

地域包括ケアシステムの深化・推進

❶自立支援・重度化防止に向けた保険者機能の強化等の取組の推進

全市町村が保険者機能を発揮して、自立支援・重度化防止に取り組むよう、以下の事項を法律により制度化する。

- ・データに基づく課題分析と対応〔取組内容・目標を介護保険事業（支援）計画への記載〕
- ・都道府県による市町村に対する支援事業の創設
- ・財政的インセンティブの付与規定の整備

❷医療・介護の連携推進

- ・介護医療院の創設：長期にわたり療養が必要な要介護者を対象とし、「日常的な医学管理」や「看取り・ターミナル」等の機能と「生活施設」としての機能を兼ね備えた、新たな介護保険施設を創設
  ※介護療養型医療施設の経過措置期間を、令和6（2024）年３月まで６年間延長
- ・都道府県による市町村に対する必要な情報の提供などの支援の整備

❸地域共生社会の実現に向けた取組の推進

- ・高齢者と障害児者が同一事業所でサービスを受けやすくするため、介護保険と障害福祉制度に新たに共生型サービスを位置付ける
- ・地域住民と行政などが協働できる包括的支援体制を作り、福祉分野の

共通事項を記載した地域福祉計画の策定を努力義務化

介護保険制度の持続可能性の確保

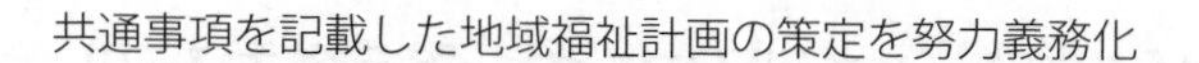

❶現役世代並みの所得のある者の利用者負担割合の見直し

世代間・世代内の公平性を確保しつつ、制度の持続可能性を高める観点から、２割負担者のうち、特に所得の高い層の負担割合を３割とする（月額44,400円が上限）。

❷介護納付金への総報酬割の導入

各医療保険者は、介護納付金を、第２号被保険者である「加入者数に応じて負担」しているが、これを被用者保険間では「報酬額に比例した負担」とする。

3 栄養ケア関連の介護報酬

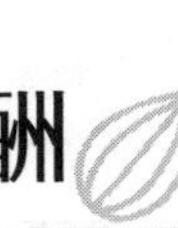

要介護状態にある高齢者には、低栄養状態の者が高い割合でみられるという調査結果を受け、平成17（2005）年の介護保険制度改正において、個々の入所者の栄養状態、健康状態に着目した栄養管理を介護報酬上で評価することになった。施設サービスでは、①栄養管理体制加算、②栄養マネジメント加算、③経口移行加算、経口維持加算、④療養食加算の４つの加算、居宅サービスでは栄養改善加算等が設けられた。

介護報酬は３年に１度改定されるが、平成21（2009）年度改定では、栄養管理体制加算は基本サービス費に包括した評価に見直され、栄養マネジメント加算、栄養改善加算等の見直しが行われた。また、平成30（2018）年度改定では、栄養スクリーニング加算、再入所時栄養連携加算、低栄養リスク改善加算が新設され、より一層の栄養改善に向けた取組が推進されることとなった。令和３（2021）年度改定では、介護保険施設における栄養ケア・マネジメントの強化を目的に、施設系サービスでは栄養マネジメント加算と低栄養リスク改善加算が廃止され、入所者全員への丁寧な栄養ケアの実施や体制強化等を評価する栄養マネジメント強化加算が新設された。また、通所系サービスでは栄養ケア・マネジメントの充実に向けて、栄養アセスメント加算等が新設された。なお、本項では主な加算を**表5-5**にまとめた。

1 居宅療養管理指導

居宅療養管理指導費・介護予防居宅療養管理指導費

単一建物居住者１人に対して管理栄養士が行う場合

544（524）単位/回（月２回を限度）

単一建物居住者２人以上９人以下に対して管理栄養士が行う場合

486（466）単位/回（月２回を限度）

単一建物居住者が10人以上に対して管理栄養士が行う場合

443（423）単位/回（月２回を限度）

※（　）内は指定居宅療養管理指導事業所以外の管理栄養士が実施する

表 5-5 おもな介護サービス費と加算

サービス費		加算								
		口腔・栄養スクリーニング	栄養アセスメント	栄養改善	栄養管理体制	栄養マネジメント強化	経口移行	経口維持（Ⅰ、Ⅱ）	療養食	再入所時栄養連携
居宅	通所介護費	●	●	●						
居宅	通所リハビリテーション費	●	●	●					●	
居宅	短期入所生活介護費								●	
居宅	短期入所療養介護費								●	
居宅	特定施設入居者生活介護費	●								
施設	介護福祉施設サービス 介護保健施設サービス 介護療養施設サービス 介護医療院サービス					●	●	●	●	●
地域密着型	地域密着型通所介護費 認知症対応型通所介護費	●	●	●	●					
地域密着型	小規模多機能型居宅介護費	●	●							
地域密着型	地域密着型介護老人福祉施設入所者生活介護費					●	●	●	●	●
介護予防	通所リハビリテーション費	●	●	●						
介護予防	短期入所生活介護費 短期入所療養介護費								●	
介護予防 地域密着型	特定施設入居者生活介護費	●								
介護予防 地域密着型	認知症対応型通所介護費	●	●	●	●					
介護予防 地域密着型	小規模多機能型居住介護費 認知症対応型共同生活介護費	●	●							

各サービスの告示をもとに作成

場合に算定できる。（令和3年度改定新設）

●**算定対象**：通院や通所が困難で在宅療養を行っている利用者で、医師が特別食*を提供する必要がある、または低栄養状態にあると判断した者。

●**算定要件**：指定居宅療養管理指導事業所の医師、歯科医師、薬剤師、管理栄養士、歯科衛生士が、医師の指示に基づき、利用者を訪問し、作成した栄養ケア計画を患者や家族等に交付して栄養管理にかかわる情報提供・指導・助言を30分以上行った場合に算定する。ただし、請求明細書の摘要欄に訪問日を記入する必要がある。

＊特別食：減塩食、潰瘍食、低残渣食、高度肥満症食。なお、高血圧患者に対する減塩食（塩分総量6.0 g以下)、嚥下困難者への流動食は、療養食加算の場合と異なり、本サービスの対象となる特別食に含む

2 通所系サービスの加算

口腔・栄養スクリーニング加算

令和3年度改定により、介護職員等による口腔スクリーニングの実施を新たに評価するとして、従前の栄養スクリーニング加算の名称が変更され、算定点数の見直しが行われた。

口腔・栄養スクリーニング加算　（Ⅰ）　20単位/回（6か月に1回まで）

口腔・栄養スクリーニング加算　（Ⅱ）　5単位/回（6か月に1回まで）

●**算定対象**：利用者のうち、次のいずれかに該当する者について算定できる。

①BMIが18.5未満である者

②1～6か月間で3％（または2～3kg）以上の体重の減少が認められる者

③血清アルブミン値が3.5g/dL未満である者

④食事摂取量が不良（75%以下）である者

⑤硬いものを避け、柔らかいものばかり食べる、入れ歯を使っている、むせやすいなど口腔の健康状態に問題がある者。

●**算定要件等**：口腔・栄養スクリーニング加算（Ⅰ）は①および②の要件を満たし、（Ⅱ）は①または②の要件を満たすことで算定できる。

①当該事業所の従業員が、利用開始時および利用中6か月ごとに利用者の口腔の健康状態について確認を行い、当該利用者の口腔の状態に関する情報を当該利用者を担当する介護支援専門員（ケア・マネージャー）に提供していること。

②当該事業所の従業員が、利用開始時および利用中6か月ごとに利用者の栄養状態について確認を行い、当該利用者の栄養状態に関する情報（当該利用者が低栄養状態の場合にあっては、低栄養状態の改善に必要な情報を含む）を当該利用者を担当する介護支援専門員（ケア・マネージャー）に提供していること。

栄養アセスメント加算

栄養アセスメント加算　　50単位/月（令和3年度新設）

●**算定要件**：利用者ごとに、管理栄養士、看護職員、介護職員、生活相

談員その他の職種の者が共同して栄養アセスメントを実施し、当該利用者またはその家族に対してその結果を説明し、相談等に必要に応じ対応すること。

また、利用者ごとの栄養状態等の情報を厚生労働省に提出し、栄養管理の実施に当たって、当該情報その他栄養管理の適切かつ有効な実施のために必要な情報を活用していること。

ただし、口腔・栄養スクリーニング加算（Ⅰ）および栄養改善加算との併算定はできない。

●施設基準：当該事業所の従業者としてまたは外部（他の介護事業所、医療機関、介護保険施設または栄養ケア・ステーション）との連携により管理栄養士を１名以上配置していること。

栄養改善加算

従前は、常勤または非常勤の管理栄養士１名以上の配置が要件だったが、平成30年度改定により、外部（他の介護事業所、医療機関または栄養ケア・ステーション）の管理栄養士が実施する栄養ケア・マネジメントでも算定可能となった。

栄養改善加算　　200単位/回（３か月以内に月２回まで）

●算定対象：低栄養状態、もしくはそのおそれのある利用者。

●施設基準：当該事業所もしくは外部の介護事業所・医療機関などとの連携により、管理栄養士を1名以上配置していること。

●算定要件：管理栄養士が看護職員、介護職員等と共同して栄養ケア計画を作成し、これに基づく適切なサービスの実施、定期的な評価と計画の見直し等の一連のプロセスを実施した場合、さらに、３か月経過しても低栄養が改善しない場合も引き続き算定できる。

新たに、管理栄養士が必要に応じて利用者の居宅を訪問する取組みが求められた。

3 施設系サービスの加算

栄養ケア・マネジメント

栄養ケア・マネジメントの未実施　14単位/日減算（令和3年度新設）

栄養マネジメント強化加算　11単位/日（令和3年度新設）

栄養マネジメント加算の要件を包括化することを踏まえ、「入所者の栄養状態の維持及び改善を図り、自立した日常生活を営むことができるよう、各入所者の状態に応じた栄養管理を計画的に行わなければならない」ことが規定された。（令和3年度より3年の経過措置期間を設ける）

- **施設基準**：栄養士または管理栄養士を1名以上配置していること。
- **算定要件**（栄養マネジメント強化加算）：

①管理栄養士を常勤換算方式で入所者の数を50（施設に常勤栄養士を1人以上配置し、給食管理を行っている場合は70）で除して得た数以上配置すること。

②低栄養状態のリスクが高い入所者に対し、医師、管理栄養士、看護師等が共同して作成した、栄養ケア計画に従い、食事の観察（ミールラウンド）を週3回以上行い、入所者ごとの栄養状態、嗜好等を踏まえた食事の調整等を実施すること。

③低栄養状態のリスクが低い入所者にも、食事の際に変化を把握し、問題がある場合は、早期に対応すること。

④入所者ごとの栄養状態等の情報を厚生労働省に提出し、継続的な栄養管理の実施に当たって、当該情報その他継続的な栄養管理の適切かつ有効な実施のために必要な情報を活用していること。

経口移行加算、経口維持加算（Ⅰ、Ⅱ）

平成30年度改定により、栄養士・管理栄養士の栄養管理のみが算定対象となり、言語聴覚士・看護職員の支援は算定対象外となった。

経口移行加算　28単位/日（計画作成から起算して180日以内に限る）

- **算定対象**：経管により食事を摂取している者。
- **算定要件**：医師の指示のもと、多職種共同により対象者ごとに経口移行計画を作成し、管理栄養士または栄養士が、経口による食事の摂取を進めるための栄養管理を行った場合。

180日を超えた期間でも、経口摂取のための栄養管理が必要な場合は算定できる。栄養マネジメント加算を算定していない場合は、算定しない。

経口維持加算 （Ⅰ） 400単位/月

経口維持加算 （Ⅱ） 100単位/月

- **算定対象**：経口で食事を摂取できるが、摂食障害や誤嚥が認められる者。
- **算定要件**：医師または歯科医師の指示のもと、管理栄養士のほか多職種が共同して摂食・嚥下機能に配慮した経口維持計画を作成し、医師または歯科医師の指示のもと管理栄養士・栄養士が継続して経口による食事の摂取を進めるための特別な管理を行った場合に算定する。（Ⅱ）は（Ⅰ）を算定しており、食事の観察や会議などに、施設の配置医以外の医師や、歯科医師などが加わった場合に算定できる。

なお、経口維持加算（Ⅰ）は、経口移行加算を算定している場合または栄養ケア・マネジメントが実施されていない場合は、算定できない。

療養食加算

療養食加算 6単位/回（1日3回を限度）

- **施設要件**：食事の提供をしている介護老人福祉施設、介護老人保健施設、介護療養型医療施設や介護医療院など
- **算定要件**：利用者の病状等に応じて、医師より治療の手段として発行された「食事せん」に基づき、管理栄養士または栄養士が療養食の献立表を作成し提供された場合に算定する。
- **対象療養食**：糖尿病食、腎臓病食、肝臓病食、胃潰瘍食、貧血食、膵臓病食、脂質異常症（高脂血症）食、痛風食、特別な場合の検査食。

再入所時栄養連携加算

再入所時栄養連携加算 400単位／回（入所者1人につき1回のみ）

- **算定対象**：介護保険施設（介護老人福祉施設、介護老人保健施設、介護医療院など）の入所時に経口摂取していた者が医療機関に入院し、その間経管栄養または嚥下調整食が新規導入され、退院後に再度当該介護保険施設に入所した者。

●算定要件：

①施設入所時とは大きく異なる栄養管理（経管栄養または嚥下調整食の新規導入）が必要となったため、介護保険施設の管理栄養士が病院・診療所の管理栄養士と連携して、利用者へ栄養ケア計画を作成した場合。

②栄養ケア・マネジメントが実施されていること。

4 居住系サービスの加算

栄養管理体制加算

栄養管理体制加算　30単位/月（令和3年度新設）

認知症グループホームにおいて、栄養改善の取組を進める観点から、管理栄養士（外部※との連携を含む）が介護職員等へ利用者の栄養・食生活に関する助言や指導を行う体制づくりを進めることを評価する加算が新設された。

※他の介護事業所、医療機関、介護保険施設、日本栄養士会や都道府県栄養士会が設置・運営する「栄養ケア・ステーション」。ただし、介護保険施設については、常勤で1以上または栄養ケア・マネジメント強化加算の算定要件の数を超えて管理栄養士を配置している施設に限る

●算定要件：管理栄養士（外部との連携含む）が、日常的な栄養ケアにかかわる介護職員への技術的助言や指導を行うこと。

5 施設系、通所系、居住系、多機能系サービスの加算

科学的介護推進体制加算

令和3年度改定により、施設系、通所系、居住系、多機能系サービスについて、事業所のすべての利用者にかかわるデータ（ADL、栄養、口腔・嚥下、認知症等）をLIFE（科学的介護情報システム）*に提出してフィードバックを受け、事業所単位でのPDCAサイクル・ケアの質の向上の取組を推進することを評価する加算が新設された。これにより、すべての事業者に、LIFEへのデータ提出とフィードバックの活用によるPDCAサイクルの推進・ケアの質の向上を推奨する。

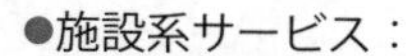

●施設系サービス：

　　科学的介護推進体制加算（Ⅰ）　　40単位/月（令和3年度新設）

　　科学的介護推進体制加算（Ⅱ）　　60単位/月（令和3年度新設）※

　※服薬情報の提供を求めない特養・地密特養については、50単位/月

●通所系・多機能系・居住系サービス：

　　科学的介護推進体制加算　　40単位/月（令和3年度新設）

●算定要件：

①入所者・利用者ごとの心身の状況等（加算（Ⅱ）については心身、疾病の状況等）の基本的な情報を、LIFEを用いて厚生労働省に提出していること。

②サービスの提供に当たって、①に規定する情報その他サービスを適切かつ有効に提供するために必要な情報を活用していること。

＊LIFE（科学的介護情報システム）：CHASE（高齢者の状態やケアの内容等データ収集システム）とVISIT（リハビリテーションデータシステム）を一体化した情報データベース。令和3年度より運用。

4 栄養士法（抄）

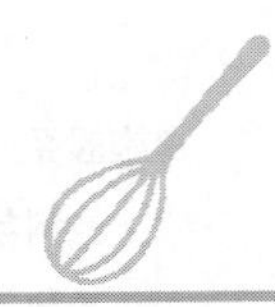

昭和22年12月29日 法律第245号
最終改正：平成19年6月27日 法律第96号

第1条　この法律で栄養士とは、都道府県知事の免許を受けて、栄養士の名称を用いて栄養の指導に従事することを業とする者をいう。

2　この法律で管理栄養士とは、厚生労働大臣の免許を受けて、管理栄養士の名称を用いて、傷病者に対する療養のため必要な栄養の指導、個人の身体の状況、栄養状態等に応じた高度の専門的知識及び技術を要する健康の保持増進のための栄養の指導並びに特定多数人に対して継続的に食事を供給する施設における利用者の身体の状況、栄養状態、利用の状況等に応じた特別の配慮を必要とする給食管理及びこれらの施設に対する栄養改善上必要な指導等を行うことを業とする者をいう。

第2条　栄養士の免許は、厚生労働大臣の指定した栄養士の養成施設（以下「養成施設」という。）において二年以上栄養士として必要な知識及び技能を修得した者に対して、都道府県知事が与える。

2　養成施設に入所することができる者は、学校教育法（昭和22年法律第26号）第90条に規定する者とする。

3　管理栄養士の免許は、管理栄養士国家試験に合格した者に対して、厚生労働大臣が与える。

第3条　次の各号のいずれかに該当する者には、栄養士又は管理栄養士の免許を与えないことがある。

1. 罰金以上の刑に処せられた者
2. 前号に該当する者を除くほか、第1条に規定する業務に関し犯罪又は不正の行為があつた者

第3条の2　都道府県に栄養士名簿を備え、栄養士の免許に関する事項を登録する。

2　厚生労働省に管理栄養士名簿を備え、管理栄養士の免許に関する事項を登録する。

第4条　栄養士の免許は、都道府県知事が栄養士名簿に登録することによつて行う。

2　都道府県知事は、栄養士の免許を与えたときは、栄養士免許証を交付する。

3　管理栄養士の免許は、厚生労働大臣が管理栄養士名簿に登録することによつて行う。

4　厚生労働大臣は、管理栄養士の免許を与えたときは、管理栄養士免許証を交付する。

第5条　栄養士が第3条各号のいずれかに該当するに至つたときは、都道府県知事は、当該栄養士に対する免許を取り消し、又は一年以内の期間を定めて栄養士の名称の使用の停止を命ずることができる。

2　管理栄養士が第３条各号のいずれかに該当するに至つたときは、厚生労働大臣は、当該管理栄養士に対する免許を取り消し、又は一年以内の期間を定めて管理栄養士の名称の使用の停止を命ずることができる。
3　都道府県知事は、第１項の規定により栄養士の免許を取り消し、又は栄養士の名称の使用の停止を命じたときは、速やかに、その旨を厚生労働大臣に通知しなければならない。
4　厚生労働大臣は、第２項の規定により管理栄養士の免許を取り消し、又は管理栄養士の名称の使用の停止を命じたときは、速やかに、その旨を当該処分を受けた者が受けている栄養士の免許を与えた都道府県知事に通知しなければならない。

第５条の２　厚生労働大臣は、毎年少なくとも一回、管理栄養士として必要な知識及び技能について、管理栄養士国家試験を行う。

第５条の３　管理栄養士国家試験は、栄養士であつて次の各号のいずれかに該当するものでなければ、受けることができない。

1. 修業年限が二年である養成施設を卒業して栄養士の免許を受けた後厚生労働省令で定める施設において三年以上栄養の指導に従事した者
2. 修業年限が三年である養成施設を卒業して栄養士の免許を受けた後厚生労働省令で定める施設において二年以上栄養の指導に従事した者
3. 修業年限が四年である養成施設を卒業して栄養士の免許を受けた後厚生労働省令で定める施設において一年以上栄養の指導に従事した者
4. 修業年限が四年である養成施設であつて、学校（学校教育法第１条の学校並びに同条の学校の設置者が設置している同法第124条の専修学校及び同法第134条の各種学校をいう。以下この号において同じ。）であるものにあつては文部科学大臣及び厚生労働大臣が、学校以外のものにあつては厚生労働大臣が、政令で定める基準により指定したもの（以下「管理栄養士養成施設」という。）を卒業した者

第５条の４　管理栄養士国家試験に関して不正の行為があつた場合には、当該不正行為に関係のある者について、その受験を停止させ、又はその試験を無効とすることができる。この場合においては、なお、その者について、期間を定めて管理栄養士国家試験を受けることを許さないことができる。

第５条の５　管理栄養士は、傷病者に対する療養のため必要な栄養の指導を行うに当たつては、主治の医師の指導を受けなければならない。

第６条　栄養士でなければ、栄養士又はこれに類似する名称を用いて第１条第１項に規定する業務を行つてはならない。
2　管理栄養士でなければ、管理栄養士又はこれに類似する名称を用いて第１条第２項に規定する業務を行つてはならない。

（第6条の2～4略）

第７条　この法律に定めるもののほか、栄養士の免許及び免許証、養成施設、管理栄養士の免許及び免許証、管理栄養士養成施設、管理栄養士国家試験並びに管理栄養士国家試験委員に関し必要な事項は、政令でこれを定める。

（第7条の2略）

第８条　次の各号のいずれかに該当する者は、三十万円以下の罰金に処する。

1. 第５条第１項の規定により栄養士の名称の使用の停止を命ぜられた者で、当該停止を命ぜられた期間中に、栄養士の名称を使用して第１条第１項に規定する業務を行つたもの
2. 第５条第２項の規定により管理栄養士の名称の使用の停止を命ぜられた者で、当該停止を命ぜられた期間中に、管理栄養士の名称を使用して第１条第２項に規定する業務を行つたもの
3. 第６条第１項の規定に違反して、栄養士又はこれに類似する名称を用いて第１条第１項に規定する業務を行つた者
4. 第６条第２項の規定に違反して、管理栄養士又はこれに類似する名称を用いて第１条第２項に規定する業務を行つた者

健康増進法（抄）

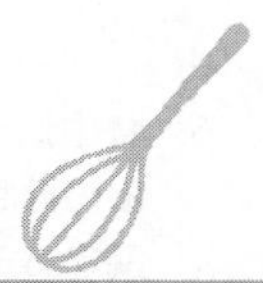

平成14年8月2日 法律第103号
最終改正：平成30年7月25日 法律第78号

第1章　総　則

第1条（目的）　この法律は、我が国における急速な高齢化の進展及び疾病構造の変化に伴い、国民の健康の増進の重要性が著しく増大していることにかんがみ、国民の健康の増進の総合的な推進に関し基本的な事項を定めるとともに、国民の栄養の改善その他の国民の健康の増進を図るための措置を講じ、もって国民保健の向上を図ることを目的とする。

第2条（国民の責務）　国民は、健康な生活習慣の重要性に対する関心と理解を深め、生涯にわたって、自らの健康状態を自覚するとともに、健康の増進に努めなければならない。

第3条（国及び地方公共団体の責務）　国及び地方公共団体は、教育活動及び広報活動を通じた健康の増進に関する正しい知識の普及、健康の増進に関する情報の収集、整理、分析及び提供並びに研究の推進並びに健康の増進に係る人材の養成及び資質の向上を図るとともに、健康増進事業実施者その他の関係者に対し、必要な技術的援助を与えることに努めなければならない。

第4条（健康増進事業実施者の責務）　健康増進事業実施者は、健康教育、健康相談その他国民の健康の増進のために必要な事業（以下「健康増進事業」という。）を積極的に推進するよう努めなければならない。

第5条（関係者の協力）　国、都道府県、市町村（特別区を含む。以下同じ。）、健康増進事業実施者、医療機関その他の関係者は、国民の健康の増進の総合的な推進を図るため、相互に連携を図りながら協力するよう努めなければならない。

（第6条略）

第2章　基本方針等

第7条（基本方針）　厚生労働大臣は、国民の健康の増進の総合的な推進を図るための基本的な方針（以下「基本方針」という。）を定めるものとする。

2　基本方針は、次に掲げる事項について定めるものとする。

1. 国民の健康の増進の推進に関する基本的な方向
2. 国民の健康の増進の目標に関する事項
3. 次条第1項の都道府県健康増進計画及び同条第2項の市町村健康増進計画の策定に関する基本的な事項
4. 第10条第1項の国民健康・栄養調査その他の健康の増進に関する調査及び研究に関する基本的な事項
5. 健康増進事業実施者間における連携及び協力に関する基本的な事項

6. 食生活、運動、休養、飲酒、喫煙、歯の健康の保持その他の生活習慣に関する正しい知識の普及に関する事項
7. その他国民の健康の増進の推進に関する重要事項

3　厚生労働大臣は、基本方針を定め、又はこれを変更しようとするときは、あらかじめ、関係行政機関の長に協議するものとする。

4　厚生労働大臣は、基本方針を定め、又はこれを変更したときは、遅滞なく、これを公表するものとする。

第8条（都道府県健康増進計画等） 都道府県は、基本方針を勘案して、当該都道府県の住民の健康の増進の推進に関する施策についての基本的な計画（以下「都道府県健康増進計画」という。）を定めるものとする。

2　市町村は、基本方針及び都道府県健康増進計画を勘案して、当該市町村の住民の健康の増進の推進に関する施策についての計画（以下「市町村健康増進計画」という。）を定めるよう努めるものとする。

3　国は、都道府県健康増進計画又は市町村健康増進計画に基づいて住民の健康増進のために必要な事業を行う都道府県又は市町村に対し、予算の範囲内において、当該事業に要する費用の一部を補助することができる。

第9条（健康診査の実施等に関する指針）
厚生労働大臣は、生涯にわたる国民の健康の増進に向けた自主的な努力を促進するため、健康診査の実施及びその結果の通知、健康手帳（自らの健康管理のために必要な事項を記載する手帳をいう。）の交付その他の措置に関し、健康増進事業実施者に対する健康診査の実施等に関する指針（以下「健康診査等指針」という。）を定めるものとする。

2　厚生労働大臣は、健康診査等指針を定め、又はこれを変更しようとするときは、あらかじめ、総務大臣、財務大臣及び文部科学大臣に協議するものとする。

3　厚生労働大臣は、健康診査等指針を定め、又はこれを変更したときは、遅滞なく、これを公表するものとする。

第3章　国民健康・栄養調査等

第10条（国民健康・栄養調査の実施）
厚生労働大臣は、国民の健康の増進の総合的な推進を図るための基礎資料として、国民の身体の状況、栄養摂取量及び生活習慣の状況を明らかにするため、国民健康・栄養調査を行うものとする。

2　厚生労働大臣は、国立研究開発法人医薬基盤・健康・栄養研究所（以下「研究所」という。）に、国民健康・栄養調査の実施に関する事務のうち集計その他の政令で定める事務の全部又は一部を行わせることができる。

3　都道府県知事（保健所を設置する市又は特別区にあっては、市長又は区長。以下同じ。）は、その管轄区域内の国民健康・栄養調査の執行に関する事務を行う。

第11条（調査世帯） 国民健康・栄養調査の対象の選定は、厚生労働省令で定めるところにより、毎年、厚生労働大臣が調査地区を定め、その地区内において都道府県知事が調査世帯を指定することによって行う。

2　前項の規定により指定された調査世帯に属する者は、国民健康・栄養調査の実施に協力しなければならない。

第12条（国民健康・栄養調査員）　都道府県知事は、その行う国民健康・栄養調査の実施のために必要があるときは、国民健康・栄養調査員を置くことができる。

２　前項に定めるもののほか、国民健康・栄養調査員に関し必要な事項は、厚生労働省令でこれを定める。

第13条（国の負担）　国は、国民健康・栄養調査に要する費用を負担する。

第14条（調査票の使用制限）　国民健康・栄養調査のために集められた調査票は、第10条第１項に定める調査の目的以外の目的のために使用してはならない。

第15条（省令への委任）　第10条から前条までに定めるもののほか、国民健康・栄養調査の方法及び調査項目その他国民健康・栄養調査の実施に関して必要な事項は、厚生労働省令で定める。

第16条（生活習慣病の発生の状況の把握）　国及び地方公共団体は、国民の健康の増進の総合的な推進を図るための基礎資料として、国民の生活習慣とがん、循環器病その他の政令で定める生活習慣病（以下単に「生活習慣病」という。）との相関関係を明らかにするため、生活習慣病の発生の状況の把握に努めなければならない。

第16条の２（食事摂取基準）　厚生労働大臣は、生涯にわたる国民の栄養摂取の改善に向けた自主的な努力を促進するため、国民健康・栄養調査その他の健康の保持増進に関する調査及び研究の成果を分析し、その分析の結果を踏まえ、食事による栄養摂取量の基準（以下この条において「食事摂取基準」という。）を定めるものとする。

２　食事摂取基準においては、次に掲げる事項を定めるものとする。

1. 国民がその健康の保持増進を図る上で摂取することが望ましい熱量に関する事項
2. 国民がその健康の保持増進を図る上で摂取することが望ましい次に掲げる栄養素の量に関する事項
   イ　国民の栄養摂取の状況からみてその欠乏が国民の健康の保持増進を妨げているものとして厚生労働省令で定める栄養素
   ロ　国民の栄養摂取の状況からみてその過剰な摂取が国民の健康の保持増進を妨げているものとして厚生労働省令で定める栄養素

３　厚生労働大臣は、食事摂取基準を定め、又は変更したときは、遅滞なく、これを公表するものとする。

第４章　保健指導等

第17条（市町村による生活習慣相談等の実施）　市町村は、住民の健康の増進を図るため、医師、歯科医師、薬剤師、保健師、助産師、看護師、准看護師、管理栄養士、栄養士、歯科衛生士その他の職員に、栄養の改善その他の生活習慣の改善に関する事項につき住民からの相談に応じさせ、及び必要な栄養指導その他の保健指導を行わせ、並びにこれらに付随する業務を行わせるものとする。

２　市町村は、前項に規定する業務の一部について、健康保険法第63条第３項各号に掲げる病院又は診療所その他適当と認められるものに対し、その実施を委託することができる。

第18条（都道府県による専門的な栄養指導その他の保健指導の実施）　都道府県、保健所を設置する市及び特別区は、次に掲げる業務を行うものとする。

1. 住民の健康の増進を図るために必要な栄養指導その他の保健指導のうち、特に専門的な知識及び技術を必要とするものを行うこと。
2. 特定かつ多数の者に対して継続的に食事を供給する施設に対し、栄養管理の実施について必要な指導及び助言を行うこと。
3. 前二号の業務に付随する業務を行うこと。

2　都道府県は、前条第1項の規定により市町村が行う業務の実施に関し、市町村相互間の連絡調整を行い、及び市町村の求めに応じ、その設置する保健所による技術的事項についての協力その他当該市町村に対する必要な援助を行うものとする。

第19条（栄養指導員）　都道府県知事は、前条第１項に規定する業務（同項第１号及び第３号に掲げる業務については、栄養指導に係るものに限る。）を行う者として、医師又は管理栄養士の資格を有する都道府県、保健所を設置する市又は特別区の職員のうちから、栄養指導員を命ずるものとする。

第19条の２（市町村による健康増進事業の実施）　市町村は、第17条第１項に規定する業務に係る事業以外の健康増進事業であって厚生労働省令で定めるものの実施に努めるものとする。

第19条の3（都道府県による健康増進事業に対する技術的援助等の実施）　都道府県は、前条の規定により市町村が行う事業の実施に関し、市町村相互間の連絡調整を行い、及び市町村の求めに応じ、その設置する保健所による技術的事項についての協力その他当該市町村に対する必要な援助を行うものとする。

第19条の４（報告の徴収）　厚生労働大臣又は都道府県知事は、市町村に対し、必要があると認めるときは、第17条第１項に規定する業務及び第19条の２に規定する事業の実施の状況に関する報告を求めることができる。

第５章　特定給食施設

第20条（特定給食施設の届出）　特定給食施設（特定かつ多数の者に対して継続的に食事を供給する施設のうち栄養管理が必要なものとして厚生労働省令で定めるものをいう。以下同じ。）を設置した者は、その事業の開始の日から一月以内に、その施設の所在地の都道府県知事に、厚生労働省令で定める事項を届け出なければならない。

2　前項の規定による届出をした者は、同項の厚生労働省令で定める事項に変更を生じたときは、変更の日から一月以内に、その旨を当該都道府県知事に届け出なければならない。その事業を休止し、又は廃止したときも、同様とする。

第21条（特定給食施設における栄養管理）
特定給食施設であって特別の栄養管理が必要なものとして厚生労働省令で定めるところにより都道府県知事が指定するものの設置者は、当該特定給食施設に管理栄養士を置かなければならない。

2　前項に規定する特定給食施設以外の特定給食施設の設置者は、厚生労働省令で定めるところにより、当該特定給食施設に栄養士又は管理栄養士を置くように努めなければならない。

3　特定給食施設の設置者は、前二項に定めるもののほか、厚生労働省令で定める基準に従って、適切な栄養管理を行わなければならない。

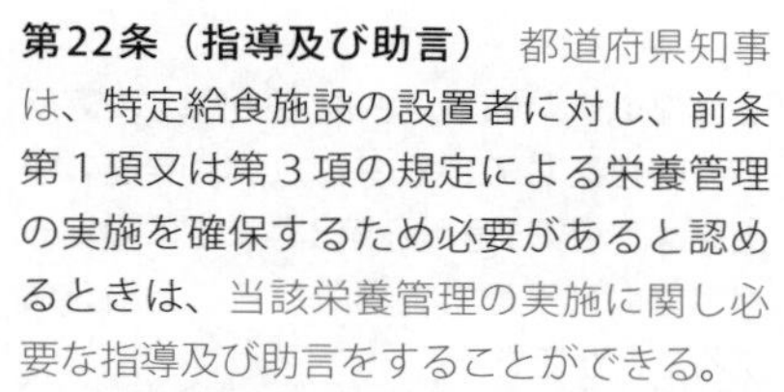

第22条（指導及び助言）　都道府県知事は、特定給食施設の設置者に対し、前条第１項又は第３項の規定による栄養管理の実施を確保するため必要があると認めるときは、当該栄養管理の実施に関し必要な指導及び助言をすることができる。

第23条（勧告及び命令）　都道府県知事は、第21条第１項の規定に違反して管理栄養士を置かず、若しくは同条第３項の規定に違反して適切な栄養管理を行わず、又は正当な理由がなくて前条の栄養管理をしない特定給食施設の設置者があるときは、当該特定給食施設の設置者に対し、管理栄養士を置き、又は適切な栄養管理を行うよう勧告をすることができる。

２　都道府県知事は、前項に規定する勧告を受けた特定給食施設の設置者が、正当な理由がなくてその勧告に係る措置をとらなかったときは、当該特定給食施設の設置者に対し、その勧告に係る措置をとるべきことを命ずることができる。

第24条（立入検査等）　都道府県知事は、第21条第１項又は第３項の規定による栄養管理の実施を確保するため必要があると認めるときは、特定給食施設の設置者若しくは管理者に対し、その業務に関し報告をさせ、又は栄養指導員に、当該施設に立ち入り、業務の状況若しくは帳簿、書類その他の物件を検査させ、若しくは関係者に質問させることができる。

２　前項の規定により立入検査又は質問をする栄養指導員は、その身分を示す証明書を携帯し、関係者に提示しなければならない。

３　第１項の規定による権限は、犯罪捜査のために認められたものと解釈してはならない。

第６章　受動喫煙防止

第25条（国及び地方公共団体の責務）　国及び地方公共団体は、望まない受動喫煙が生じないよう、受動喫煙に関する知識の普及、受動喫煙の防止に関する意識の啓発、受動喫煙の防止に必要な環境の整備その他の受動喫煙を防止するための措置を総合的かつ効果的に推進するよう努めなければならない。

第26条（関係者の協力）　国、都道府県、市町村、多数の者が利用する施設（敷地を含む。以下この章において同じ。）及び旅客運送事業自動車等の管理権原者（施設又は旅客運送事業自動車等の管理について権原を有する者をいう。以下この章において同じ。）その他の関係者は、望まない受動喫煙が生じないよう、受動喫煙を防止するための措置の総合的かつ効果的な推進を図るため、相互に連携を図りながら協力するよう努めなければならない。

第27条（喫煙をする際の配慮義務等）　何人も、特定施設及び旅客運送事業自動車等（以下この章において「特定施設等」という。）の第29条第1項に規定する喫煙禁止場所以外の場所において喫煙をする際、望まない受動喫煙を生じさせることがないよう周囲の状況に配慮しなければならない。

２　特定施設等の管理権原者は、喫煙をすることができる場所を定めようとするときは、望まない受動喫煙を生じさせることがない場所とするよう配慮しなければならない。

第28条（定義）　この章において、次の各号に掲げる用語の意義は、当該各号に定めるところによる。

1. たばこ　たばこ事業法（昭和59年

法律第68号）第２条第３号に掲げる製造たばこであって、同号に規定する喫煙用に供されるもの及び同法第38条第２項に規定する製造たばこ代用品をいう。

2. 喫煙　人が吸入するため、たばこを燃焼させ、又は加熱することにより煙（蒸気を含む。次号および次節において同じ。）を発生させることをいう。
3. 受動喫煙　人が他人の喫煙によりたばこから発生した煙にさらされることをいう。

（第28条4～14略）

第29条（特定施設等における喫煙の禁止等）　何人も、正当な理由がなくて、特定施設等においては、次の各号に掲げる特定施設等の区分に応じ、当該特定施設等の当該各号に定める場所（以下この節において「喫煙禁止場所」という。）で喫煙をしてはならない。

1. 第一種施設　次に掲げる場所以外の場所
   イ　特定屋外喫煙場所
   ロ　喫煙関連研究場所
2. 第二種施設　次に掲げる場所以外の屋内の場所
   イ　第33条第3項第1号に規定する喫煙専用室の場所
   ロ　喫煙関連研究場所
3. 喫煙目的施設　第35条第3項第1号に規定する喫煙目的室以外の屋内の場所
4. 旅客運送事業自動車及び旅客運送事業航空機　内部の場所
5. 旅客運送事業鉄道等車両及び旅客運送事業船舶　第33条第3項第1号に規定する喫煙専用室以外の内部の場所

2　都道府県知事は、前項の規定に違反して喫煙をしている者に対し、喫煙の中止又は同項第1号から第3号までに掲げる特定施設の喫煙禁止場所からの退出を命ずることができる。

第30条（特定施設等の管理権原者等の責務）　特定施設等の管理権原者等（管理権原者及び施設又は旅客運送事業自動車等の管理者をいう。以下この節において同じ。）は、当該特定施設等の喫煙禁止場所に専ら喫煙の用に供させるための器具及び設備を喫煙の用に供することができる状態で設置してはならない。

2　特定施設の管理権原者等は、当該特定施設の喫煙禁止場所において、喫煙をし、又は喫煙をしようとする者に対し、喫煙の中止又は当該喫煙禁止場所からの退出を求めるよう努めなければならない。

3　旅客運送事業自動車等の管理権原者等は、当該旅客運送事業自動車等の喫煙禁止場所において、喫煙をし、又は喫煙をしようとする者に対し、喫煙の中止を求めるよう努めなければならない。

4　前2項に定めるもののほか、特定施設等の管理権原者等は、当該特定施設等における受動喫煙を防止するために必要な措置をとるよう努めなければならない。

第31条（特定施設等の管理権原者等に対する指導及び助言）　都道府県知事は、特定施設等の管理権原者等に対し、当該特定施設等における受動喫煙を防止するために必要な指導及び助言をすることができる。

（第32条～第42条略）

第７章　特別用途表示等

第43条（特別用途表示の許可）　販売に

供する食品につき、乳児用、幼児用、妊産婦用、病者用その他内閣府令で定める特別の用途に適する旨の表示（以下「特別用途表示」という。）をしようとする者は、内閣総理大臣の許可を受けなければならない。

２　前項の許可を受けようとする者は、製品見本を添え、商品名、原材料の配合割合及び当該製品の製造方法、成分分析表、許可を受けようとする特別用途表示の内容その他内閣府令で定める事項を記載した申請書を内閣総理大臣に提出しなければならない。

３　内閣総理大臣は、研究所又は内閣総理大臣の登録を受けた法人（以下「登録試験機関」という。）に、第１項の許可を行うについて必要な試験（以下「許可試験」という。）を行わせるものとする。

４　第１項の許可を申請する者は、実費（許可試験に係る実費を除く。）を勘案して政令で定める額の手数料を国に、研究所の行う許可試験にあっては許可試験に係る実費を勘案して政令で定める額の手数料を研究所に、登録試験機関の行う許可試験にあっては当該登録試験機関が内閣総理大臣の認可を受けて定める額の手数料を当該登録試験機関に納めなければならない。

５　内閣総理大臣は、第１項の許可をしようとするときは、あらかじめ、厚生労働大臣の意見を聴かなければならない。

６　第１項の許可を受けて特別用途表示

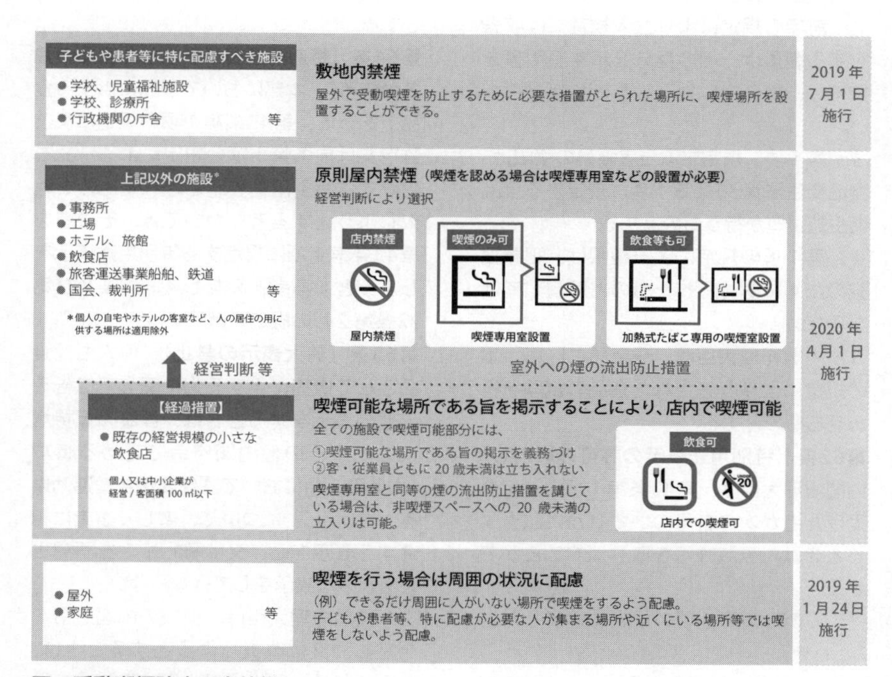

図　受動喫煙防止の全体像

厚生労働省：なくそう！望まない受動喫煙より作成

をする者は、当該許可に係る食品（以下「特別用途食品」という。）につき、内閣府令で定める事項を内閣府令で定めるところにより表示しなければならない。

7　内閣総理大臣は、第１項又は前項の内閣府令を制定し、又は改廃しようとするときは、あらかじめ、厚生労働大臣に協議しなければならない。

（第44条～第60条略）

第61条（特別用途食品の検査及び収去）　内閣総理大臣又は都道府県知事は、必要があると認めるときは、当該職員に特別用途食品の製造施設、貯蔵施設又は販売施設に立ち入らせ、販売の用に供する当該特別用途食品を検査させ、又は試験の用に供するのに必要な限度において当該特別用途食品を収去させることができる。

2　前項の規定により立入検査又は収去をする職員は、その身分を示す証明書を携帯し、関係者に提示しなければならない。

3　第１項に規定する当該職員の権限は、食品衛生法第30条第１項に規定する食品衛生監視員が行うものとする。

4　第１項の規定による権限は、犯罪捜査のために認められたものと解釈してはならない。

5　内閣総理大臣は、研究所に、第１項の規定により収去された食品の試験を行わせるものとする。

第62条（特別用途表示の許可の取消し）　内閣総理大臣は、第43条第１項の許可を受けた者が次の各号のいずれかに該当するときは、当該許可を取り消すことができる。

1. 第43条第６項の規定に違反したとき。
2. 当該許可に係る食品につき虚偽の表示をしたとき。
3. 当該許可を受けた日以降における科学的知見の充実により当該許可に係る食品について当該許可に係る特別用途表示をすることが適切でないことが判明するに至ったとき。

第63条（特別用途表示の承認）　本邦において販売に供する食品につき、外国において特別用途表示をしようとする者は、内閣総理大臣の承認を受けることができる。

2　第43条第２項から第７項まで及び前条の規定は前項の承認について、第61条の規定は同項の承認に係る食品について、それぞれ準用する。この場合において、同条第１項中「製造施設、貯蔵施設」とあるのは、「貯蔵施設」と読み替えるものとする。

第64条（特別用途表示がされた食品の輸入の許可）　本邦において販売に供する食品であって、第43条第１項の規定による許可又は前条第１項の規定による承認を受けずに特別用途表示がされたものを輸入しようとする者については、その者を第43条第１項に規定する特別用途表示をしようとする者とみなして、同条及び第72条第２号の規定を適用する。

第65条（誇大表示の禁止）　何人も、食品として販売に供する物に関して広告その他の表示をするときは、健康の保持増進の効果その他内閣府令で定める事項（次条第３項において「健康保持増進効果等」という。）について、著しく事実に相違する表示をし、又は著しく人を誤認させるような表示をしてはならない。

2　内閣総理大臣は、前項の内閣府令を制定し、又は改廃しようとするときは、あらかじめ、厚生労働大臣に協議しなければならない。

第66条（勧告等）　内閣総理大臣又は都道府県知事は、前条第１項の規定に違反して表示をした者がある場合において、国民の健康の保持増進及び国民に対する正確な情報の伝達に重大な影響を与えるおそれがあると認めるときは、その者に対し、当該表示に関し必要な措置をとるべき旨の勧告をすることができる。

２　内閣総理大臣又は都道府県知事は、前項に規定する勧告を受けた者が、正当な理由がなくてその勧告に係る措置をとらなかったときは、その者に対し、その勧告に係る措置をとるべきことを命ずることができる。

３　第61条の規定は、食品として販売に供する物であって健康保持増進効果等についての表示がされたもの（特別用途食品及び第63条第１項の承認を受けた食品を除く。）について準用する。

４　都道府県知事は、第１項又は第２項の規定によりその権限を行使したときは、その旨を内閣総理大臣に通知するものとする。

（第67条～第78条略）

食育基本法（抄）

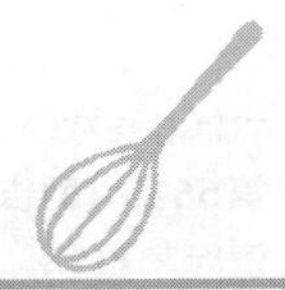

平成17年6月17日 法律第63号
最終改正：平成27年9月11日 法律第66号

前　文

二十一世紀における我が国の発展のためには、子どもたちが健全な心と身体を培い、未来や国際社会に向かって羽ばたくことができるようにするとともに、すべての国民が心身の健康を確保し、生涯にわたって生き生きと暮らすことができるようにすることが大切である。

子どもたちが豊かな人間性をはぐくみ、生きる力を身に付けていくためには、何よりも「食」が重要である。今、改めて、食育を、生きる上での基本であって、知育、徳育及び体育の基礎となるべきものと位置付けるとともに、様々な経験を通じて「食」に関する知識と「食」を選択する力を習得し、健全な食生活を実践することができる人間を育てる食育を推進することが求められている。もとより、食育はあらゆる世代の国民に必要なものであるが、子どもたちに対する食育は、心身の成長及び人格の形成に大きな影響を及ぼし、生涯にわたって健全な心と身体を培い豊かな人間性をはぐくんでいく基礎となるものである。

一方、社会経済情勢がめまぐるしく変化し、日々忙しい生活を送る中で、人々は、毎日の「食」の大切さを忘れがちである。国民の食生活においては、栄養の偏り、不規則な食事、肥満や生活習慣病の増加、過度の痩身志向などの問題に加え、新たな「食」の安全上の問題や、「食」の海外への依存の問題が生じており、「食」に関する情報が社会に氾濫する中で、人々は、食生活の改善の面からも、「食」の安全の確保の面からも、自ら「食」のあり方を学ぶことが求められている。また、豊かな緑と水に恵まれた自然の下で先人からはぐくまれてきた、地域の多様性と豊かな味覚や文化の香りあふれる日本の「食」が失われる危機にある。

こうした「食」をめぐる環境の変化の中で、国民の「食」に関する考え方を育て、健全な食生活を実現することが求められるとともに、都市と農山漁村の共生・対流を進め、「食」に関する消費者と生産者との信頼関係を構築して、地域社会の活性化、豊かな食文化の継承及び発展、環境と調和のとれた食料の生産及び消費の推進並びに食料自給率の向上に寄与することが期待されている。

国民一人一人が「食」について改めて意識を高め、自然の恩恵や「食」に関わる人々の様々な活動への感謝の念や理解を深めつつ、「食」に関して信頼できる情報に基づく適切な判断を行う能力を身に付けることによって、心身の健康を増進する健全な食生活を実践するために、今こそ、家庭、学校、保育所、地域等を中心に、国民運動として、食育の推進に取り組んでいくことが、我々に課せられている課題である。さらに、食育の推進に関する我が国の取組が、海外との交流等を通じて食育に関して国際的に貢献することにつながることも期待される。

ここに、食育について、基本理念を明らかにしてその方向性を示し、国、地方公共団体及び国民の食育の推進に関する取組を総合的かつ計画的に推進するため、この法律を制定する。

第1章　総　則

第1条（目的）　この法律は、近年における国民の食生活をめぐる環境の変化に伴い、国民が生涯にわたって健全な心身を培い、豊かな人間性をはぐくむための食育を推進することが緊要な課題となっていることにかんがみ、食育に関し、基本理念を定め、及び国、地方公共団体等の責務を明らかにするとともに、食育に関する施策の基本となる事項を定めることにより、食育に関する施策を総合的かつ計画的に推進し、もって現在及び将来にわたる健康で文化的な国民の生活と豊かで活力ある社会の実現に寄与することを目的とする。

第2条（国民の心身の健康の増進と豊かな人間形成）　食育は、食に関する適切な判断力を養い、生涯にわたって健全な食生活を実現することにより、国民の心身の健康の増進と豊かな人間形成に資することを旨として、行われなければならない。

第3条（食に関する感謝の念と理解）　食育の推進に当たっては、国民の食生活が、自然の恩恵の上に成り立っており、また、食に関わる人々の様々な活動に支えられていることについて、感謝の念や理解が深まるよう配慮されなければならない。

第4条（食育推進運動の展開）　食育を推進するための活動は、国民、民間団体等の自発的意思を尊重し、地域の特性に配慮し、地域住民その他の社会を構成する多様な主体の参加と協力を得るものとするとともに、その連携を図りつつ、あまねく全国において展開されなければならない。

第5条（子どもの食育における保護者、教育関係者等の役割）　食育は、父母その他の保護者にあっては、家庭が食育において重要な役割を有していることを認識するとともに、子どもの教育、保育等を行う者にあっては、教育、保育等における食育の重要性を十分自覚し、積極的に子どもの食育の推進に関する活動に取り組むこととなるよう、行われなければならない。

第6条（食に関する体験活動と食育推進活動の実践）　食育は、広く国民が家庭、学校、保育所、地域その他のあらゆる機会とあらゆる場所を利用して、食料の生産から消費等に至るまでの食に関する様々な体験活動を行うとともに、自ら食育の推進のための活動を実践することにより、食に関する理解を深めることを旨として、行われなければならない。

第7条（伝統的な食文化、環境と調和した生産等への配慮及び農山漁村の活性化と食料自給率の向上への貢献）　食育は、我が国の伝統のある優れた食文化、地域の特性を生かした食生活、環境と調和のとれた食料の生産とその消費等に配慮し、我が国の食料の需要及び供給の状況についての国民の理解を深めるとともに、食料の生産者と消費者との交流等を図ることにより、農山漁村の活性化と我が国の食料自給率の向上に資するよう、推進されなければならない。

第８条（食品の安全性の確保等における食育の役割） 食育は、食品の安全性が確保され安心して消費できることが健全な食生活の基礎であることにかんがみ、食品の安全性をはじめとする食に関する幅広い情報の提供及びこれについての意見交換が、食に関する知識と理解を深め、国民の適切な食生活の実践に資することを旨として、国際的な連携を図りつつ積極的に行われなければならない。

第９条（国の責務） 国は、第二条から前条までに定める食育に関する基本理念（以下「基本理念」という。）にのっとり、食育の推進に関する施策を総合的かつ計画的に策定し、及び実施する責務を有する。

第10条（地方公共団体の責務） 地方公共団体は、基本理念にのっとり、食育の推進に関し、国との連携を図りつつ、その地方公共団体の区域の特性を生かした自主的な施策を策定し、及び実施する責務を有する。

（第11条～第15条略）

第２章　食育推進基本計画等

第16条（食育推進基本計画） 食育推進会議は、食育の推進に関する施策の総合的かつ計画的な推進を図るため、食育推進基本計画を作成するものとする。

２　食育推進基本計画は、次に掲げる事項について定めるものとする。

1. 食育の推進に関する施策についての基本的な方針
2. 食育の推進の目標に関する事項
3. 国民等の行う自発的な食育推進活動等の総合的な促進に関する事項
4. 前三号に掲げるもののほか、食育の推進に関する施策を総合的かつ計画的に推進するために必要な事項

３　食育推進会議は、第１項の規定により食育推進基本計画を作成したときは、速やかにこれを農林水産大臣に報告し、及び関係行政機関の長に通知するとともに、その要旨を公表しなければならない。

４　前項の規定は、食育推進基本計画の変更について準用する。

（第17条～第33条略）

学校給食法（抄）

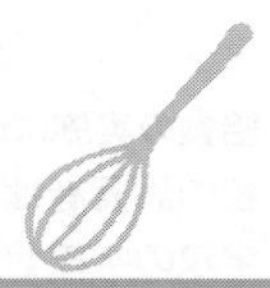

昭和29年6月3日 法律第160号
最終改正：平成27年6月24日 法律第46号

第1章　総則

第1条（この法律の目的） この法律は、学校給食が児童及び生徒の心身の健全な発達に資するものであり、かつ、児童及び生徒の食に関する正しい理解と適切な判断力を養う上で重要な役割を果たすものであることにかんがみ、学校給食及び学校給食を活用した食に関する指導の実施に関し必要な事項を定め、もつて学校給食の普及充実及び学校における食育の推進を図ることを目的とする。

第2条（学校給食の目標） 学校給食を実施するに当たつては、義務教育諸学校における教育の目的を実現するために、次に掲げる目標が達成されるよう努めなければならない。

1. 適切な栄養の摂取による健康の保持増進を図ること。
2. 日常生活における食事について正しい理解を深め、健全な食生活を営むことができる判断力を培い、及び望ましい食習慣を養うこと。
3. 学校生活を豊かにし、明るい社交性及び協同の精神を養うこと。
4. 食生活が自然の恩恵の上に成り立つものであることについての理解を深め、生命及び自然を尊重する精神並びに環境の保全に寄与する態度を養うこと。
5. 食生活が食にかかわる人々の様々な活動に支えられていることについての理解を深め、勤労を重んずる態度を養うこと。
6. 我が国や各地域の優れた伝統的な食文化についての理解を深めること。
7. 食料の生産、流通及び消費について、正しい理解に導くこと。

第3条（定義） この法律で「学校給食」とは、前条各号に掲げる目標を達成するために、義務教育諸学校において、その児童又は生徒に対し実施される給食をいう。

2　この法律で「義務教育諸学校」とは、学校教育法（昭和22年法律第26号）に規定する小学校、中学校、義務教育学校、中等教育学校の前期課程又は特別支援学校の小学部若しくは中学部をいう。

第4条（義務教育諸学校の設置者の任務） 義務教育諸学校の設置者は、当該義務教育諸学校において学校給食が実施されるように努めなければならない。

第5条（国及び地方公共団体の任務） 国及び地方公共団体は、学校給食の普及と健全な発達を図るように努めなければならない。

第2章　学校給食の実施に関する基本的な事項

第6条（二以上の義務教育諸学校の学校

給食の実施に必要な施設）　義務教育諸学校の設置者は、その設置する義務教育諸学校の学校給食を実施するための施設として、二以上の義務教育諸学校の学校給食の実施に必要な施設（以下「共同調理場」という。）を設けることができる。

第７条（学校給食栄養管理者）　義務教育諸学校又は共同調理場において学校給食の栄養に関する専門的事項をつかさどる職員（第10条第3項において「学校給食栄養管理者」という。）は、教育職員免許法（昭和24年法律第147号）第４条第２項に規定する栄養教諭の免許状を有する者又は栄養士法（昭和22年法律第245号）第２条第１項の規定による栄養士の免許を有する者で学校給食の実施に必要な知識若しくは経験を有するものでなければならない。

第８条（学校給食実施基準）　文部科学大臣は、児童又は生徒に必要な栄養量その他の学校給食の内容及び学校給食を適切に実施するために必要な事項（次条第一項に規定する事項を除く。）について維持されることが望ましい基準（次項において「学校給食実施基準」という。）を定めるものとする。

２　学校給食を実施する義務教育諸学校の設置者は、学校給食実施基準に照らして適切な学校給食の実施に努めるものとする。

第９条（学校給食衛生管理基準）　文部科学大臣は、学校給食の実施に必要な施設及び設備の整備及び管理、調理の過程における衛生管理その他の学校給食の適切な衛生管理を図る上で必要な事項について維持されることが望ましい基準（以下この条において「学校給食衛生管理基準」という。）を定めるものとする。

２　学校給食を実施する義務教育諸学校の設置者は、学校給食衛生管理基準に照らして適切な衛生管理に努めるものとする。

３　義務教育諸学校の校長又は共同調理場の長は、学校給食衛生管理基準に照らし、衛生管理上適正を欠く事項があると認めた場合には、遅滞なく、その改善のために必要な措置を講じ、又は当該措置を講ずることができないときは、当該義務教育諸学校若しくは共同調理場の設置者に対し、その旨を申し出るものとする。

第３章　学校給食を活用した食に関する指導

第10条　栄養教諭は、児童又は生徒が健全な食生活を自ら営むことができる知識及び態度を養うため、学校給食において摂取する食品と健康の保持増進との関連性についての指導、食に関して特別の配慮を必要とする児童又は生徒に対する個別的な指導その他の学校給食を活用した食に関する実践的な指導を行うものとする。この場合において、校長は、当該指導が効果的に行われるよう、学校給食と関連付けつつ当該義務教育諸学校における食に関する指導の全体的な計画を作成することその他の必要な措置を講ずるものとする。

２　栄養教諭が前項前段の指導を行うに当たつては、当該義務教育諸学校が所在する地域の産物を学校給食に活用することその他の創意工夫を地域の実情に応じて行い、当該地域の食文化、食に係る産業又は自然環境の恵沢に対する児童又は生徒の理解の増進を図るよう努めるものとする。

３　栄養教諭以外の学校給食栄養管理者は、栄養教諭に準じて、第一項前段の指導を行うよう努めるものとする。この場合においては、同項後段及び前項の規定を準用する。

（第11～第14条略）

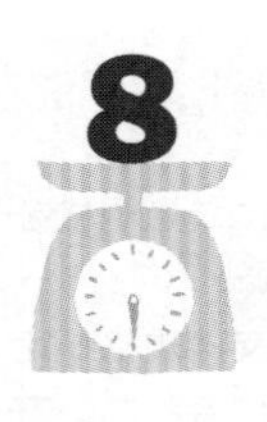

8 食品衛生法（抄）

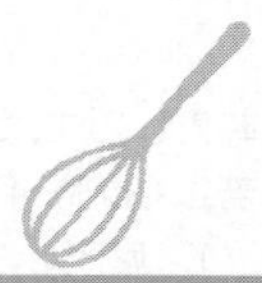

昭和22年12月24日 法律第233号
最終改正：平成30年6月13日 法律第46号（施行日：令和3年6月1日）

第1章　総　則

第1条（目的）　この法律は、食品の安全性の確保のために公衆衛生の見地から必要な規制その他の措置を講ずることにより、飲食に起因する衛生上の危害の発生を防止し、もつて国民の健康の保護を図ることを目的とする。

（第2条、第3条略）

第4条（定義）　この法律で食品とは、全ての飲食物をいう。ただし、医薬品、医療機器等の品質、有効性及び安全性の確保等に関する法律（昭和35年法律第145号）に規定する医薬品、医薬部外品及び再生医療等製品は、これを含まない。

2　この法律で添加物とは、食品の製造の過程において又は食品の加工若しくは保存の目的で、食品に添加、混和、浸潤その他の方法によつて使用する物をいう。

3　この法律で天然香料とは、動植物から得られた物又はその混合物で、食品の着香の目的で使用される添加物をいう。

4　この法律で器具とは、飲食器、割ぽう具その他食品又は添加物の採取、製造、加工、調理、貯蔵、運搬、陳列、授受又は摂取の用に供され、かつ、食品又は添加物に直接接触する機械、器具その他の物をいう。ただし、農業及び水産業における食品の採取の用に供される機械、器具その他の物は、これを含まない。

5　この法律で容器包装とは、食品又は添加物を入れ、又は包んでいる物で、食品又は添加物を授受する場合そのままで引き渡すものをいう。

6　この法律で食品衛生とは、食品、添加物、器具及び容器包装を対象とする飲食に関する衛生をいう。

7　この法律で営業とは、業として、食品若しくは添加物を採取し、製造し、輸入し、加工し、調理し、貯蔵し、運搬し、若しくは販売すること又は器具若しくは容器包装を製造し、輸入し、若しくは販売することをいう。ただし、農業及び水産業における食品の採取業は、これを含まない。

8　この法律で営業者とは、営業を営む人又は法人をいう。

9　この法律で登録検査機関とは、第33条第1項の規定により厚生労働大臣の登録を受けた法人をいう。

第2章　食品及び添加物

第5条（清潔衛生の原則）　販売（不特定又は多数の者に対する販売以外の授与を含む。以下同じ。）の用に供する食品又は添加物の採取、製造、加工、使用、調理、貯蔵、運搬、陳列及び授受は、清潔で衛生的に行われなければならない。

第6条（不衛生食品等の販売等の禁止）
次に掲げる食品又は添加物は、これを販売し（不特定又は多数の者に授与する販売以外の場合を含む。以下同じ。）、又は販売の用に供するために、採取し、製造し、輸入し、加工し、使用し、調理し、貯蔵し、若しくは陳列してはならない。

1. 腐敗し、若しくは変敗したもの又は未熟であるもの。ただし、一般に人の健康を損なうおそれがなく飲食に適すると認められているものは、この限りでない。
2. 有毒な、若しくは有害な物質が含まれ、若しくは付着し、又はこれらの疑いがあるもの。ただし、人の健康を損なうおそれがない場合として厚生労働大臣が定める場合においては、この限りでない。
3. 病原微生物により汚染され、又はその疑いがあり、人の健康を損なうおそれがあるもの。
4. 不潔、異物の混入又は添加その他の事由により、人の健康を損なうおそれがあるもの。

(第7条〜第11条略)

第12条(添加物等の販売等の制限) 人の健康を損なうおそれのない場合として厚生労働大臣が薬事・食品衛生審議会の意見を聴いて定める場合を除いては、添加物(天然香料及び一般に食品として飲食に供されている物であつて添加物として使用されるものを除く。)並びにこれを含む製剤及び食品は、これを販売し、又は販売の用に供するために、製造し、輸入し、加工し、使用し、貯蔵し、若しくは陳列してはならない。

第13条(食品等の規格及び基準) 厚生労働大臣は、公衆衛生の見地から、薬事・食品衛生審議会の意見を聴いて、販売の用に供する食品若しくは添加物の製造、加工、使用、調理若しくは保存の方法につき基準を定め、又は販売の用に供する食品若しくは添加物の成分につき規格を定めることができる。

2 前項の規定により基準又は規格が定められたときは、その基準に合わない方法により食品若しくは添加物を製造し、加工し、使用し、調理し、若しくは保存し、その基準に合わない方法による食品若しくは添加物を販売し、若しくは輸入し、又はその規格に合わない食品若しくは添加物を製造し、輸入し、加工し、使用し、調理し、保存し、若しくは販売してはならない。

3 農薬(農薬取締法(昭和23年法律第82号)第2条第1項に規定する農薬をいう。次条において同じ。)、飼料の安全性の確保及び品質の改善に関する法律(昭和28年法律第35号)第2条第3項の規定に基づく農林水産省令で定める用途に供することを目的として飼料(同条第2項に規定する飼料をいう。)に添加、混和、浸潤その他の方法によつて用いられる物及び医薬品、医療機器等の品質、有効性及び安全性の確保等に関する法律第2条第1項に規定する医薬品であつて動物のために使用されることが目的とされているものの成分である物質(その物質が化学的に変化して生成した物質を含み、人の健康を損なうおそれのないことが明らかであるものとして厚生労働大臣が定める物質を除く。)が、人の健康を損なうおそれのない量として厚生労働大臣が薬事・食品衛生審議会の意見を聴いて定める量を超えて残留する食品は、これを販売の用に供するために製造し、輸入し、加工し、使用し、調理し、保存し、又は販売してはならない。ただし、当該物質の当該食品に残留する量の限度について第1項の食品の成分に係る規格が定めら

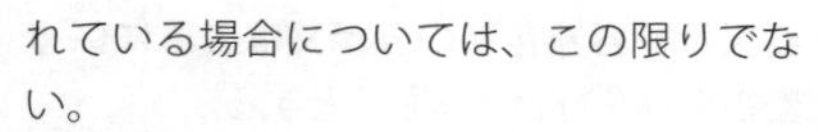

れている場合については、この限りでない。

（第14条略）

第３章　器具及び容器包装

第15条（清潔衛生の原則）　営業上使用する器具及び容器包装は、清潔で衛生的でなければならない。

第16条（有害物質含有器具等の販売等の禁止）　有毒な、若しくは有害な物質が含まれ、若しくは付着して人の健康を損なうおそれがある器具若しくは容器包装又は食品若しくは添加物に接触してこれらに有害な影響を与えることにより人の健康を損なうおそれがある器具若しくは容器包装は、これを販売し、販売の用に供するために製造し、若しくは輸入し、又は営業上使用してはならない。

（第17条～第18条略）

第４章　表示及び広告

第19条（表示の基準）　内閣総理大臣は、一般消費者に対する器具又は容器包装に関する公衆衛生上必要な情報の正確な伝達の見地から、消費者委員会の意見を聴いて、前条第１項の規定により規格又は基準が定められた器具又は容器包装に関する表示につき、必要な基準を定めることができる。

２　前項の規定により表示につき基準が定められた器具又は容器包装は、その基準に合う表示がなければ、これを販売し、販売の用に供するために陳列し、又は営業上使用してはならない。

３　販売の用に供する食品及び添加物に関する表示の基準については、食品表示法（平成25年法律第70号）で定めるところによる。

第20条（虚偽の又は誇大な表示又は広告の禁止）　食品、添加物、器具又は容器包装に関しては、公衆衛生に危害を及ぼすおそれがある虚偽の又は誇大な表示又は広告をしてはならない。

第５章　食品添加物公定書

第21条（食品添加物公定書）　厚生労働大臣及び内閣総理大臣は、食品添加物公定書を作成し、第13条第１項の規定により基準又は規格が定められた添加物及び食品表示法第４条第１項の規定により基準が定められた添加物につき当該基準及び規格を収載するものとする。

第６章　監視指導

第21条の２　国及び都道府県等は、食品、添加物、器具又は容器包装に起因する中毒患者又はその疑いのある者（以下「食中毒患者等」という。）の広域にわたる発生又はその拡大を防止し、及び広域にわたり流通する食品、添加物、器具又は容器包装に関してこの法律又はこの法律に基づく命令若しくは処分に係る違反を防止するため、その行う食品衛生に関する監視又は指導（以下「監視指導」という。）が総合的かつ迅速に実施されるよう、相互に連携を図りながら協力しなければならない。

第21条の３　厚生労働大臣は、監視指導の実施に当たつての連携協力体制の整備を図るため、厚生労働省令で定めるところにより、国、都道府県等その他関係機関により構成される広域連携協議会（以下この条及び第60条の２において「協議会」という。）を設けることができる。

2.　協議会は、必要があると認めるときは、当該協議会の構成員以外の都道府県等その他協議会が必要と認める者をその構成員として加えることができる。
3. 協議会において協議が調つた事項については、協議会の構成員は、その協議の結果を尊重しなければならない。
4. 前三項に定めるもののほか、協議会の運営に関し必要な事項は、協議会が定める。

第22条（監視指導の実施指針） 厚生労働大臣及び内閣総理大臣は、国及び都道府県等が行う監視指導の実施に関する指針（以下「指針」という。）を定めるものとする。
2 指針は、次に掲げる事項について定めるものとする。
(1) ～ (3)、(5) 略
(4) 監視指導の実施に当たつての国、都道府県等その他関係機関相互の連携協力の確保に関する事項
(第22条3～第24条略)

第7章 検 査

(第25条～第29条略)
第30条（食品衛生監視員） 第28条第1項に規定する当該職員の職権及び食品衛生に関する指導の職務を行わせるために、厚生労働大臣、内閣総理大臣又は都道府県知事等は、その職員のうちから食品衛生監視員を命ずるものとする。
2 都道府県知事等は、都道府県等食品衛生監視指導計画の定めるところにより、その命じた食品衛生監視員に監視指導を行わせなければならない。
3 内閣総理大臣は、指針に従い、その命じた食品衛生監視員に食品、添加物、器具及び容器包装の表示又は広告に係る監視指導を行わせるものとする。
4 厚生労働大臣は、輸入食品監視指導計画の定めるところにより、その命じた食品衛生監視員に食品、添加物、器具及び容器包装の輸入に係る監視指導を行わせるものとする。
5 前各項に定めるもののほか、食品衛生監視員の資格その他食品衛生監視員に関し必要な事項は、政令で定める。
(第8章略)

第9章 営 業

第48条（食品衛生管理者） 乳製品、第12条の規定により厚生労働大臣が定めた添加物その他製造又は加工の過程において特に衛生上の考慮を必要とする食品又は添加物であつて政令で定めるものの製造又は加工を行う営業者は、その製造又は加工を衛生的に管理させるため、その施設ごとに、専任の食品衛生管理者を置かなければならない。ただし、営業者が自ら食品衛生管理者となつて管理する施設については、この限りでない。
2 営業者が、前項の規定により食品衛生管理者を置かなければならない製造業又は加工業を二以上の施設で行う場合において、その施設が隣接しているときは、食品衛生管理者は、同項の規定にかかわらず、その二以上の施設を通じて一人で足りる。
3 食品衛生管理者は、当該施設においてその管理に係る食品又は添加物に関してこの法律又はこの法律に基づく命令若しくは処分に係る違反が行われないように、その食品又は添加物の製造又は加工に従事する者を監督しなければならない。
4 食品衛生管理者は、前項に定めるも

ののほか、当該施設においてその管理に係る食品又は添加物に関してこの法律又はこの法律に基づく命令若しくは処分に係る違反の防止及び食品衛生上の危害の発生の防止のため、当該施設における衛生管理の方法その他の食品衛生に関する事項につき、必要な注意をするとともに、営業者に対し必要な意見を述べなければならない。

5　営業者は、その施設に食品衛生管理者を置いたときは、前項の規定による食品衛生管理者の意見を尊重しなければならない。

6　次の各号のいずれかに該当する者でなければ、食品衛生管理者となることができない。

1. 医師、歯科医師、薬剤師又は獣医師
2. 学校教育法（昭和22年法律第26号）に基づく大学、旧大学令（大正7年勅令第388号）に基づく大学又は旧専門学校令（明治36年勅令第61号）に基づく専門学校において医学、歯学、薬学、獣医学、畜産学、水産学又は農芸化学の課程を修めて卒業した者（当該課程を修めて同法に基づく専門職大学の前期課程を修了した者を含む。）
3. 都道府県知事の登録を受けた食品衛生管理者の養成施設において所定の課程を修了した者
4. 学校教育法に基づく高等学校若しくは中等教育学校若しくは旧中等学校令（昭和18年勅令第36号）に基づく中等学校を卒業した者又は厚生労働省令で定めるところによりこれらの者と同等以上の学力があると認められる者で、第1項の規定により食品衛生管理者を置かなければならない製造業又は加工業において食品又は添加物の製造又は加工の衛生管理の業務に三年以上従事し、かつ、都道府県知事の登録を受けた講習会の課程を修了した者

7　前項第4号に該当することにより食品衛生管理者たる資格を有する者は、衛生管理の業務に三年以上従事した製造業又は加工業と同種の製造業又は加工業の施設においてのみ、食品衛生管理者となることができる。

（第8項略）

第51条（営業施設の基準）　都道府県は、飲食店営業その他公衆衛生に与える影響が著しい営業（食鳥処理の事業を除く。）であつて、政令で定めるものの施設につき、条例で、業種別に、公衆衛生の見地から必要な基準を定めなければならない。

第52条（営業の許可）　前条に規定する営業を営もうとする者は、厚生労働省令で定めるところにより、都道府県知事の許可を受けなければならない。

2　前項の場合において、都道府県知事は、その営業の施設が前条の規定による基準に合うと認めるときは、許可をしなければならない。ただし、同条に規定する営業を営もうとする者が次の各号のいずれかに該当するときは、同項の許可を与えないことができる。

1. この法律又はこの法律に基づく処分に違反して刑に処せられ、その執行を終わり、又は執行を受けることがなくなつた日から起算して二年を経過しない者
2. 第54条から第56条までの規定により許可を取り消され、その取消しの日から起算して二年を経過しない者
3. 法人であつて、その業務を行う役員

のうちに前二号のいずれかに該当する者があるもの

3　都道府県知事は、第１項の許可に五年を下らない有効期間その他の必要な条件を付けることができる。

（第53条〜第61条略）

第10章　雑則

（第62条〜第65条略）

第66条　前条に規定する場合において、厚生労働大臣は、必要があると認めるときは、協議会を開催し、食中毒の原因調査及びその結果に関する必要な情報を共有し、関係機関等の連携の緊密化を図るとともに、食中毒患者等の広域にわたる発生又はその拡大を防止するために必要な対策について協議を行うよう努めなければならない。

（第67条以降略）

食品表示法（抄）

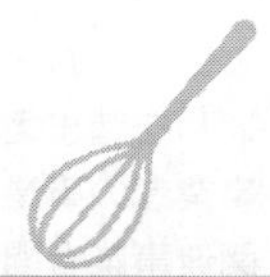

平成25年6月28日 法律第70号
最終改正：平成30年12月14日 法律第97号

第1章　総　則

第1条（目的）　この法律は、食品に関する表示が食品を摂取する際の安全性の確保及び自主的かつ合理的な食品の選択の機会の確保に関し重要な役割を果たしていることに鑑み、販売（不特定又は多数の者に対する販売以外の譲渡を含む。以下同じ。）の用に供する食品に関する表示について、基準の策定その他の必要な事項を定めることにより、その適正を確保し、もって一般消費者の利益の増進を図るとともに、食品衛生法（昭和22年法律第233号）、健康増進法（平成14年法律第103号）及び日本農林規格等に関する法律（昭和25年法律第175号）による措置と相まって、国民の健康の保護及び増進並びに食品の生産及び流通の円滑化並びに消費者の需要に即した食品の生産の振興に寄与することを目的とする。

第2条（定義）　この法律において「食品」とは、全ての飲食物（医薬品、医療機器等の品質、有効性及び安全性の確保等に関する法律（昭和35年法律第145号）第2条第1項に規定する医薬品、同条第2項に規定する医薬部外品及び同条第9項に規定する再生医療等製品を除き、食品衛生法第4条第2項に規定する添加物（第4条第1項第1号及び第11条において単に「添加物」という。）を含む。）をいう。

2　この法律において「酒類」とは、酒税法（昭和28年法律第6号）第2条第1項に規定する酒類をいう。

3　この法律において「食品関連事業者等」とは、次の各号のいずれかに該当する者をいう。

1. 食品の製造、加工（調整及び選別を含む。）若しくは輸入を業とする者（当該食品の販売をしない者を除く。）又は食品の販売を業とする者（以下「食品関連事業者」という。）
2. 前号に掲げる者のほか、食品の販売をする者

第3条（基本理念）　販売の用に供する食品に関する表示の適正を確保するための施策は、消費者基本法（昭和43年法律第78号）第2条第1項に規定する消費者政策の一環として、消費者の安全及び自主的かつ合理的な選択の機会が確保され、並びに消費者に対し必要な情報が提供されることが消費者の権利であることを尊重するとともに、消費者が自らの利益の擁護及び増進のため自主的かつ合理的に行動することができるよう消費者の自立を支援することを基本として講ぜられなければならない。

2　販売の用に供する食品に関する表示の適正を確保するための施策は、食品の生産、取引又は消費の現況及び将来の見

通しを踏まえ、かつ、小規模の食品関連事業者の事業活動に及ぼす影響及び食品関連事業者間の公正な競争の確保に配慮して講ぜられなければならない。

第2章　食品表示基準

第4条（食品表示基準の策定等） 内閣総理大臣は、内閣府令で、食品及び食品関連事業者等の区分ごとに、次に掲げる事項のうち当該区分に属する食品を消費者が安全に摂取し、及び自主的かつ合理的に選択するために必要と認められる事項を内容とする販売の用に供する食品に関する表示の基準を定めなければならない。

1. 名称、アレルゲン（食物アレルギーの原因となる物質をいう。第6条第8項及び第11条において同じ。）、保存の方法、消費期限（食品を摂取する際の安全性の判断に資する期限をいう。第6条第8項及び第11条において同じ。）、原材料、添加物、栄養成分の量及び熱量、原産地その他食品関連事業者等が食品の販売をする際に表示されるべき事項
2. 表示の方法その他前号に掲げる事項を表示する際に食品関連事業者等が遵守すべき事項

2　内閣総理大臣は、前項の規定により販売の用に供する食品に関する表示の基準を定めようとするときは、あらかじめ、厚生労働大臣、農林水産大臣及び財務大臣に協議するとともに、消費者委員会の意見を聴かなければならない。

3　厚生労働大臣は、第1項の規定により販売の用に供する食品に関する表示の基準が定められることにより、国民の健康の保護又は増進が図られると認めるときは、内閣総理大臣に対し、当該基準の案を添えて、その策定を要請することができる。

4　農林水産大臣は、第1項の規定により販売の用に供する食品に関する表示の基準が定められることにより、当該基準に係る食品（酒類を除く。）の生産若しくは流通の円滑化又は消費者の需要に即した当該食品の生産の振興が図られると認めるときは、内閣総理大臣に対し、当該基準の案を添えて、その策定を要請することができる。

5　財務大臣は、第1項の規定により販売の用に供する食品に関する表示の基準が定められることにより、当該基準に係る酒類の生産若しくは流通の円滑化又は消費者の需要に即した当該酒類の生産の振興が図られると認めるときは、内閣総理大臣に対し、当該基準の案を添えて、その策定を要請することができる。

6　第2項から前項までの規定は、第1項の規定により定められた販売の用に供する食品に関する表示の基準（以下「食品表示基準」という。）の変更について準用する。

第5条（食品表示基準の遵守） 食品関連事業者等は、食品表示基準に従った表示がされていない食品の販売をしてはならない。

（第6条～第23条略）

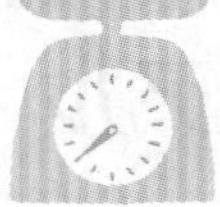

10 食品安全基本法（抄）

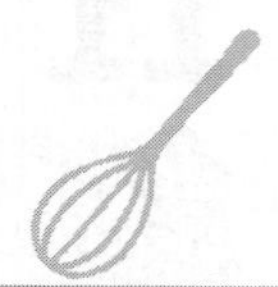

平成15年5月23日 法律第48号
最終改正：令和元年12月4日 法律第62号

1. 基本理念　（第3～5条）
食品の安全性の確保
①国民の健康の保護が最も重要であるという基本的認識の下に取り組む
②食品の生産から消費までの各段階において行う
③国際的動向及び国民の意見に十分配慮しつつ科学的知見に基づいて取り組む

2. 関係者の責務・役割　（第6～9条）
○国の責務及び地方公共団体の責務
・適切な役割分担を行って食品の安全性の確保に取り組む
○食品関連事業者の責務
・食品の安全性の確保について、第一義的な責任を有することを認識し、適切に取り組む
・正確で適切な情報提供に努める
・国または地方公共団体が実施する施策に協力する
○消費者の役割
・食品の安全性の確保に関する知識と理解を深めるとともに、施策について意見を表明するように努める

3. 基本的な方針　（第11～21条）

リスク分析手法の導入　（第11～13条）
○リスク評価（食品健康影響評価）の実施
○リスク評価の結果に基づく施策の策定（リスク管理）
○リスクコミュニケーションの促進

（第14～20条）
○緊急事態への対処等
○関係行政機関の相互の密接な連携
○試験研究の体制整備等
○国の内外の情報収集等
○表示制度の適切な運用の確保等
○教育・学習の振興等
○環境に及ぼす影響の配慮

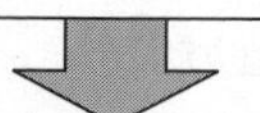

実施するための基本的事項を定める（第21条）

4. 食品安全委員会の設置（リスク評価の実施等）　（第22～38条）

図5-4　**食品安全基本法のポイント**

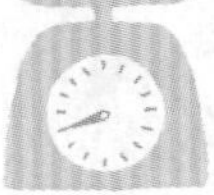

11 大量調理施設衛生管理マニュアル

平成９年３月24日付け 衛食第85号別添
最終改正：平成29年６月16日付け 生食発0616第１号

Ⅰ　趣旨

本マニュアルは、集団給食施設等における食中毒を予防するために、HACCPの概念に基づき、調理過程における重要管理事項として、

①　原材料受入れ及び下処理段階における管理を徹底すること。
②　加熱調理食品については、中心部まで十分加熱し、食中毒菌等（ウイルスを含む。以下同じ。）を死滅させること。
③　加熱調理後の食品及び非加熱調理食品の二次汚染防止を徹底すること。
④　食中毒菌が付着した場合に菌の増殖を防ぐため、原材料及び調理後の食品の温度管理を徹底すること。

等を示したものである。

集団給食施設等においては、衛生管理体制を確立し、これらの重要管理事項について、点検・記録を行うとともに、必要な改善措置を講じる必要がある。また、これを遵守するため、更なる衛生知識の普及啓発に努める必要がある。

なお、本マニュアルは同一メニューを１回300食以上又は１日750食以上を提供する調理施設に適用する。

Ⅱ　重要管理事項

１．原材料の受入れ・下処理段階における管理

（1）　原材料については、品名、仕入元の名称及び所在地、生産者（製造又は加工者を含む。）の名称及び所在地、ロットが確認可能な情報（年月日表示又はロット番号）並びに仕入れ年月日を記録し、１年間保管すること。

（2）　原材料について納入業者が定期的に実施する微生物及び理化学検査の結果を提出させること。その結果については、保健所に相談するなどして、原材料として不適と判断した場合には、納入業者の変更等適切な措置を講じること。検査結果については、１年間保管すること。

（3）　加熱せずに喫食する食品（牛乳、発酵乳、プリン等容器包装に入れられ、かつ、殺菌された食品を除く。）については、乾物や摂取量が少ない食品も含め、製造加工業者の衛生管理の体制について保健所の監視票、食品等事業者の自主管理記録票等により確認するとともに、製造加工業者が従事者の健康状態の確認等ノロウイルス対策を適切に行っているかを確認すること。

（4）　原材料の納入に際しては調理従事者等が必ず立ち合い、検収場で品質、鮮度、品温（納入業者が運搬の際、別添1に従い、適切な温度管理を行っていたかどうかを含む。）、異物の混入等につき、点検を行い、その結果を記録すること。

（5）　原材料の納入に際しては、缶詰、乾物、調味料等常温保存可能なものを除き、食肉類、魚介類、野菜類等の生鮮食品については1回で使い切る量を調理当日に仕入れるようにすること。

（6）　野菜及び果物を加熱せずに供する場合には、別添2に従い、流水（食品製造用水[注1]として用いるもの。以下同じ。）で十分洗浄し、必要に応じて次亜塩素酸ナトリウム等で殺菌[注2]した後、流水で十分すすぎ洗いを行うこと。特に高齢者、若齢者及び抵抗力の弱い者を対象とした食事を提供する施設で、加熱せずに供する場合（表皮を除去する場合を除く。）には、殺菌を行うこと。

注1：従前の「飲用適の水」に同じ。（「食品、添加物等の規格基準」（昭和34年厚生省告示第370号）の改正により用語のみ読み替えたもの。定義については同告示の「第1　食品　B　食品一般の製造、加工及び調理基準」を参照のこと。）

注2：次亜塩素酸ナトリウム溶液又はこれと同等の効果を有する亜塩素酸水（きのこ類を除く。）、亜塩素酸ナトリウム溶液（生食用野菜に限る。）、過酢酸製剤、次亜塩素酸水並びに食品添加物として使用できる有機酸溶液。これらを使用する場合、食品衛生法で規定する「食品、添加物等の規格基準」を遵守すること。

2．加熱調理食品の加熱温度管理

加熱調理食品は、別添2に従い、中心部温度計を用いるなどにより、中心部が75℃で1分間以上（二枚貝等ノロウイルス汚染のおそれのある食品の場合は85～90℃で90秒間以上）又はこれと同等以上まで加熱されていることを確認するとともに、温度と時間の記録を行うこと。

3．二次汚染の防止

（1）　調理従事者等（食品の盛付け・配膳等、食品に接触する可能性のある者及び臨時職員を含む。以下同じ。）は、次に定める場合には、別添2に従い、必ず流水・石けんによる手洗いによりしっかりと2回（その他の時には丁寧に1回）手指の洗浄及び消毒を行うこと。なお、使い捨て手袋を使用する場合にも、原則として次に定める場合に交換を行うこと。

①　作業開始前及び用便後

②　汚染作業区域から非汚染作業区域に移動する場合

③　食品に直接触れる作業にあたる直前

④　生の食肉類、魚介類、卵殻等微生物の汚染源となるおそれのある食品等に触れた後、他の食品や器具等に触れる場合

⑤　配膳の前

（2）　原材料は、隔壁等で他の場所から区分された専用の保管場に保管設備

を設け、食肉類、魚介類、野菜類等、食材の分類ごとに区分して保管すること。

この場合、専用の衛生的なふた付き容器に入れ替えるなどにより、原材料の包装の汚染を保管設備に持ち込まないようにするとともに、原材料の相互汚染を防ぐこと。

（3） 下処理は汚染作業区域で確実に行い、非汚染作業区域を汚染しないようにすること。

（4） 包丁、まな板などの器具、容器等は用途別及び食品別（下処理用にあっては、魚介類用、食肉類用、野菜類用の別、調理用にあっては、加熱調理済み食品用、生食野菜用、生食魚介類用の別）にそれぞれ専用のものを用意し、混同しないようにして使用すること。

（5） 器具、容器等の使用後は、別添2に従い、全面を流水で洗浄し、さらに80℃、5分間以上の加熱又はこれと同等の効果を有する方法注3で十分殺菌した後、乾燥させ、清潔な保管庫を用いるなどして衛生的に保管すること。

なお、調理場内における器具、容器等の使用後の洗浄・殺菌は、原則として全ての食品が調理場から搬出された後に行うこと。

また、器具、容器等の使用中も必要に応じ、同様の方法で熱湯殺菌を行うなど、衛生的に使用すること。この場合、洗浄水等が飛散しないように行うこと。なお、原材料用に使用した器具、容器等をそのまま調理後の食品用に使用するようなことは、けっして行わないこと。

（6） まな板、ざる、木製の器具は汚染が残存する可能性が高いので、特に十分な殺菌注4に留意すること。なお、木製の器具は極力使用を控えることが望ましい。

（7） フードカッター、野菜切り機等の調理機械は、最低1日1回以上、分解して洗浄・殺菌注5した後、乾燥させること。

（8） シンクは原則として用途別に相互汚染しないように設置すること。特に、加熱調理用食材、非加熱調理用食材、器具の洗浄等に用いるシンクを必ず別に設置すること。また、二次汚染を防止するため、洗浄・殺菌注5し、清潔に保つこと。

（9） 食品並びに移動性の器具及び容器の取り扱いは、床面からの跳ね水等による汚染を防止するため、床面から60 cm以上の場所で行うこと。ただし、跳ね水等からの直接汚染が防止できる食缶等で食品を取り扱う場合には、30 cm以上の台にのせて行うこと。

（10） 加熱調理後の食品の冷却、非加熱調理食品の下処理後における調理場等での一時保管等は、他からの二次汚染を防止するため、清潔な場所で行うこと。

（11） 調理終了後の食品は衛生的な容器にふたをして保存し、他からの二次汚染を防止すること。

（12） 使用水は食品製造用水を用いること。また、使用水は、色、濁り、におい、異物のほか、貯水槽を設置している場合や井戸水等を殺菌・ろ過して使用する場合には、遊離残留塩素が0.1 mg/ℓ以上であることを始業

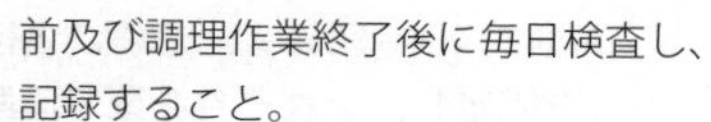

前及び調理作業終了後に毎日検査し、記録すること。

注３：塩素系消毒剤（次亜塩素酸ナトリウム、亜塩素酸水、次亜塩素酸水等）やエタノール系消毒剤には、ノロウイルスに対する不活化効果を期待できるものがある。使用する場合、濃度・方法等、製品の指示を守って使用すること。浸漬により使用することが望ましいが、浸漬が困難な場合にあっては、不織布等に十分浸み込ませて清拭すること。

（参考文献）「平成２７年度ノロウイルスの不活化条件に関する調査報告書」(http://www.mhlw.go.jp/file/06-Seisakujouhou-11130500-Shokuhinanzenbu/0000125854.pdf)

注４：大型のまな板やざる等、十分な洗浄が困難な器具については、亜塩素酸水又は次亜塩素酸ナトリウム等の塩素系消毒剤に浸漬するなどして消毒を行うこと。

注５：80℃で５分間以上の加熱又はこれと同等の効果を有する方法（注３参照）。

４．原材料及び調理済み食品の温度管理

（１）　原材料は、別添１に従い、戸棚、冷凍又は冷蔵設備に適切な温度で保存すること。また、原材料搬入時の時刻、室温及び冷凍又は冷蔵設備内温度を記録すること。

（２）　冷凍又は冷蔵設備から出した原材料は、速やかに下処理、調理を行うこと。非加熱で供される食品については、下処理後速やかに調理に移行すること。

（３）　調理後直ちに提供される食品以外の食品は、食中毒菌の増殖を抑制するために、10℃以下又は65℃以上で管理することが必要である。（別添３参照）

①　加熱調理後、食品を冷却する場合には、食中毒菌の発育至適温度帯（約20℃～50℃）の時間を可能な限り短くするため、冷却機を用いたり、清潔な場所で衛生的な容器に小分けするなどして、30分以内に中心温度を20℃付近（又は60分以内に中心温度を10℃付近）まで下げるよう工夫すること。

　この場合、冷却開始時刻、冷却終了時刻を記録すること。

②　調理が終了した食品は速やかに提供できるよう工夫すること。調理終了後30分以内に提供できるものについては、調理終了時刻を記録すること。また、調理終了後提供まで30分以上を要する場合は次のア及びイによること。

ア　温かい状態で提供される食品については、調理終了後速やかに保温食缶等に移し保存すること。この場合、食缶等へ移し替えた時刻を記録すること。

イ　その他の食品については、調理終了後提供まで10℃以下で保存すること。この場合、保冷設備への搬入時刻、保冷設備内温度及び保冷設備からの搬出時刻を記録すること。

③　配送過程においては保冷又は保温設備のある運搬車を用いるなど、10℃以下又は65℃以上の適切な温度管理を行い配送し、配送時刻の記録を行うこと。

また、65℃以上で提供される食品以外の食品については、保冷設備への搬入時刻及び保冷設備内温度の記録を行うこと。

④　共同調理施設等で調理された食品を受け入れ、提供する施設においても、温かい状態で提供される食品以外の食品であって、提供まで30分以上を要する場合は提供まで10℃以下で保存すること。

この場合、保冷設備への搬入時刻、保冷設備内温度及び保冷設備からの搬出時刻を記録すること。

（4）　調理後の食品は、調理終了後から2時間以内に喫食することが望ましい。

5．その他

（1）　施設設備の構造

①　隔壁等により、汚水溜、動物飼育場、廃棄物集積場等不潔な場所から完全に区別されていること。

②　施設の出入口及び窓は極力閉めておくとともに、外部に開放される部分には網戸、エアカーテン、自動ドア等を設置し、ねずみや昆虫の侵入を防止すること。

③　食品の各調理過程ごとに、汚染作業区域（検収場、原材料の保管場、下処理場）、非汚染作業区域（さらに準清潔作業区域（調理場）と清潔作業区域（放冷・調製場、製品の保管場）に区分される。）を明確に区別すること。なお、各区域を固定し、それぞれを壁で区画する、床面を色別する、境界にテープをはる等により明確に区画することが望ましい。

④　手洗い設備、履き物の消毒設備（履き物の交換が困難な場合に限る。）は、各作業区域の入り口手前に設置すること。

なお、手洗い設備は、感知式の設備等で、コック、ハンドル等を直接手で操作しない構造のものが望ましい。

⑤　器具、容器等は、作業動線を考慮し、予め適切な場所に適切な数を配置しておくこと。

⑥　床面に水を使用する部分にあっては、適当な勾配（100分の2程度）及び排水溝（100分の2から4程度の勾配を有するもの）を設けるなど排水が容易に行える構造であること。

⑦　シンク等の排水口は排水が飛散しない構造であること。

⑧　全ての移動性の器具、容器等を衛生的に保管するため、外部から汚染されない構造の保管設備を設けること。

⑨　便所等

ア　便所、休憩室及び更衣室は、隔壁により食品を取り扱う場所と必ず区分されていること。なお、調理場等から3m以上離れた場所に設けられていることが望ましい。

イ　便所には、専用の手洗い設備、専用の履き物が備えられていること。また、便所は、調理従事

者等専用のものが設けられていることが望ましい。

⑩　その他　施設は、ドライシステム化を積極的に図ることが望ましい。

（2）　施設設備の管理

①　施設・設備は必要に応じて補修を行い、施設の床面（排水溝を含む。）、内壁のうち床面から１ｍまでの部分及び手指の触れる場所は１日に１回以上、施設の天井及び内壁のうち床面から１ｍ以上の部分は１月に１回以上清掃し、必要に応じて、洗浄・消毒を行うこと。施設の清掃は全ての食品が調理場内から完全に搬出された後に行うこと。

②　施設におけるねずみ、昆虫等の発生状況を１月に１回以上巡回点検するとともに、ねずみ、昆虫の駆除を半年に１回以上（発生を確認した時にはその都度）実施し、その実施記録を１年間保管すること。また、施設及びその周囲は、維持管理を適切に行うことにより、常に良好な状態に保ち、ねずみや昆虫の繁殖場所の排除に努めること。

なお、殺そ剤又は殺虫剤を使用する場合には、食品を汚染しないようその取扱いに十分注意すること。

③　施設は、衛生的な管理に努め、みだりに部外者を立ち入らせたり、調理作業に不必要な物品等を置いたりしないこと。

④　原材料を配送用包装のまま非汚染作業区域に持ち込まないこと。

⑤　施設は十分な換気を行い、高温多湿を避けること。調理場は湿度80%以下、温度は25℃以下に保つことが望ましい。

⑥　手洗い設備には、手洗いに適当な石けん、爪ブラシ、ペーパータオル、殺菌液等を定期的に補充し、常に使用できる状態にしておくこと。

⑦　水道事業により供給される水以外の井戸水等の水を使用する場合には、公的検査機関、厚生労働大臣の登録検査機関等に依頼して、年２回以上水質検査を行うこと。検査の結果、飲用不適とされた場合は、直ちに保健所長の指示を受け、適切な措置を講じること。なお、検査結果は１年間保管すること。

⑧　貯水槽は清潔を保持するため、専門の業者に委託して、年１回以上清掃すること。

なお、清掃した証明書は１年間保管すること。

⑨　便所については、業務開始前、業務中及び業務終了後等定期的に清掃及び消毒剤による消毒を行って衛生的に保つこと[注6]。

⑩　施設（客席等の飲食施設、ロビー等の共用施設を含む。）において利用者等が嘔吐した場合には、消毒剤を用いて迅速かつ適切に嘔吐物の処理を行うこと[注6]により、利用者及び調理従事者等へのノロウイルス感染及び施設の汚染防止に努めること。

注６：「ノロウイルスに関するＱ＆Ａ」（厚生労働省）を参照のこと。

（3） 検食の保存

検食は、原材料及び調理済み食品を食品ごとに50g程度ずつ清潔な容器（ビニール袋等）に入れ、密封し、－20℃以下で２週間以上保存すること。

なお、原材料は、特に、洗浄・殺菌等を行わず、購入した状態で、調理済み食品は配膳後の状態で保存すること。

（4） 調理従事者等の衛生管理

① 調理従事者等は、便所及び風呂等における衛生的な生活環境を確保すること。また、ノロウイルスの流行期には十分に加熱された食品を摂取する等により感染防止に努め、徹底した手洗いの励行を行うなど自らが施設や食品の汚染の原因とならないように措置するとともに、体調に留意し、健康な状態を保つように努めること。

② 調理従事者等は、毎日作業開始前に、自らの健康状態を衛生管理者に報告し、衛生管理者はその結果を記録すること。

③ 調理従事者等は臨時職員も含め、定期的な健康診断及び月に１回以上の検便を受けること。検便検査[注7]には、腸管出血性大腸菌の検査を含めることとし、10月から３月までの間には月に１回以上又は必要に応じて[注8]ノロウイルスの検便検査に努めること。

④ ノロウイルスの無症状病原体保有者であることが判明した調理従事者等は、検便検査においてノロウイルスを保有していないことが確認されるまでの間、食品に直接触れる調理作業を控えるなど適切な措置をとることが望ましいこと。

⑤ 調理従事者等は下痢、嘔吐、発熱などの症状があった時、手指等に化膿創があった時は調理作業に従事しないこと。

⑥ 下痢又は嘔吐等の症状がある調理従事者等については、直ちに医療機関を受診し、感染性疾患の有無を確認すること。ノロウイルスを原因とする感染性疾患による症状と診断された調理従事者等は、検便検査においてノロウイルスを保有していないことが確認されるまでの間、食品に直接触れる調理作業を控えるなど適切な処置をとることが望ましいこと。

⑦ 調理従事者等が着用する帽子、外衣は毎日専用で清潔なものに交換すること。

⑧ 下処理場から調理場への移動の際には、外衣、履き物の交換等を行うこと。（履き物の交換が困難な場合には履き物の消毒を必ず行うこと。）

⑨ 便所には、調理作業時に着用する外衣、帽子、履き物のまま入らないこと。

⑩ 調理、点検に従事しない者が、やむを得ず、調理施設に立ち入る場合には、専用の清潔な帽子、外衣及び履き物を着用させ、手洗い及び手指の消毒を行わせること。

⑪ 食中毒が発生した時の原因究明を確実に行うため、原則として、調理従事者等は当該施設で調理された食品を喫食しないこと。

ただし、原因究明に支障を来さ

ないための措置が講じられている場合はこの限りでない。(試食担当者を限定すること等)

注7：ノロウイルスの検査に当たっては、遺伝子型によらず、概ね便1g当たり10^5オーダーのノロウイルスを検出できる検査法を用いることが望ましい。ただし、検査結果が陰性であっても検査感度によりノロウイルスを保有している可能性を踏まえた衛生管理が必要である。

注8：ノロウイルスの検便検査の実施に当たっては、調理従事者の健康確認の補完手段とする場合、家族等に感染性胃腸炎が疑われる有症者がいる場合、病原微生物検出情報においてノロウイルスの検出状況が増加している場合などの各食品等事業者の事情に応じ判断すること。

(5) その他

① 加熱調理食品にトッピングする非加熱調理食品は、直接喫食する非加熱調理食品と同様の衛生管理を行い、トッピングする時期は提供までの時間が極力短くなるようにすること。

② 廃棄物(調理施設内で生じた廃棄物及び返却された残渣をいう。)の管理は、次のように行うこと。

ア 廃棄物容器は、汚臭、汚液がもれないように管理するとともに、作業終了後は速やかに清掃し、衛生上支障のないように保持すること。

イ 返却された残渣は非汚染作業区域に持ち込まないこと。

ウ 廃棄物は、適宜集積場に搬出し、作業場に放置しないこと。

エ 廃棄物集積場は、廃棄物の搬出後清掃するなど、周囲の環境に悪影響を及ぼさないよう管理すること。

Ⅲ　衛生管理体制

1．衛生管理体制の確立

(1) 調理施設の経営者又は学校長等施設の運営管理責任者(以下「責任者」という。)は、施設の衛生管理に関する責任者(以下「衛生管理者」という。)を指名すること。

なお、共同調理施設等で調理された食品を受け入れ、提供する施設においても、衛生管理者を指名すること。

(2) 責任者は、日頃から食材の納入業者についての情報の収集に努め、品質管理の確かな業者から食材を購入すること。また、継続的に購入する場合は、配送中の保存温度の徹底を指示するほか、納入業者が定期的に行う原材料の微生物検査等の結果の提出を求めること。

(3) 責任者は、衛生管理者に別紙点検表に基づく点検作業を行わせるとともに、そのつど点検結果を報告させ、適切に点検が行われたことを確認すること。点検結果については、1年間保管すること。

(4) 責任者は、点検の結果、衛生管理者から改善不能な異常の発生の報告を受けた場合、食材の返品、メニューの一部削除、調理済み食品の回収等必要な措置を講ずること。

(5) 責任者は、点検の結果、改善に時間を要する事態が生じた場合、必要な応急処置を講じるとともに、計画的に改善を行うこと。

(6) 責任者は、衛生管理者及び調理従事者等に対して衛生管理及び食中毒防止に関する研修に参加させるなど必要な知識・技術の周知徹底を図ること。

(7) 責任者は、調理従事者等を含め職員の健康管理及び健康状態の確認を組織的・継続的に行い、調理従事者等の感染及び調理従事者等からの施設汚染の防止に努めること。

(8) 責任者は、衛生管理者に毎日作業開始前に、各調理従事者等の健康状態を確認させ、その結果を記録させること。

(9) 責任者は、調理従事者等に定期的な健康診断及び月に1回以上の検便を受けさせること。検便検査には、腸管出血性大腸菌の検査を含めることとし、10月から3月の間には月に1回以上又は必要に応じてノロウイルスの検便検査を受けさせるよう努めること。

(10) 責任者は、ノロウイルスの無症状病原体保有者であることが判明した調理従事者等を、検便検査においてノロウイルスを保有していないことが確認されるまでの間、食品に直接触れる調理作業を控えさせるなど適切な措置をとることが望ましいこと。

(11) 責任者は、調理従事者等が下痢、嘔吐、発熱などの症状があった時、手指等に化膿創があった時は調理作業に従事させないこと。

(12) 責任者は、下痢又は嘔吐等の症状がある調理従事者等について、直ちに医療機関を受診させ、感染性疾患の有無を確認すること。ノロウイルスを原因とする感染性疾患による症状と診断された調理従事者等は、検便検査においてノロウイルスを保有していないことが確認されるまでの間、食品に直接触れる調理作業を控えさせるなど適切な処置をとることが望ましいこと。

(13) 責任者は、調理従事者等について、ノロウイルスにより発症した調理従事者等と一緒に感染の原因と考えられる食事を喫食するなど、同一の感染機会があった可能性がある調理従事者等について速やかにノロウイルスの検便検査を実施し、検査の結果ノロウイルスを保有していないことが確認されるまでの間、調理に直接従事することを控えさせる等の手段を講じることが望ましいこと。

(14) 献立の作成に当たっては、施設の人員等の能力に余裕を持った献立作成を行うこと。

(15) 献立ごとの調理工程表の作成に当たっては、次の事項に留意すること。

ア 調理従事者等の汚染作業区域から非汚染作業区域への移動を極力行わないようにすること。

イ 調理従事者等の一日ごとの作業の分業化を図ることが望ましいこと。

ウ 調理終了後速やかに喫食されるよう工夫すること。

また、衛生管理者は調理工程表に基づき、調理従事者等と作

業分担等について事前に十分な打合せを行うこと。

(16)　施設の衛生管理全般について、専門的な知識を有する者から定期的な指導、助言を受けることが望ましい。また、従事者の健康管理については、労働安全衛生法等関係法令に基づき産業医等から定期的な指導、助言を受けること。

(17)　高齢者や乳幼児が利用する施設等においては、平常時から施設長を責任者とする危機管理体制を整備し、感染拡大防止のための組織対応を文書化するとともに、具体的な対応訓練を行っておくことが望ましいこと。また、従業員あるいは利用者において下痢・嘔吐等の発生を迅速に把握するために、定常的に有症状者数を

別添1　原材料、製品等の保存温度

食品名	保存温度
穀類加工品（小麦粉、デンプン） 砂　糖	室　温 室　温
食肉・鯨肉 細切した食肉・鯨肉を凍結したものを容器包装に入れたもの 食肉製品 鯨肉製品 冷凍食肉製品 冷凍鯨肉製品	10℃以下 －15℃以下 10℃以下 10℃以下 －15℃以下 －15℃以下
ゆでだこ 冷凍ゆでだこ 生食用かき 生食用冷凍かき 冷凍食品	10℃以下 －15℃以下 10℃以下 －15℃以下 －15℃以下
魚肉ソーセージ、魚肉ハム及び特殊包装かまぼこ 冷凍魚肉ねり製品	10℃以下 －15℃以下
液状油脂 固形油脂（ラード、マーガリン、ショートニング、カカオ脂）	室　温 10℃以下
殻付卵 液卵 凍結卵 乾燥卵	10℃以下 8℃以下 －18℃以下 室　温
ナッツ類 チョコレート	15℃以下 15℃以下
生鮮果実・野菜 生鮮魚介類（生食用鮮魚介類を含む。）	10℃前後 5℃以下
乳・濃縮乳 脱脂乳 クリーム	10℃以下
バター チーズ 練乳	15℃以下
清涼飲料水（食品衛生法の食品、添加物等の規格基準に規定のあるものについては、当該保存基準に従うこと。）	室　温

調査・監視することが望ましいこと。

（別添２） 標準作業書
（手洗いマニュアル）

1．水で手をぬらし石けんをつける。
2．指、腕を洗う。特に、指の間、指先をよく洗う。（30秒程度）
3．石けんをよく洗い流す。（20秒程度）
4．使い捨てペーパータオル等でふく。（タオル等の共用はしないこと。）
5．消毒用のアルコールをかけて手指によくすりこむ。

（本文のⅡ３（１）で定める場合には、１から３までの手順を２回実施する。）

（器具等の洗浄・殺菌マニュアル）

1．調理機械
① 機械本体・部品を分解する。なお、分解した部品は床にじか置きしないようにする。
② 食品製造用水（40℃程度の微温水が望ましい。）で３回水洗いする。
③ スポンジタワシに中性洗剤又は弱アルカリ性洗剤をつけてよく洗浄する。
④ 食品製造用水（40℃程度の微温水が望ましい。）でよく洗剤を洗い流す。
⑤ 部品は80℃で５分間以上の加熱又はこれと同等の効果を有する方法注1で殺菌を行う。
⑥ よく乾燥させる。
⑦ 機械本体・部品を組み立てる。
⑧ 作業開始前に70％アルコール噴霧又はこれと同等の効果を有する方法で殺菌を行う。

2．調理台
① 調理台周辺の片づけを行う。
② 食品製造用水（40℃程度の微温水が望ましい。）で３回水洗いする。
③ スポンジタワシに中性洗剤又は弱アルカリ性洗剤をつけてよく洗浄する。
④ 食品製造用水（40℃程度の微温水が望ましい。）でよく洗剤を洗い流す。
⑤ よく乾燥させる。
⑥ 70％アルコール噴霧又はこれと同等の効果を有する方法注1で殺菌を行う。
⑦ 作業開始前に⑥と同様の方法で殺菌を行う。

3．まな板、包丁、へら等
① 食品製造用水（40℃程度の微温水が望ましい。）で３回水洗いする。
② スポンジタワシに中性洗剤又は弱アルカリ性洗剤をつけてよく洗浄する。
③ 食品製造用水（40℃程度の微温水が望ましい。）でよく洗剤を洗い流す。
④ 80℃で５分間以上の加熱又はこれと同等の効果を有する方法注2で殺菌を行う。
⑤ よく乾燥させる。
⑥ 清潔な保管庫にて保管する。

4．ふきん、タオル等
① 食品製造用水（40℃程度の微温水が望ましい。）で３回水洗いする。
② 中性洗剤又は弱アルカリ性洗剤をつけてよく洗浄する。
③ 食品製造用水（40℃程度の微温水

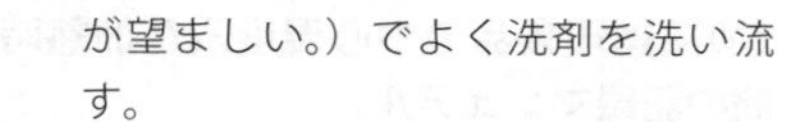

が望ましい。）でよく洗剤を洗い流す。

④　100℃で５分間以上煮沸殺菌を行う。

⑤　清潔な場所で乾燥、保管する。

注１：塩素系消毒剤（次亜塩素酸ナトリウム、亜塩素酸水、次亜塩素酸水等）やエタノール系消毒剤には、ノロウイルスに対する不活化効果を期待できるものがある。使用する場合、濃度・方法等、製品の指示を守って使用すること。浸漬により使用することが望ましいが、浸漬が困難な場合にあっては、不織布等に十分浸み込ませて清拭すること。

（参考文献）「平成27年度ノロウイルスの不活化条件に関する調査報告書」(http://www.mhlw.go.jp/file/06-Seisakujouhou-11130500-Shokuhinanzenbu/0000125854.pdf)

注２：大型のまな板やざる等、十分な洗浄が困難な器具については、亜塩素酸水又は次亜塩素酸ナトリウム等の塩素系消毒剤に浸漬するなどして消毒を行うこと。

（原材料等の保管管理マニュアル）

１．野菜・果物[注3]

①　衛生害虫、異物混入、腐敗・異臭等がないか点検する。異常品は返品又は使用禁止とする。

②　各材料ごとに、50ｇ程度ずつ清潔な容器（ビニール袋等）に密封して入れ、－20℃以下で２週間以上保存する。（検食用）

③　専用の清潔な容器に入れ替えるなどして、10℃前後で保存する。（冷凍野菜は－15℃以下）

④　流水で３回以上水洗いする。

⑤　中性洗剤で洗う。

⑥　流水で十分すすぎ洗いする。

⑦　必要に応じて、次亜塩素酸ナトリウム等[注4]で殺菌[注5]した後、流水で十分すすぎ洗いする。

⑧　水切りする。

⑨　専用のまな板、包丁でカットする。

⑩　清潔な容器に入れる。

⑪　清潔なシートで覆い（容器がふた付きの場合を除く）、調理まで30分以上を要する場合には、10℃以下で冷蔵保存する。

注３：表面の汚れが除去され、分割・細切されずに皮付きで提供されるみかん等の果物にあっては、③から⑧までを省略して差し支えない。

注４：次亜塩素酸ナトリウム溶液（200 mg/ℓで５分間又は100 mg/ℓで10分間）又はこれと同等の効果を有する亜塩素酸水（きのこ類を除く。）、亜塩素酸ナトリウム溶液（生食用野菜に限る。）、過酢酸製剤、次亜塩素酸水並びに食品添加物として使用できる有機酸溶液。これらを使用する場合、食品衛生法で規定する「食品、添加物等の規格基準」を遵守すること。

注５：高齢者、若齢者及び抵抗力の弱い者を対象とした食事を提

供する施設で、加熱せずに供する場合（表皮を除去する場合を除く。）には、殺菌を行うこと。

2．魚介類、食肉類
① 衛生害虫、異物混入、腐敗・異臭等がないか点検する。異常品は返品又は使用禁止とする。
② 各材料ごとに、50ｇ程度ずつ清潔な容器（ビニール袋等）に密封して入れ、－20℃以下で２週間以上保存する。（検食用）
③ 専用の清潔な容器に入れ替えるなどして、食肉類については10℃以下、魚介類については５℃以下で保存する（冷凍で保存するものは－15℃以下）。
④ 必要に応じて、次亜塩素酸ナトリウム等[注６]で殺菌した後、流水で十分すすぎ洗いする。
⑤ 専用のまな板、包丁でカットする。
⑥ 速やかに調理へ移行させる。

注６：次亜塩素酸ナトリウム溶液（200 mg/ℓで５分間又は100 mg/ℓで10分間）又はこれと同等の効果を有する亜塩素酸水、亜塩素酸ナトリウム溶液（魚介類を除く。）、過酢酸製剤（魚介類を除く。）、次亜塩素酸水、次亜臭素酸水（魚介類を除く。）並びに食品添加物として使用できる有機酸溶液。これらを使用する場合、食品衛生法で規定する「食品、添加物等の規格基準」を遵守すること。

（加熱調理食品の中心温度及び加熱時間の記録マニュアル）

1．揚げ物
① 油温が設定した温度以上になったことを確認する。
② 調理を開始した時間を記録する。
③ 調理の途中で適当な時間を見はからって食品の中心温度を校正された温度計で３点以上測定し、全ての点において75℃以上に達していた場合には、それぞれの中心温度を記録するとともに、その時点からさらに１分以上加熱を続ける（二枚貝等ノロウイルス汚染のおそれのある食品の場合は85～90℃で90秒間以上）。
④ 最終的な加熱処理時間を記録する。
⑤ なお、複数回同一の作業を繰り返す場合には、油温が設定した温度以上であることを確認・記録し、①～④で設定した条件に基づき、加熱処理を行う。油温が設定した温度以上に達していない場合には、油温を上昇させるため必要な措置を講ずる。

2．焼き物及び蒸し物
① 調理を開始した時間を記録する。
② 調理の途中で適当な時間を見はからって食品の中心温度を校正された温度計で３点以上測定し、全ての点において75℃以上に達していた場合には、それぞれの中心温度を記録するとともに、その時点からさらに１分以上加熱を続ける（二枚貝等ノロウイルス汚染のおそれのある食品の場合は85～90℃で90秒間以上）。
③ 最終的な加熱処理時間を記録する。
④ なお、複数回同一の作業を繰り返す場合には、①～③で設定した条件

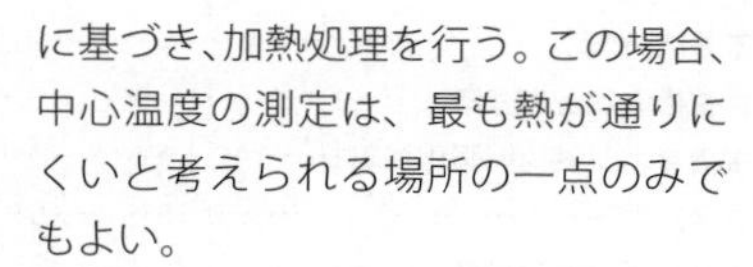
に基づき、加熱処理を行う。この場合、中心温度の測定は、最も熱が通りにくいと考えられる場所の一点のみでもよい。

3．煮物及び炒め物

調理の順序は食肉類の加熱を優先すること。食肉類、魚介類、野菜類の冷凍品を使用する場合には、十分解凍してから調理を行うこと。

① 調理の途中で適当な時間を見はからって、最も熱が通りにくい具材を選び、食品の中心温度を校正された温度計で３点以上（煮物の場合は１点以上）測定し、全ての点において75℃以上に達していた場合には、それぞれの中心温度を記録するとともに、その時点からさらに１分以上加熱を続ける（二枚貝等ノロウイルス汚染のおそれのある食品の場合は85～90℃で90秒間以上）。

なお、中心温度を測定できるような具材がない場合には、調理釜の中心付近の温度を３点以上（煮物の場合は１点以上）測定する。

② 複数回同一の作業を繰り返す場合にも、同様に点検・記録を行う。

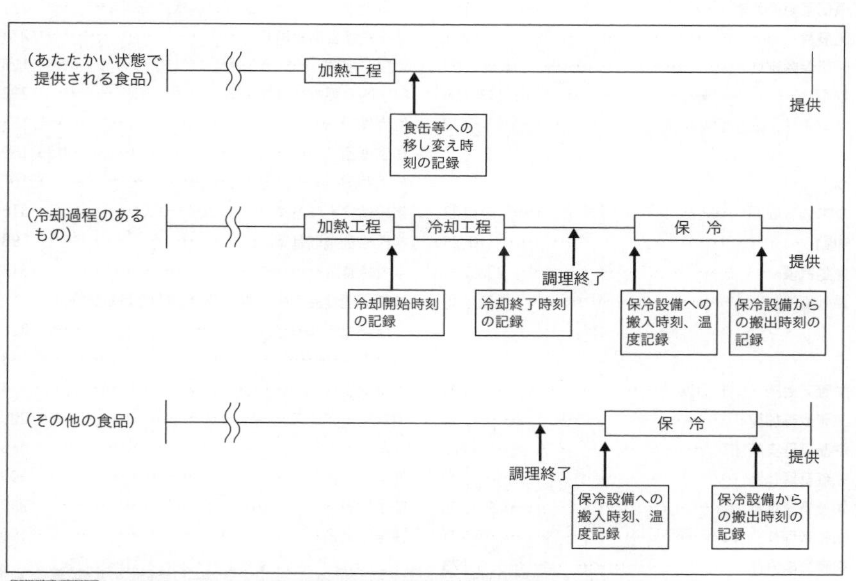

別添３　**調理後の食品の温度管理に係る記録の取り方について**

（調理終了後提供まで30分以上を要する場合）

別紙　各種点検表、記録簿（略）

さくいん

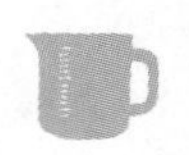

あ

亜鉛……77, 78
アクティブガイド……28
アセスメント……43, 45, 48
アナフィラキシー……121, 184
アルコール……58
アレルギー表示……155, **184**

い

イオン飲料……118
一律基準……191
一括表示……186
一括名表示……167
一般飲食物添加物……166
一般成分……108
遺伝子組換え食品……154
遺伝子組換え表示……187
医療費……201
医療保健統計……200
飲酒……10, **233**, 258
インスリン依存型糖尿病……128

う

ウエスト周囲……123
運動……10, 25
運動習慣……230, 255
運動療法……132, 138

え

栄養アセスメント加算……294
栄養改善加算……295
栄養管理実施加算……272
栄養管理体制……270
栄養管理体制加算……298
栄養管理体制減算……271
栄養機能食品……156, **175**
栄養強調表示……156, 170
栄養ケア・マネジメント……296
栄養サポートチーム加算……275
栄養サポートチーム等連携加算……276
栄養指導員……306
栄養士法……**300**
栄養情報提供加算……280
栄養食事指導料……**272**
栄養成分表示……156, **168**
栄養摂取状況調査票……211
栄養マネジメント強化加算……296
エネルギー……51, 105
エネルギー換算係数……106
エネルギー産生栄養素バランス……**59**
エビデンスレベル……39

お

温度管理……329

か

介護認定審査会……288
介護報酬……**292**
介護保険制度……285
介護予防居宅療養管理指導……292
回復期リハビリテーション病棟入院料……271
外来栄養食事指導料……273
カウプ指数……126
科学的介護推進体制加算……298
拡大表記……155, 185
加工食品……155, 159
加工助剤……167
学校給食実施基準……316
学校給食摂取基準……**98**
学校給食法……315
加熱調理食品の中心温度及び加熱時間の記録マニュアル……338
カリウム……73
カルシウム……74
カロリーベース……205
がん……5
簡易生命表……199
監視指導……319
完全生命表……199

き

規格基準型……177
器具……317
器具等の洗浄・殺菌マニュアル……336
期限表示……188
既存添加物……166
喫煙……11, **234**, 259
機能性表示食品……179

機能性表示食品制度……158
義務表示……161, 164, 185
義務表示項目……162, 165, 167
キャリーオーバー……167
休養……10
強化された旨……156
供給純食料……209
供給熱量……208
強調表示……174
居住系サービス……298
居宅療養管理指導……292
キロジュール……106
禁煙意思……236, 261

く
空腹時血糖値……129
グリセミックインデックス……137
クロム……83

け
経口移行加算……296
経口維持加算……296
血圧……226, 249
健康増進計画……4
健康増進法……**303**
健康づくりのための身体活動基準2013……25
健康づくりのための身体活動指針
（アクティブガイド）……28
健康づくりのための睡眠指針2014……30
健康日本21（第二次）……**2**
原材料、製品等の保存温度……335
原材料等の保管管理マニュアル……337
原材料名表示……157
検食……332
顕性アルブミン尿……131
原料原産地表示……161, 163

こ
降圧目標……140
後期高齢者医療制度……201
口腔・栄養スクリーニング加算……294
高血圧……139
酵素反応速度……113
高度肥満……122
高齢者……96
高齢者糖尿病……134
呼吸商……113
国勢調査……194
国内生産量……205
国民医療費……201
国民健康・栄養調査……**210**, 240, 304
個別栄養食事管理加算……277
個別表示……186
コレステロール……57, 227, 250

さ
サービング（SV）……20
在宅患者訪問栄養食事指導料……273
在宅患者訪問褥瘡管理指導料……283
在宅半固形栄養経管栄養法指導管理料……284
在宅療養支援診療所……281
再入所時栄養連携加算……297
作業区域……330
サルコペニア……95
サルコペニア肥満……125
参照体位……**41**
残留農薬等基準……**189**

し
シーベルト……192
死因別死亡率……197
死産……198
脂質……54
脂質異常症……135
システマティック・レビュー……39
施設系サービス……296
持続性たんぱく尿……131
疾病リスク低減表示……177
指定添加物……166
死亡率……198
周産期死亡……199
従属人口……196
集団栄養食事指導料……273
重量ベース……205
重量変化率……112
出生率……196
受動喫煙……237, 262, 307
授乳婦……86

授乳・離乳の支援ガイド……114
寿命……199
受療率……200
循環器疾患……6
消化吸収率……113
条件付き特定保健用食品……177
脂溶性ビタミン……60
小児……88
小児 CKD……146
小児ネフローゼ症候群……144
小児肥満……126
消費期限……188
消費者庁……150
賞味期限……188
将来推計人口……196
食育基本法……312
食育推進基本計画……314
食塩摂取量……228, 251
食塩相当量……108
食事改善……45, 48
食事摂取基準……34, 305
食事調査法……44
食事バランスガイド……**18**
食生活指針……16
食中毒統計……**202**
食堂加算……270
食品安全基本法……**325**
食品衛生監視員……320
食品衛生管理者……320
食品衛生法……317
食品成分表……102
食品番号……105
食品表示基準……**154**, **159**, 324
食品表示制度……150
食品表示法……151, 323
植物性自然毒……202
食物アレルギー……121, 184
食物繊維……58
食料自給率……205
食料需給表……205
シンク……328
人口……194
人口動態調査……194
人口統計……194
人口ピラミッド……195
腎疾患……143
身体活動……25
身体状況調査票……211
診療報酬……266

す
推奨表示……161, 185
推奨量……37, 47
推定エネルギー必要量……52
推定平均必要量……37, 47
睡眠……30, 232, 257
水溶性ビタミン……63
健やか親子21（第二次）……115

せ
生活活動……25
生活習慣調査票……212
生産額ベース……205
生産年齢人口……194
生鮮食品……164
成分変化率……112
生命表……199
摂食嚥下支援加算……277
摂食障害入院医療管理加算……283
絶対表示……170
セレン……82
全身持久力……27

そ
層化無作為抽出……211
早期栄養介入管理加算……274
総合食料自給率……205
相対表示……156, 172

た
退院時共同指導料……281
代替表記……155, 185
耐容上限量……37, 42, 47
大量調理施設衛生管理マニュアル……203, 326
立入検査……307
単一建物診療患者……273
炭水化物……**58**
たんぱく質……**53**

ち
地域包括ケアシステム……288
中間評価……5
貯水槽……328, 331

つ
通所系サービス……294

て
手洗い設備……330
手洗いマニュアル……336
低栄養傾向……224, 247
低減された旨……156, 174
鉄……77, 78
添加物……**166**, 317
天然香料……166, 317

と
銅……79
糖尿病……6, 128, 225, 248
糖尿病性腎症病期分類……144
糖尿病透析予防指導管理料……281
糖類……**58**
糖類無添加……172
特定加工食品……155
特定給食施設……306
特定健康診査……**12**
特定原材料……185
特定保健指導……14
特定保健用食品……176
特別食加算……269
特別メニューの食事……270
特別用途食品……178
特別用途表示……308
トランス脂肪酸……**57**, 173
トリグリセリド……135

な
ナイアシン……65
ナイアシン当量……109
ナトリウム……72
ナトリウム塩無添加……172
ナトリウム/カリウム比……113

に
日本食品標準成分表 2020年版（八訂）……102
日本人の食事摂取基準（2020年版）……34
入院栄養食事指導料……273
入院時支援加算……279
入院時食事療養……**267**
入院時生活療養……268
乳児……87
乳児死亡……199
乳児ボツリヌス症……118
入退院支援加算……279
任意表示……161, 165, 167
任意表示項目……162
妊産婦のための食事バランスガイド……24
妊産婦のための食生活指針……**22**
妊娠高血圧症候群……142
妊娠糖尿病……133
妊婦……85

ね
ネフローゼ症候群……143
年少人口……194
年齢区分……40
年齢構成指数……196
年齢調整死亡率……198

の
ノロウイルス……202

は
パントテン酸……69

ひ
ビオチン……70
ビタミンA……60
ビタミンB_1……63
ビタミンB_2……64
ビタミンB_6……66
ビタミンB_{12}……67
ビタミンC……71
ビタミンD……61
ビタミンE……62
ビタミンK……62
ビタミンの算出法……109

被保険者……285
肥満者……223, 246
肥満症……122
肥満度……126
微量ミネラル……77
品目別自給率……205, 207

ふ
フードカッター……328
フードバランスシート……205
フォーミュラ食……124
フォローアップミルク……120
複合原材料表示……157
含まない旨……174
フレイル……**95**
フレイル・サイクル……95
フレイル予防……34

へ
平均寿命……199
平均余命……199
ベクレル……192
便所……330

ほ
放射性セシウム……192
放射性物質……191
飽和脂肪酸……55
保健機能食品……174
ポジティブリスト制度……189
歩数……**231**, 256

ま
マグネシウム……75
マンガン……80
慢性腎臓病……145

み
ミネラル……72

む
無添加強調表示……156, 172

め
メタ・アナリシス……39
メッツ……26
目安量……37, 47

も
目標体重……131
目標量……37, 47
モリブデン……84
文部科学省……104

や
野菜摂取量……**229**, 252
やせ……224, 247

ゆ
有訴者率……200

よ
要介護認定……288
容器包装……317
葉酸……68
ヨウ素……81
用途名表示……167

り
離乳……118
流動食……268
療養食加算……297
リン……76

れ
レチノール活性当量……109
連携充実加算……278

ろ
老年化指数……196
老年人口……195
ローレル指数……126

☆ ☆ ☆

β-カロテン当量……109
0……111
（0）……111
１型糖尿病……128
２型糖尿病……128
75 gOGTT……129
BMI……51
CKD……145
DG……37
EAR……37
GI……137
HDL-コレステロール……135
ICU……274
JAS法……150
K値……113
LDL-コレステロール……135
LIFE（科学的介護情報システム）……298
n-3系脂肪酸……56, 57
n-6系脂肪酸……56, 57
Non-HDL-コレステロール……**135**, 227, 250
PDCAサイクル……43
PFC熱量……209
P/S比……113
RDA……37
Tr……111
（Tr）……111
UL……37

管理栄養士国家試験対策 ちょいと便利な資料集
CHOI-BEN 2022

2006年12月10日 第１版第１刷発行
2021年７月30日 第16版第１刷発行

編 集	管理栄養士国家試験対策「かんもし」編集室
発行者	市川 圭介
発行所	株式会社インターメディカル 〒113-0033 東京都文京区本郷3-19-4 本郷大関ビル6F TEL 03-5802-5801 FAX 03-5802-5806 URL http://www.intermed.co.jp
カバーデザイン	株式会社クラウドボックス／瀧口志穂
イラスト	AND'K
組 版	株式会社キャップス
印刷製本	株式会社平河工業社

Printed in Japan ISBN978-4-900828-84-1